MA STRATÉGIE ANTI-ALZHEIMER

Les Editions Transcontinental
1100, boul. René-Lévesque Ouest, 24ᵉ étage
Montréal (Québec) H3B 4X9
Téléphone : 514 392-9000 ou 1 800 361-5479
www.livres.transcontinental.ca

Pour connaître nos autres titres, consultez le **www.livres.transcontinental.ca.**
Pour bénéficier de nos tarifs spéciaux s'appliquant aux bibliothèques d'entreprise ou aux achats en gros, informez-vous
au **1 866 800-2500.**

**Catalogage avant publication de Bibliothèque et Archives nationales du Québec
et Bibliothèque et Archives Canada**

Sabbagh, Marwan Noel
Ma stratégie anti-Alzheimer: prévenir la maladie, garder son cerveau en santé
Traduction de: The Alzheimer's answer.
Comprend des réf. bibliogr.

ISBN 978-2-89472-534-4

1. Alzheimer, Maladie d' – Prévention – Ouvrages de vulgarisation. 2. Alzheimer, Maladie d' – Ouvrages de vulgarisation.
3. Autothérapie. I. Titre.

RC523.2.S2214 2011   616.8'3105   C2011-941780-4

Chef de la production : Mathieu de Lajartre
Révision et correction : Diane Grégoire
Mise en pages : Diane Marquette
Conception graphique de la couverture : Annick Désormeaux
Impression : Transcontinental Gagné

Édition originale publiée sous le titre *The Alzheimer's Answer : Reduce your Risk and Keep Your Brain Healthy*
Copyright © 2008 Marwan Noel Sabbagh, M.D.
Published by John Wiley & Sons, Inc., Hoboken, New Jersey

Illustrations :
- pages 54, 55, 57, 58, 300, National Institute of Aging, www.nia.nih.gov/Alzheimers/Resources ;
- pages 57 (haut), 60 (haut), Dr Thomas Beach, du Sun Health Research Institute ;
- page 60 (bas), Athena diagnostics ;
- page 71, National Institute of Aging, *2004–2005 Alzheimer's disease progress report ;*
- pages 127, 129, Drs Alex Roher et Thomas Beach du Sun Health Research Institute.
Le questionnaire de la page 292 est reproduit avec la permission du Sun Health Research Institute.

Imprimé au Canada
© Les Éditions Transcontinental, 2011, pour la version française publiée en Amérique du Nord
Dépôt légal – Bibliothèque et Archives nationales du Québec, 3ᵉ trimestre 2011
Bibliothèque et Archives Canada

Nous reconnaissons l'aide financière du gouvernement du Canada par l'entremise du Fonds du livre du Canada
pour nos activités d'édition. Nous remercions également la SODEC de son appui financier (programmes Aide à
l'édition et Aide à la promotion).

ASSOCIATION NATIONALE DES ÉDITEURS DE LIVRES

Les Éditions Transcontinental sont membres de l'Association nationale
des éditeurs de livres.

Marwan Sabbagh

MA STRATÉGIE ANTI-ALZHEIMER

Traduit de l'américain par Michel Édery

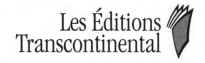

Les Éditions
Transcontinental

Note de l'éditeur

Cet ouvrage, publié aux États-Unis en 2008, a été revu et mis à jour par l'auteur au printemps 2011. Toutes les références bibliographiques en fin d'ouvrage proviennent de l'édition originale. Toutes les notes de bas de pages sont les sources d'un travail d'adaptation qui a été fait pour le marché québécois et canadien (données statistiques, disponibilité de médicaments, etc.). À cet égard, nous tenons à remercier Jean-Yves Dionne, de l'Ordre des pharmaciens du Québec, pour sa relecture attentive et ses judicieux conseils.

Table des matières

Partie II • Les risques

Partie IV • Si vous avez déjà la maladie d'Alzheimer

Avant-propos

Alzheimer… Cette maladie, tout le monde en a entendu parler et tout le monde la redoute… Selon certaines prévisions, au moins 40 % des personnes âgées de plus de 80 ans en seront frappées. De très nombreuses familles comptent parmi leurs proches une victime de la maladie et assistent, impuissantes, à sa longue détérioration physique et mentale. Ces mêmes familles doivent aussi composer avec le stress et les problèmes qui échoient aux aidants. Et rien n'est plus dévastateur que la lente agonie d'une personne qu'on aime.

Découverte par le docteur Alois Alzheimer au début du siècle dernier, la maladie d'Alzheimer n'a commencé à être reconnue qu'en 1980. Pendant longtemps, de nombreux cas de maladie d'Alzheimer ont été attribués à tort à une prétendue sénilité ou à la démence. Aujourd'hui, le mot Alzheimer fait partie de notre vocabulaire de tous les jours.

Les conjoints, enfants, proches ou amis des personnes atteintes se posent toutes sortes de questions : Quelle est la cause de la maladie ? Comment la traiter ? Comment la prévenir ? Que puis-je faire ?

Il ne manque pas de livres et d'articles sur la maladie d'Alzheimer. Du fait que mon propre époux souffre de cette maladie, je lis à peu près tout ce que je peux lire sur le sujet. La lecture de *Ma stratégie anti-alzheimer* a apporté des réponses claires et succinctes à mes questions, en plus de m'insuffler l'espoir que mes enfants vivront peut-être un jour à l'abri de cette maladie. Il y a des gestes que nous pouvons accomplir pour déjouer la maladie d'Alzheimer. Il y a des modes de vie que nous pouvons adopter pour la contrer, en dépit des inévitables facteurs de risque comme l'âge, le sexe et le profil génétique.

Dans ce livre clair et bien structuré, le lecteur apprendra quelle information médicale il doit demander, quel régime alimentaire il doit suivre et quel poids il doit viser pour réduire les risques de développer la maladie d'Alzheimer. Avec cet ouvrage, le docteur Sabbagh nous fournit des conseils et des informations indispensables sur cette maladie tant redoutée.

Juge Sandra Day O'Connor

Introduction

Ma belle-mère, Barbara Crocker, a vécu auprès de ma famille pendant 10 ans avant de manifester les premiers signes d'une démence. Peu à peu, la perte de mémoire, le délire, la confusion et l'agitation qui deviennent le lot des personnes atteintes ont commencé à faire leurs ravages. Le diagnostic a suivi peu après : hydrocéphalie à pression normale conjuguée à la maladie d'Alzheimer (MA). Ni moi ni ma femme, qui est également médecin, ne savions très bien quoi faire. Nous avons gardé Barbara chez nous aussi longtemps qu'il nous a été possible de le faire. Une personne soignante restait auprès d'elle pendant la semaine ; une autre la relayait pendant les fins de semaine. Je la veillais la nuit. Le moment vint, hélas, où nous ne pouvions plus lui prodiguer nos soins. Pour respecter ses volontés et ne pas prolonger inutilement sa vie au moyen d'interventions radicales comme la chirurgie ou le maintien des fonctions vitales, nous décidâmes de la faire admettre dans un centre de soins palliatifs. Elle mourut quelques semaines plus tard.

Ayant été le témoin direct du combat de ma belle-mère contre la maladie d'Alzheimer, je ressens une immense compassion pour les millions de personnes soignantes, si souvent des proches, qui doivent affronter jour après jour la même situation et les mêmes obstacles. Je suis également sensible aux préoccupations des membres de la famille qui se demandent si cette maladie est génétique et s'ils seront les prochains à en être frappés. J'ai écrit ce livre pour les patients, leurs proches et toutes les personnes qui appréhendent de devoir vivre un jour avec la MA.

Quand j'étais encore jeune universitaire, je voulais étudier et soigner la maladie d'Alzheimer. Je crois que ce désir émanait chez moi d'une peur profonde de vieillir. La maladie d'Alzheimer incarnait pour moi tout ce que la vieillesse avait de triste et de destructeur. Et c'est dans l'espoir d'en finir avec ce mal que j'ai embrassé la carrière qui est la mienne aujourd'hui.

Installé dans la petite ville de retraités de Sun City, en Arizona, j'ai beaucoup appris sur la démence et la maladie d'Alzheimer. Les médicaments contre cette maladie étant désormais disponibles et plus abordables, je prescris des traitements qui peuvent aider les patients et empêcher, si possible, que la démence n'envahisse leur vie. J'ose espérer que ces médicaments leur permettront de jouir plus longtemps de leurs amis, de leur famille et de leurs loisirs. J'informe aussi les familles sur l'évolution de la maladie et je leur donne des conseils sur les nombreuses questions qui touchent la vie des patients et de leurs proches immédiats, comme la conduite automobile, l'autonomie, la prise de médicaments, le comportement, l'humeur et, plus tard, le placement dans un centre de soins infirmiers ou un autre établissement.

J'envisage aussi le vieillissement avec beaucoup plus d'optimisme. À titre de chef de clinique du programme de don de corps et de cerveau du Sun Health Research Institute, où j'assume entre autres la responsabilité d'évaluer régulièrement nos participants, j'ai le bonheur de côtoyer tous les jours des personnes d'âge avancé qui affichent une joyeuse santé mentale. Créé il y a plus de 18 ans, ce programme compte plus de 2 400 donateurs. Plus de 1 % de la population totale des retraités de Sun City, City West, Sun City et des régions avoisinantes en sont ou en ont été membres. Les donateurs ont consenti à participer au programme et sont hautement motivés. Près de 1 000 participants ont déjà fait don de leur cerveau. Grâce à ces dons d'organes, les chercheurs ont fait d'importantes découvertes scientifiques.

Actuellement, plus de 900 personne qui ont donné leur accord pour donner leur cerveau après leur décès se présentent régulièrement à notre centre où nous évaluons leur état de santé, leurs antécédents familiaux, leur régime médicamenteux et leurs habitudes de santé, et où nous leur faisons également passer des examens physiques et neurologiques, ainsi que des tests cognitifs approfondis. L'information que nous recueillons est consignée dans une base de données personnalisée que nos chercheurs scientifiques et cliniques dépouillent pour mieux comprendre les causes de la maladie d'Alzheimer. Un des points forts de notre programme réside dans le fait qu'une grande partie de nos donateurs ne souffre d'aucune démence. Agissant comme population témoin, ces sujets permettent à nos spécialistes, chercheurs et médecins de comprendre les mécanismes du vieillissement sain et les différences entre le vieillissement normal et des maladies comme la maladie d'Alzheimer.

Je me suis habitué à voir des hommes et des femmes de 80, 90 ou même 100 ans qui jouissent d'une parfaite santé cognitive et mènent une vie active, en dépit d'autres problèmes de santé. À Sun City, où ne sont admis que les résidents d'au moins 55 ans, les gens se plaisent à dire qu'on ne commence à être vieux qu'à 80 ans.

Je donne aussi beaucoup de conférences sur le traitement de la maladie d'Alzheimer et les complications qu'il entraîne. De nombreuses personnes y assistent pour savoir si elles sont ou non atteintes de la maladie. Voici ce que je leur dis: «Si vous allez à la cuisine et que vous ne vous souvenez plus de ce que vous êtes venu y faire, vous avez simplement un trou de mémoire. Si vous allez à la cuisine et que vous ne savez plus que vous êtes dans votre cuisine, il ne s'agit plus d'un trou de mémoire. Vous devez consulter un médecin.»

Même chose quand vous revoyez par hasard quelqu'un que vous n'avez pas vu depuis 20 ans. Si vous ne vous souvenez plus de son nom, vous avez un trou de mémoire bien compréhensible. Si vous rencontrez votre facteur en costume de bain et que vous ne le reconnaissez pas, la chose est également bien compréhensible, car vous n'avez pas l'habitude d'associer son visage au contexte dans lequel vous le rencontrez. En revanche, si vous confondez les noms de vos enfants avec ceux de votre époux, de vos parents et de vos frères et sœurs, il n'y a plus rien de compréhensible. Vous devriez consulter un médecin.

Durant ces conférences, j'affirme haut et fort que je ne veux plus travailler. Je suis sincère. Je rêve tous les jours que la maladie d'Alzheimer soit enrayée à jamais. J'espère que ce livre nous permettra de nous rapprocher de cet objectif. Je fais ce que je prêche dans ma vie et je me conforme aux lignes directrices esquissées dans ce livre.

Les gens me demandent souvent s'ils peuvent faire quelque chose pour éviter la maladie d'Alzheimer. Je réponds par l'affirmative. Oui, vous pouvez faire quelque chose pour contrer cette maladie. Dans les chapitres qui suivent, je récapitulerai ce que nous savons et ce que nous ne savons pas sur la démence et je présenterai les moyens dont nous disposons pour la stopper ou retarder son apparition.

Ce livre est une sorte de guide qui vous permettra de cheminer dans une recherche médicale en constante évolution. Comme tout guide, il vous proposera des itinéraires, signalera à votre attention les principaux jalons historiques des recherches liées à la maladie d'Alzheimer et esquissera les solutions thérapeutiques qui s'annoncent. Il vous révélera aussi des aspects moins connus de la pathologie de la maladie, formulera des moyens de prévention et décrira certains des détours que vous pouvez emprunter pour contourner la maladie. Ces recommandations s'appuient sur les dernières données probantes fournies par la recherche médicale. Mon but est de simplifier les idées scientifiques complexes à la base de la recherche actuelle sur la maladie d'Alzheimer et ses traitements puis de les reformuler sous forme d'informations pratiques susceptibles de vous aider à évaluer vos risques et à mettre sur pied une stratégie de prévention. J'y ai ajouté des exemples d'expériences tirées de ma propre pratique clinique.

Un fait doit nous donner espoir : nous en savons beaucoup plus sur cette maladie dévastatrice que les gens ne le croient. Nous savons quels changements se produisent dans le cerveau des personnes atteintes et, plus important encore, comment ils se produisent et quels facteurs les influencent.

La parution de ce livre n'a rien de fortuit : le vieillissement de la population s'accélère. Rien qu'aux États-Unis, ce sont 77 millions de baby-boomers qui, depuis 2008, ont commencé à prendre leur retraite. Au Québec seulement, ce sont près de 500 000 personnes qui quitteront, d'ici 2013, le marché du travail. Et d'ici 2030, la population des 65 ans et plus aura doublé! Nous devons donc travailler davantage pour mettre sur pied une stratégie de prévention de cette redoutable maladie.

* * *

Ce livre est divisé en quatre parties. **Dans la première partie,** je définirai la maladie d'Alzheimer et ses rapports avec la démence. Je passerai en revue les facteurs de risque les plus importants et je vous proposerai une série d'outils pour évaluer vos propres risques de contracter la maladie. En dernier lieu, je m'interrogerai sur la pertinence de prévenir la maladie d'Alzheimer. La prévention est-elle un objectif raisonnable? Selon moi, cet objectif est non seulement raisonnable, mais nécessaire.

Dans la deuxième partie, je ferai le point sur nos connaissances actuelles. Je décrirai les bases scientifiques de nos connaissances et j'indiquerai ce qu'il nous reste encore à découvrir. Je consacrerai un chapitre à chacun de nos champs de recherche actuels. En m'appuyant sur ce que nous savons et ce que nous pouvons raisonnablement déduire, je formulerai quelques recommandations de nature préventive.

Dans la troisième partie, j'aborderai le traitement de la maladie d'Alzheimer et ses complications. Je décrirai les traitements actuels en en montrant les avantages et les inconvénients, et je mentionnerai également certains des traitements en cours d'élaboration.

Dans la quatrième et dernière partie, je répondrai à certaines questions concernant l'avenir des recherches sur la maladie: Quelle orientation les recherches prennent-elles? À quel rythme évoluent-elles? Quel sera l'état des traitements dans 20 ou 30 ans? Cette partie comprend des questionnaires qui vous aideront à déterminer vos risques de développer la maladie et à accorder l'attention nécessaire aux symptômes qui doivent être surveillés.

Il est important de savoir que ce livre traite presque exclusivement de la maladie d'Alzheimer et qu'il aborde à peine les autres démences. Cet accent mis sur la MA est en partie dû au fait que nous en savons beaucoup plus sur cette maladie que sur les autres démences. Rien ne nous permet de supposer que les recommandations valables pour la maladie d'Alzheimer le sont aussi pour d'autres démences.

Malgré ses apparences rassurantes et optimistes, ce livre ne cherche pas à vous communiquer un faux sentiment de confiance. Après l'avoir lu, vous vous rendrez compte qu'il nous reste encore beaucoup à apprendre sur cette maladie. Il ne faut pas oublier, par exemple, que la plupart des études axées sur la population générale n'ont pas été validées par des essais cliniques contrôlés. Ce sont précisément ces essais que privilégie le Sun Health Research Institute : eux seuls permettent d'éliminer le biais inhérent à toute recherche. Les chercheurs ont toujours un peu tendance à croire que le médicament ou la molécule qu'ils découvrent est efficace. Durant l'essai clinique, les chercheurs ignorent la véritable attribution du traitement du fait que certains participants prennent un placébo au lieu du véritable médicament. De la sorte, ni les chercheurs ni les participants ne savent qui prend le médicament et qui prend le placébo. Le résultat obtenu découle ainsi d'une observation purement scientifique et non du hasard ou d'un désir tendancieux d'obtenir tel ou tel résultat.

En raison de la rapidité avec laquelle évoluent les recherches, il se peut que ce que nous savons aujourd'hui de la maladie d'Alzheimer ne soit plus valable dans les prochaines années ou que d'autres découvertes viennent modifier nos connaissances. Rien dans ce livre ne doit donc être considéré comme définitif. Presque tous les sujets que j'aborde au fil des chapitres feront l'objet de nouvelles découvertes, de sorte que mes recommandations elles-mêmes seront amenées à changer ou à devenir plus précises.

Il se peut que certains de mes collègues médecins ou chercheurs ne soient pas d'accord avec une partie de mes affirmations et recommandations, notamment celles qui ne sont pas validées par des résultats d'essais cliniques ou qui ne se conforment pas à des directives consensuelles. Si vous souhaitez suivre mes recommandations dans le cadre plus général de votre traitement médical, parlez-en d'abord à votre médecin.

Partie I
Prévenir la maladie d'Alzheimer

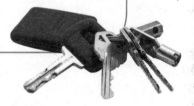

] 1 [

Qu'est-ce que la maladie d'Alzheimer?

Q uand on vieillit, égarer ses lunettes ou ne plus se souvenir du nom d'une nouvelle connaissance devient préoccupant. Comment savoir si ces pertes de mémoire sont les signes naturels du vieillissement ou si elles annoncent la maladie d'Alzheimer? Pour y répondre, il faut d'abord se demander ce qu'est la MA et ce qu'elle n'est pas.

Une définition

La maladie d'Alzheimer provoque une perte graduelle de la mémoire, une incapacité d'accomplir les tâches quotidiennes, une désorientation, des difficultés d'apprentissage, des troubles du langage, un déficit du jugement et des changements de personnalité. Peu à peu, les personnes atteintes ne peuvent plus prendre soin d'elles-mêmes et perdent le contrôle de leurs fonctions cérébrales, ce qui entraîne la défaillance des autres systèmes de l'organisme. La mort survient de 3 à 20 ans après l'apparition des premiers symptômes.

La MA est donc une maladie neurologique. Elle n'a aucun rapport avec le vieillissement normal. La maladie attaque les fonctions cognitives dans de multiples parties du cerveau. Du fait que la durée de vie ne cesse d'augmenter dans les pays industrialisés, la maladie d'Alzheimer devient une des maladies neurologiques les plus répandues. C'est là un grave sujet de préoccupation, non seulement parce que la maladie devient de plus en plus fréquente, mais parce que son évolution implacable a quelque chose de terrifiant. Ce qui commence par un oubli anodin finit par ravager le cerveau tout entier.

Il importe de souligner que la maladie d'Alzheimer est une des maladies neurodégénératives connues qu'on a découvertes assez récemment. En 1906, le pathologiste et neurologue allemand Alois Alzheimer rapporte le cas d'une femme de 57 ans, Auguste D., souffrant de démence (incapacité de communiquer lucidement avec d'autres personnes et impossibilité d'accomplir les activités courantes de la vie quotidienne), d'hallucinations (fait de voir des objets ou d'entendre des sons imaginaires) et d'idées délirantes (fausse conviction que des situations inexistantes sont en train de se produire). À la mort d'Auguste D., Alois Alzheimer pratique une autopsie du cerveau de sa patiente. Il réussit à prélever certaines sections du cerveau et les colore aux sels d'argent en vue d'étudier les caractéristiques du tissu cérébral et d'en détecter les anomalies. Il observe ce qu'il appelle des plaques amyloïdes (dépôts d'une protéine sombre localisés dans le cortex et l'hippocampe qu'on peut apercevoir au microscope) et note également la présence d'amas de fibrilles torsadées qu'il appelle écheveaux. Nous reviendrons sur ce point plus loin.

En dépit des découvertes du docteur Alzheimer, qui établit les grands traits de la maladie en 1906, la recherche médicale stagne pendant près de 80 ans. Ne disposant pas des outils de recherche nécessaires pour comprendre le phénomène et mettre au point un traitement, les médecins traitants de personnes âgées assimilent le déclin des fonctions cognitives au vieillissement. À la fin des années 1960, un de mes mentors, le docteur Robert Katzman, neurologue à l'Université Albert Einstein et l'Université de la Californie à San Diego, classe la maladie d'Alzheimer parmi les maladies courantes. Au moment où le docteur Katzman sensibilise le milieu médical à cette maladie, de nombreux médecins ne reconnaissent pas la maladie d'Alzheimer, qu'ils désignent par « durcissement des artères » ou « démence ». Il s'avère toutefois que, dans presque tous les cas, ces manifestations sont des symptômes de la maladie d'Alzheimer. Nous pouvons en déduire que, selon toute probabilité, il ne s'agit pas d'une nouvelle maladie, mais d'une maladie nouvellement découverte.

Ce n'est toutefois qu'en 1984 qu'on commence à comprendre vraiment les changements qui se produisent dans le cerveau des personnes atteintes de la maladie d'Alzheimer. Les docteurs George Glenner et C. W. Wong, de l'Université de la Californie à San Diego, établissent alors que la présence de plaques amyloïdes ou l'existence d'une protéine appelée peptide bêta-amyloïde dans le cerveau sont les signes distinctifs de la MA. Ces notions sont étudiées en détail au chapitre 2. Cette prémisse, qui est à la base de toutes les découvertes reliées à cette maladie qui ont cours depuis 20 ans, a ouvert de nouvelles avenues de recherche aux biologistes moléculaires, aux généticiens et aux pathologistes. C'est de cette époque que datent les premières études d'importance sur le traitement et peut-être la prévention de la MA.

Peu après, des biologistes moléculaires découvrent que la protéine amyloïde dérive d'une molécule parente appelée protéine précurseur amyloïde (ou protéine APP pour *amyloid precursor protein*) et établissent que c'est l'APP qui, en mutant, provoque les changements moléculaires à l'origine de la maladie d'Alzheimer. La première indication concrète que les mutations de l'APP sont responsables de la maladie provient d'une recherche réalisée sous la direction d'Henry Wisnewski en 1985. L'équipe de recherche établit que les personnes présentant le syndrome de Down (affection génétique également appelée trisomie 21) sont plus susceptibles d'acquérir plus tôt la maladie d'Alzheimer (dans la quarantaine) et qu'il est pratiquement certain qu'elles l'acquièrent quand (et si) elles atteignent la cinquantaine. Grâce à diverses percées réalisées dans le domaine du génie génétique, des scientifiques sont parvenus à induire chez des souris les mutations qui provoquent chez elles la maladie d'Alzheimer. Il existe aujourd'hui tout un champ de recherche relié à la MA dont l'objet est de comprendre les mécanismes par lesquels le cerveau produit l'amyloïde, d'étudier la biologie cellulaire générée par la transformation de l'amyloïde et de cerner les principales raisons des réactions toxiques, des détériorations cellulaires et des lésions du cerveau consécutives aux mutations.

À présent que vous connaissez les fondements et l'historique de la recherche sur la maladie d'Alzheimer, examinons certains des symptômes qui retiennent l'attention des médecins quand ils soupçonnent la présence de cette maladie chez leurs patients.

Les personnes atteintes de la maladie d'Alzheimer passent par trois stades allant des troubles légers à la démence avancée. En voici un résumé:

LES STADES ET LES MANIFESTATIONS CLINIQUES CONNEXES

STADE LÉGER

Ce stade, qu'on appelle également «stade initial», est souvent perçu comme une conséquence du vieillissement. À ce stade, le patient et son entourage ont fréquemment tendance à minimiser les symptômes de la maladie. Ils les attribuent volontiers à d'autres raisons, comme le stress, les soucis ou l'âge, et ne prennent pas au sérieux les signes et les symptômes qu'ils observent. Nous verrons plus loin à quels signes précis vous devez prêter attention si vous soupçonnez un de vos proches de présenter les premiers symptômes de la MA.

Mémoire

Difficulté à retenir l'information récente. En raison d'une perte de la mémoire à court terme, les personnes atteintes oublient rapidement les faits et les événements nouveaux. Cette défaillance de la mémoire à court terme explique pourquoi elles se répètent si souvent. La mémoire à long terme, c'est-à-dire le souvenir d'événements anciens, reste intacte.

Langage

Dysnomie (incapacité de nommer les objets). Les personnes atteintes éprouvent des difficultés à se souvenir de mots et de noms (même ceux qui leur sont très familiers). Ces difficultés sont beaucoup plus marquées chez les personnes atteintes que chez les personnes qui subissent les effets normaux du vieillissement.

Légère baisse de la fluence verbale (production du langage). Les personnes atteintes tendent à moins parler avec le temps.

Troubles visuels et spatiaux

Tendance à égarer les objets. Les personnes atteintes égarent fréquemment leurs clés, leurs lunettes et autres objets et les rangent dans des endroits inhabituels ou même étranges.

Difficultés à conduire. Les personnes atteintes perçoivent difficilement les formes et prennent souvent de piètres décisions en matière de conduite automobile. Cette question litigieuse pose souvent problème aux proches et au médecin traitant.

Comportement

Dépression. Les personnes atteintes sont fréquemment déprimées et repliées sur elles-mêmes. Les premiers signes comportementaux de la maladie d'Alzheimer, comme le manque d'intérêt pour les activités quotidiennes ou l'absence d'initiative, sont souvent confondus avec ceux de la dépression. Chez les personnes atteintes, toutefois, la déficience cognitive subsiste même quand la dépression est traitée.

Anxiété. Les personnes atteintes éprouvent souvent un sentiment d'anxiété, parfois relié à la perte de la mémoire à court terme. Les patients tendent à être désemparés par les situations inconnues ou qui sortent de leur routine.

STADE MODÉRÉ

À ce stade, appelé aussi «stade intermédiaire», les symptômes deviennent beaucoup plus évidents. C'est souvent le moment où les proches du patient commencent à chercher de l'aide, les symptômes de la personne atteinte ayant dépassé les simples pertes de mémoire et nécessitant de plus grands soins de la part de l'entourage.

Mémoire

Détérioration de la mémoire à long terme. Les personnes atteintes commencent à oublier certains événements de leur passé ou confondent passé et présent.

Langage

Perte de la fluence verbale (difficulté de production du langage). Les patients peuvent de moins en moins construire des phrases et s'exprimer.

Faible compréhension. Les patients peuvent de moins en moins comprendre les autres et suivre des directives.

Troubles visuels et spatiaux

Perte du sens de l'orientation. Les personnes atteintes se perdent dans des magasins ou des rues qu'elles connaissent très bien et il leur arrive même de ne plus se retrouver dans leur propre quartier. Leur sens de l'orientation s'amenuise.

Comportement

Délire. Les personnes atteintes peuvent croire en l'existence d'événements qui ne se sont pas passés ou, au contraire, ne pas croire en l'existence d'événements qui se sont passés. Elles s'imaginent, par exemple, que quelqu'un leur a volé un objet, alors qu'elles l'ont simplement égaré. Elles peuvent être également convaincues que les gens cherchent à les exclure ou à leur voler leur argent. Plus troublant encore, elles voient en leur conjoint ou leur aidant un imposteur.

Dépression. Les personnes atteintes perdent tout intérêt à des activités qu'elles ont toujours aimées. Il est difficile de déterminer si cette attitude s'explique par la démence ou par la dépression. Comme les personnes atteintes tendent à avoir moins d'énergie, on a souvent tendance à y voir une manifestation de la dépression.

Agitation. Les patients réagissent de manière démesurée (ils profèrent des injures ou menacent de recourir à la violence) à des activités sans importance ou des demandes banales telles que prendre un bain ou manger. Il arrive souvent que les patients refusent de se plier à des activités routinières et qu'ils se rebiffent contre leurs aidants à propos de détails apparemment anodins.

Troubles du sommeil. L'évolution de la maladie d'Alzheimer s'accompagne fréquemment de troubles du sommeil : altération des mécanismes de régulation interne du sommeil, consommation excessive de médicaments, problèmes respiratoires reliés au sommeil, dépression et alitement chronique. Certains troubles du sommeil reliés à la maladie, comme la déambulation nocturne, alourdissent la tâche des personnes aidantes.

Neurologie

Syndrome frontal. Durant un examen médical, les personnes atteintes manifestent des réflexes semblables à ceux du nourrisson, tels que le réflexe d'agrippement (saisir les objets placés dans leur paume) ou le réflexe de la moue (avancée des lèvres en prévision d'être nourri).

Syndrome extrapyramidal. Des caractéristiques propres à la maladie de Parkinson (rigidité, lenteur de mouvement) peuvent faire leur apparition à ce stade. Elles sont généralement plus prononcées au stade avancé de la maladie. Lorsque ce syndrome est flagrant, il faut envisager la possibilité d'autres formes de démence.

Troubles de la marche. Les personnes atteintes avancent plus lentement et ont parfois besoin d'aide pour marcher.

STADE AVANCÉ

À ce stade, qu'on appelle aussi « stade terminal », les patients sont atteints par la maladie depuis de nombreuses années et sont déjà placés dans des établissements de soins de longue durée. C'est peut-être le stade le plus déchirant de la maladie parce que les personnes atteintes dépendent totalement des autres pour subvenir à leurs besoins et pour survivre. Elles ne reconnaissent plus leurs proches, pas même les conjoints avec lesquels elles ont vécu pendant de nombreuses années, et ne sont plus capables d'exprimer leurs besoins.

Mémoire

Mémoire à court et à long terme. Ces deux formes de mémoire sont gravement perturbées. À ce stade de la maladie, les personnes atteintes ne reconnaissent plus leurs proches et oublient des pans entiers de leur vie.

Langage

Incapacité de production du langage. Les personnes atteintes ont perdu toute capacité de production du langage. Elles tiennent des propos en grande partie inintelligibles et ne peuvent plus formuler clairement leurs besoins.

Comportement

Agitation. Les personnes atteintes deviennent fréquemment agitées. Cette agitation peut prendre la forme d'une agression physique à l'égard des aidants ou d'une résistance à des activités élémentaires, comme prendre un bain ou s'habiller.

Errance. Il arrive souvent que les personnes atteintes déambulent dans leur maison. Si elles ne sont pas surveillées, elles peuvent errer dans leur propre quartier ou s'aventurer plus loin.

Déni. Les patients refusent d'admettre leur état et répondent par la négative quand on leur demande s'ils souffrent de la maladie d'Alzheimer. Cette attitude peut profondément perturber les proches, surtout quand ils essaient de faire admettre au patient un problème de mémoire ou une erreur de jugement. Les patients nient tout simplement le problème. Ne comprenant pas les réactions de leur entourage, ils deviennent agités et manifestent des comportements paranoïaques.

Neurologie

Incontinence. Au stade avancé de la maladie, les personnes atteintes perdent le contrôle de leurs fonctions vésicale et intestinale. C'est une des raisons pour lesquelles les patients sont placés dans des centres de soins de longue durée.

Syndrome frontal. Les réflexes infantiles comme l'agrippement, qui sont commandés par le cerveau durant le développement normal du nourrisson, réapparaissent au stade avancé de la maladie d'Alzheimer.

Raideur. Les mouvements des personnes atteintes se font de plus en plus lents et de plus en plus raides.

Incapacité de marcher. Les personnes atteintes perdent la capacité de marcher et, peu à peu, celle de s'asseoir ou de se tenir debout.

Difficultés à s'alimenter et à avaler. À ce stade, les personnes atteintes oublient de manger, d'avaler et de mastiquer, et laissent les aliments résider dans leur bouche. L'impossibilité d'avaler provoque la suffocation et entraîne parfois une pneumonie.

ÉTUDE DE CAS

Anna se répète

Anna est une femme de 81 ans que j'ai examinée à ma clinique du Sun Health Research Institute relativement à une perte de mémoire progressive. Les symptômes, qui sont apparus il y a cinq ans, se sont aggravés. Au départ, la perte de mémoire se manifestait sous forme d'une tendance à répéter les questions et les idées. Avec l'aggravation des symptômes, elle s'est mise à éprouver des difficultés à raisonner clairement, comme me le rapporte sa fille Sylvia. Elle est également désorientée, ne sachant plus très bien quels sont l'heure, le jour, la date, le mois et l'année en cours. Il lui arrive fréquemment de ne pas savoir où elle se trouve quand elle n'est pas chez elle. Sylvia explique également que sa mère est toujours en proie à l'anxiété et à la dépression, malgré les nombreux traitements qu'elle a suivis, et qu'elle manifeste de ce fait des changements de personnalité. Anna a également tendance à faire preuve d'agressivité verbale envers les autres, ce qui n'est pas dans son tempérament. De plus, Sylvia indique que sa mère a désormais besoin de supervision pour s'habiller, prendre son bain et faire sa toilette (signes de ce que les médecins appellent « déclin fonctionnel ») et qu'il faut lui rappeler de changer de vêtements. Il arrive souvent qu'Anna porte les mêmes vêtements jour après jour. En dernier lieu, Anna est plus repliée sur elle-même.

Durant mon évaluation, Anna m'affirme qu'elle fait la cuisine, qu'elle entretient sa maison et que son époux s'en moque totalement, ce qu'elle répète dans les mêmes mots huit fois de suite. Elle se montre également très agitée quand je commence à l'examiner parce qu'elle ne comprend pas ce qu'elle fait dans mon cabinet. Elle éprouve d'évidentes difficultés à trouver ses mots. Il n'est même pas besoin d'autre évaluation médicale ou neurologique pour reconnaître chez elle les symptômes classiques de la maladie d'Alzheimer en fin de stade léger/initial.

Il faut savoir que toutes les pertes de mémoire ne sont pas forcément signes de la maladie d'Alzheimer. Au vu des mythes qui entourent cette maladie, il est bon d'établir d'emblée les faits sur ce qu'est et ce que n'est pas la maladie d'Alzheimer en particulier, et la perte de mémoire en général.

LES MYTHES ET RÉALITÉS SUR LA MALADIE D'ALZHEIMER (MA)

MYTHES	RÉALITÉS
Toutes les pertes de mémoire sont signes de la maladie d'Alzheimer.	**Faux.** Il est normal qu'en vieillissant nous ayons tendance à commettre de légers oublis et à oublier en particulier certains noms. La perte de mémoire propre à la MA se caractérise par l'oubli rapide d'informations et d'idées qui datent du jour même (oubli de rendez-vous ou répétition de questions et de phrases, par exemple).
Les pertes de mémoire sont représentatives de la maladie d'Alzheimer.	**Vrai.** Un des traits les plus visibles de la MA est la perte de la mémoire à court terme dans le cadre plus général d'une détérioration des conditions de vie.
La maladie d'Alzheimer est tout simplement le vieillissement.	**Faux.** La MA est une maladie au même titre que les maladies cardiaques, le cancer, le diabète ou l'accident vasculaire cérébral (AVC). Elle peut frapper des individus dans la quarantaine ou la cinquantaine et ne jamais toucher des individus d'âge avancé.
Démence et maladie d'Alzheimer sont une seule et même chose.	**Partiellement vrai.** La maladie d'Alzheimer est une forme de démence. La démence est présente dans la maladie d'Alzheimer, mais la maladie d'Alzheimer n'est pas présente dans toutes les démences.

LES MYTHES ET RÉALITÉS SUR LA MALADIE D'ALZHEIMER (MA)

Je ne peux pas avoir la maladie d'Alzheimer parce qu'il n'y a aucun cas de cette maladie dans ma famille.	**Faux.** Les antécédents familiaux augmentent sans aucun doute les risques d'avoir la MA, mais ne constituent pas une condition nécessaire pour la contracter.
Les pertes de mémoire sont uniquement dues aux maladies neurodégénératives.	**Faux.** Certains médicaments peuvent provoquer ou aggraver les pertes de mémoire. Des déficits métaboliques, comme un faible taux de sucre ou de sodium dans le sang, peuvent également occasionner ou accentuer les pertes de mémoire.
La maladie d'Alzheimer ne peut être diagnostiquée qu'au moment de l'autopsie.	**Partiellement vrai.** Cette idée très courante s'appuie sur des opinions et des normes scientifiques qui datent de plus de 27 ans. La science a beaucoup évolué depuis. Dans de bonnes conditions, certains médecins peuvent diagnostiquer la maladie d'Alzheimer du vivant des patients avec une marge de précision de plus de 90 %. Nous posons désormais notre diagnostic non seulement en excluant les autres maladies possibles responsables de pertes de mémoire, mais aussi en repérant les signes propres à la maladie d'Alzheimer, et ce, avec une assez grande précision. Nous aborderons cette question plus en détail au chapitre 19. La définition de nouveaux critères diagnostiques permet d'affirmer aujourd'hui que la MA peut être diagnostiquée sans autopsie. Des groupes de travail, composés de médecins et d'experts influents, proposent en effet de redéfinir cette maladie en fonction de trois stades : stade « présymptomatique », stade « légèrement symptomatique » et stade « symptomatique ».

Les divers types de démence

Le terme «démence» désigne une catégorie de maladies. La démence est une maladie au même titre que l'est le cancer, et de la même manière qu'il existe différents types de cancer (leucémie, lymphome, carcinome, mélanome, etc.), il existe différents types de démence.

Toutes les démences se caractérisent par un déclin des fonctions cognitives (mémoire, orientation, capacités de planification et d'exécution) qui perturbe les activités quotidiennes, mais chaque démence possède des caractéristiques qui lui sont propres. Ces différences jouent un rôle important parce qu'elles permettent au médecin d'émettre un diagnostic et un plan de traitement propres à la démence en question. Voici un sommaire des divers types de démence:

➜ **La maladie d'Alzheimer.** Décrite précédemment, cette maladie représente uniquement la moitié ou les deux tiers des cas de démence. Le tiers restant regroupe les démences décrites ci-après.

➜ **La démence à corps de Lewy.** Cette maladie figure au deuxième rang des démences les plus répandues. Elle se caractérise par une démence progressive, accompagnée d'un ralentissement du mouvement et de symptômes proches de ceux de la maladie de Parkinson (raideur musculaire et troubles de la marche), ainsi que par des hallucinations très nettes, surtout d'ordre visuel. Chez les personnes atteintes de cette maladie, la démence évolue généralement de manière très rapide et des épisodes de lucidité alternent avec des épisodes de confusion. Du fait que les patients sont souvent très sensibles aux médicaments, les médicaments censés diminuer leurs symptômes ne font qu'accroître leurs souffrances. Les personnes atteintes ont parfois tendance à «vivre» leurs rêves. Découverts par le neurologue Frederic Lewy, les corps de Lewy résultent de changements qui se produisent dans les neurones et qu'on associe généralement à la maladie de Parkinson. Ces deux maladies se distinguent l'une de l'autre par la répartition des corps de Lewy: alors qu'ils se concentrent uniquement dans une partie distincte du cerveau dans la maladie de Parkinson, ils sont diffus et répartis à plus grande échelle dans la démence à corps de Lewy. Les résultats d'autopsies montrent que les corps de Lewy sont également présents chez les personnes atteintes de la maladie d'Alzheimer.

→ **La démence vasculaire.** Les AVC (thrombose, hémorragie ou embolie cérébrale) peuvent être cause de démence. La perte de mémoire et le déclin cognitif qui suivent un AVC peuvent survenir assez brusquement. La démence vasculaire se caractérise par des changements qu'on peut observer au moyen d'un examen cérébral comme une tomographie numérique ou un IRM (examen d'imagerie par résonance magnétique). Les antécédents établis d'infarctus cérébraux, s'il y a lieu, peuvent faciliter le diagnostic de démence vasculaire. L'examen d'un patient atteint de démence vasculaire révèle des signes neurologiques anormaux, comme une faiblesse partielle, une perte de la coordination ou des problèmes d'équilibre. Ce type de démence n'est pas forcément amené à évoluer et peut même s'estomper au moyen d'un traitement adéquat.

→ **La maladie d'Alzheimer avec composante cérébrovasculaire (autrefois appelée «démence mixte»).** L'autopsie de victimes de démence vasculaire révèle que, dans la majorité des cas, le cerveau présente plusieurs des changements biologiques répondant aux critères pathologiques de la MA. La démence vasculaire en tant que telle est beaucoup plus rare que la maladie d'Alzheimer avec composante cérébrovasculaire consécutive à un AVC. Dans ce dernier cas, l'état des patients peut empirer même en l'absence d'un autre AVC. Plusieurs scientifiques et chercheurs croient que les causes de la démence vasculaire et de la maladie d'Alzheimer se chevauchent. Ce point sera étudié au chapitre 7.

→ **La démence frontotemporale ou maladie de Pick.** Découverte par le psychiatre Arnold Pick, ce type de démence relativement rare apparaît entre 40 et 65 ans, soit plus tôt que la MA. De nombreuses démences frontotemporales sont liées à des mutations génétiques se produisant sur le chromosome 17 et donnant lieu à des maladies que les scientifiques appellent «tauopathies». Les scientifiques ont récemment décelé de nouvelles mutations dans un gène appelé progranuline. Les symptômes de la maladie sont l'anomie (incapacité de nommer un objet), l'aphasie (incapacité de s'exprimer ou de comprendre le langage), l'écholalie (tendance à répéter les derniers mots entendus) et la persévération (répétition obsessive d'un mot ou d'une phrase, dont le patient n'a pas conscience). De nombreuses personnes atteintes de ce type de démence perdent toute convenance sociale, affichent un comportement déplacé et montrent une sérieuse absence de jugement et de perspicacité.

J'ai eu pour patient un monsieur de 59 ans. Sa femme m'avait expliqué qu'il avait commencé à éprouver des difficultés à comprendre ce qu'elle lui disait une ou deux années avant la première consultation. Elle m'avait également informé qu'il avait voulu sortir de voiture pendant qu'elle le conduisait au rendez-vous qu'il avait avec moi. À l'examen, je remarquai qu'il était agité, faisait les cent pas dans la pièce et se levait et s'asseyait de manière répétée. Je notai aussi qu'il ne parvenait pas à converser correctement et qu'il avait autant de difficulté à s'exprimer qu'à me comprendre. Il souffrait de la maladie de Pick.

➔ **La maladie de Parkinson.** La maladie de Parkinson débute par des difficultés motrices et présente les caractéristiques cliniques suivantes : tremblements (généralement quand les bras et les jambes sont au repos et non en mouvement), rigidité pallidale (raideur des articulations et des membres) et bradykinésie (lenteur de mouvement). Les personnes atteintes de la maladie de Parkinson éprouvent généralement des difficultés à marcher et sont portées à faire des chutes. La démence apparaît au stade avancé de la maladie, mais les estimations restent très variables sur ce point : la prévalence de la démence oscille entre 27 % et 78 % selon les études. La démence de type Parkinson diffère de la démence de type Alzheimer, en ce sens que les personnes atteintes de la maladie de Parkinson se souviennent lentement des événements, alors que celles qui sont atteintes de la maladie d'Alzheimer ne s'en souviennent pas du tout. La démence de type Parkinson tend également à provoquer plus d'hallucinations. La perte de mobilité et la perte des facultés cognitives contribuent toutes deux à accélérer le déclin fonctionnel qu'on observe dans la démence de type Parkinson.

➜ **La maladie de Huntington.** Il s'agit d'une maladie rare et héréditaire qu'on peut détecter au moyen d'un test génétique et d'un examen cérébral. La maladie présente des caractéristiques phénotypiques prononcées, dont la chorée (contorsions incontrôlables), la dépression, des troubles psychiatriques et la démence. De manière générale, la maladie de Huntington touche les individus dans la quarantaine, la cinquantaine et la soixantaine. On l'associe à des mutations génétiques qui se produisent sur le chromosome 4.

➜ **D'autres maladies dégénératives.** Parmi les autres maladies dégénératives, notons la paralysie supranucléaire progressive, maladie proche de la maladie de Parkinson caractérisée par d'importants problèmes d'équilibre et la difficulté de bouger les yeux, et la sclérose latérale amyotrophique (ou maladie de Charcot), maladie dégénérative provoquant une atrophie (rétrécissement) progressive des muscles. Les autres maladies neurodégénératives associées à la démence sont assez rares.

➜ **Les démences alcooliques.** Les démences alcooliques, qui sont bien documentées, résultent d'une consommation d'alcool permanente et prolongée. Notez que ces démences ne peuvent être provoquées par la consommation modérée d'alcool, qui peut au contraire protéger contre la maladie d'Alzheimer. Les démences alcooliques se répartissent en plusieurs types. Il faut signaler toutefois que les états de confusion aiguë reliés à la consommation d'alcool peuvent également être dus à une déficience en vitamine B1 (thiamine). Non traitée, la déficience en thiamine due à la consommation d'alcool peut conduire à une forme de démence appelée syndrome de Korsakoff, lequel se caractérise par une grave amnésie antérograde (incapacité de se souvenir d'événements récents) et une confabulation (invention de faits en vue de combler les trous de mémoire). Voir le chapitre 12 pour plus d'information sur le syndrome de Korsakoff et les démences alcooliques.

➜ **La pseudo-démence dépressive.** La dépression peut prendre la forme d'une démence, surtout chez les jeunes gens. La pseudo-démence reliée à la dépression se distingue de la démence dégénérative par le caractère apathique que présente le sujet au moment du diagnostic. De plus, une fois traités, les patients recouvrent la mémoire, ce qui n'est pas le cas des patients dépressifs atteints de la maladie d'Alzheimer, qui ne voient pas leur mémoire revenir quand leur dépression est traitée.

→ **L'hydrocéphalie chronique de l'adulte** (appelée autrefois hydrocéphalie à pression normale). Cette maladie à laquelle on prête de plus en plus d'attention touche généralement les personnes âgées. Elle débute par des troubles de la marche et des problèmes d'équilibre et se poursuit par un dérèglement de la fonction vésicale et une perte de mémoire. La dilatation anormale des ventricules du cerveau, due à l'accumulation et au faible écoulement du liquide céphalo-rachidien, joue un rôle important dans la formulation du diagnostic. Les nouvelles concernant cette maladie sont encourageantes : celle-ci peut en effet être traitée et ses effets peuvent, dans certaines circonstances, être totalement éliminés. Un système de dérivation permettant de drainer l'excès de liquide céphalo-rachidien peut être posé au moyen d'une intervention chirurgicale et être programmé pour accroître ou ralentir le débit et la pression selon les besoins. Ces systèmes de dérivation programmables ont grandement amélioré le traitement de cette démence et apporté d'énormes espoirs aux patients qui en sont atteints.

→ **Les lésions structurelles du cerveau.** Dans de rares cas, les tumeurs du cerveau peuvent présenter les symptômes d'une démence. Il m'est arrivé à deux reprises de voir une tumeur du cerveau évoluer en démence. Généralement de grosse taille, ces tumeurs sont situées à peu près au milieu du cerveau et touchent le lobe frontal (partie avant du cerveau). Dans les deux cas, la tumeur a été retirée et l'état du patient s'est amélioré.

→ **Les troubles endocriniens (hypothyroïdisme).** Le dérèglement de la glande thyroïde est une cause bien connue de démence. Ces cas de démence sont beaucoup moins fréquents aujourd'hui, du fait que l'analyse des fonctions thyroïdiennes fait désormais partie des examens médicaux de routine. Quand la déficience de la thyroïde est cause d'un déclin des facultés cognitives et de démence, la personne atteinte tend également à présenter les autres symptômes de l'hypothyroïdisme, y compris une baisse d'énergie et un gain de poids.

➔ **Les troubles métaboliques.** Une baisse marquée du taux de sodium et de sucre dans le sang peut provoquer un état de confusion aigu et entraîner le coma, mais n'est généralement pas cause de démence. Nous vérifions systématiquement les taux d'électrolytes du patient dans toute évaluation de démence.

➔ **Les infections (neurosyphilis, sida, maladie de Creutzfeldt-Jakob).** Avant 1929, la syphilis était la cause de démence la plus répandue dans le monde. Depuis l'apparition de la pénicilline, la démence due à la syphilis a presque disparu dans les pays occidentaux. On rencontre encore ces cas de démence dans les cliniques urbaines. La démence peut constituer un événement révélateur de syphilis, mais suit dans la plupart des cas d'autres symptômes, comme des lésions sur les organes génitaux et une éruption cutanée sur la paume des mains et la plante des pieds. La neurosyphilis est diagnostiquée au moyen d'une ponction lombaire destinée à détecter l'infection dans le système nerveux central.

La démence du sida est une complication fréquente du sida au stade avancé. Elle se manifeste par des difficultés de concentration et des changements de personnalité comme l'apathie et l'indifférence. La démence associée au sida touche la partie frontale du cerveau. Elle ne constitue pas un élément révélateur du sida et ne survient que lorsque les symptômes de la maladie sont présents chez l'individu depuis de nombreuses années.

La maladie de Creutzfeldt-Jakob est l'équivalent humain de la maladie de la vache folle. La maladie a pris le nom d'encéphalopathie spongiforme bovine chez les vaches et de polio-encéphalomyélite (ou tremblote du mouton) chez les moutons. Elle se transmet aux humains par transplantation ou ingestion de tissu humain ou bovin. Les symptômes de la maladie se déclarent longtemps après l'infection, soit 20 ans ou plus après l'exposition à la source d'infection. La maladie a été d'abord été observée chez des cannibales de Nouvelle-Guinée qui s'étaient nourris de restants humains dans le cadre de pratiques rituelles. La maladie ne touche pas seulement les cannibales, mais ne peut naître que d'une exposition à la source d'infection. La maladie n'est pas causée par un virus ou une bactérie, mais par une protéine de type viral appelée prion. La maladie de Creutzfeldt-Jakob se caractérise par une démence rapide et une myoclonie (contractions involontaires du corps). L'examen du liquide céphalo-rachidien et l'encéphalogramme peuvent confirmer le diagnostic. La simple mention de «maladie de Creutzfeldt-Jakob» ou de «maladie de la vache folle» sème la panique chez les travailleurs de la santé, car il n'existe actuellement aucun traitement efficace pour combattre cette affection. Une fois que les symptômes se déclarent, la maladie mène irrémédiablement à la mort en moins d'un an. Fort heureusement, cette maladie est plutôt rare. La contamination par ingestion de viande infectée est relativement rare, et certains doutent même qu'elle soit la cause de la maladie.

→ **Les effets des médicaments.** De nombreux médicaments, délivrés par ordonnance ou en vente libre, peuvent avoir des effets nocifs sur la mémoire. Parmi ces médicaments, notons les médicaments contre l'insomnie, certains antihistaminiques destinés à combattre les allergies, tels que la diphenhydramine (Benadryl et autres marques); certains médicaments contre l'hyperactivité de la vessie, comme l'oxybutynine (Ditropan) et certains médicaments contre l'épilepsie, comme le phénobarbital. En fait, tous les médicaments consommés à l'excès peuvent altérer les fonctions cognitives, y compris les sédatifs comme le diazépam (Valium). Demandez à votre médecin si les médicaments que vous prenez peuvent altérer votre mémoire.

Comment savoir si vous êtes atteint de la maladie d'Alzheimer?

Vous trouverez au chapitre 19 quelques questionnaires qui vous aideront à déterminer si vous ou un de vos proches avez contracté la maladie d'Alzheimer. On attribue souvent la maladie d'Alzheimer au simple vieillissement. Les amis et proches de la personne atteinte considèrent souvent que le fait d'égarer des clés ou de les ranger dans des endroits saugrenus est un simple problème d'inattention. C'est peut-être vrai, mais si ces pertes de mémoire se répètent ou deviennent flagrantes, songez à consulter un médecin. Il est important de considérer la maladie d'Alzheimer et toutes les autres formes de démence comme des maladies et, par conséquent, de les signaler à l'attention d'un médecin.

Cela étant dit, les symptômes précurseurs suivants indiquent d'évidentes anomalies dans le comportement d'un individu. Vous retrouverez ces 10 signes avant-coureurs sur le site Web de la Société Alzheimer du Canada[1].

Les 10 signes précurseurs de la maladie d'Alzheimer

1. **Des pertes de mémoire nuisant à l'exercice d'une profession.** Si vous êtes congédié, que vous changez sans cesse d'emploi ou que vous êtes rétrogradé parce que vous ne pouvez pas vous souvenir de tâches connues ou que vous n'arrivez pas à en apprendre d'autres, vous présentez peut-être les premiers signes de la maladie d'Alzheimer.

   Un de mes patients était réparateur de navires de guerre. Maître artisan, il devait suivre et comprendre des schémas très complexes pour exécuter les tâches qui lui étaient confiées. Le premier signe de la maladie d'Alzheimer s'est manifesté chez lui par une difficulté à comprendre les schémas et à suivre les directives nécessaires pour effectuer des travaux de réparation compliqués. Ces difficultés l'ont obligé à quitter son travail.

   Une autre patiente, qui était cadre de direction, s'est aperçue un jour qu'elle ne parvenait plus à comprendre, retracer et retenir ses feuilles de calcul électroniques et ses plans d'affaires. Troublée par ce changement anormal des habitudes de travail, elle a dû prendre sa retraite plus tôt que prévu. Les symptômes qu'elle avait observés étaient les premiers signes de la MA.

   J'ai également eu pour patiente une infirmière-anesthésiste et membre du corps enseignant d'une école de sciences infirmières. Responsable du cours d'infirmier spécialisé en anesthésie, elle a perdu peu à peu la capacité de préparer, enseigner et planifier les cours qu'elle avait elle-même créés. Elle a commencé par travailler à temps partiel, puis a dû se résoudre à être déclarée invalide. Elle a reçu un diagnostic formel de maladie d'Alzheimer à l'âge de 59 ans.

---

1. www.alzheimer.ca/french/disease/warningsigns.htm

2. **La difficulté à exécuter des tâches familières.** Cette difficulté touche des activités aussi ordinaires que préparer un repas, faire un chèque, tenir des comptes, faire des courses dans un supermarché ou accomplir des tâches ménagères. En deux mots, toute personne qui doit faire de gros efforts pour exécuter une tâche familière ou qui n'y parvient pas est peut-être atteinte de la maladie d'Alzheimer.

Un de mes patients était entrepreneur général. Il pouvait construire ou réparer à peu près tout dans une maison. La maladie d'Alzheimer s'est manifestée chez lui par le fait qu'il commençait plusieurs projets de réparation sans en finir aucun ou qu'il lui fallait plusieurs semaines pour faire ce qu'il faisait habituellement en quelques heures ou quelques jours.

Une autre de mes patientes était excellente cuisinière. Ses talents culinaires lui valaient les éloges de sa famille et de ses amis. Le premier signe de la maladie est survenu quand elle a perdu la capacité de suivre une recette. Son époux m'a signalé que ses plats n'avaient plus le même goût.

Un autre de mes patients encore pouvait faire sa déclaration de revenus annuelle sans se servir d'une calculatrice (ce qui n'est pas donné à tout le monde!). Les premiers signes de la maladie d'Alzheimer se sont manifestés par une difficulté à suivre les directives fiscales et l'impossibilité de faire les calculs à la main.

J'ai également eu un autre patient qui était chef d'orchestre. Féru de musique, il pouvait «jouer» mentalement de tous les instruments quand il dirigeait son orchestre et pouvait mémoriser des partitions complètes. Atteint de la maladie d'Alzheimer, il a perdu la capacité de lire et de suivre les feuilles de musique durant la direction de l'orchestre et, *a fortiori,* de mémoriser des partitions complètes.

Dans tous ces cas, les patients avaient en commun la difficulté d'exécuter des tâches qu'ils étaient habitués à faire et dans lesquelles ils excellaient.

3. **Des problèmes de langage et, plus particulièrement, la difficulté à se souvenir de mots et de noms.** Les résidents de Sun City et les personnes âgées en général se plaignent souvent des défaillances de

leur mémoire. Il faut faire une distinction bien claire à ce sujet. Si vous n'arrivez pas à vous souvenir du nom d'un ami que vous n'avez pas vu depuis 20 ans, vous ne devez y voir qu'un signe de vieillissement. Il est probable que ce genre d'oubli n'annonce pas la maladie d'Alzheimer. La difficulté de trouver le nom ou le mot juste est beaucoup plus prononcée chez les personnes atteintes. J'ai récemment eu une patiente qui appelait son époux par le nom de son fils.

La substitution d'un mot par un autre. Dans ce mécanisme, appelé paraphasie, le patient comprend le concept qu'il décrit, mais lui donne un nom différent. Par exemple, une de mes patientes désignait un crayon par le mot stylo. Elle pouvait également décrire l'objet au lieu de le nommer. Désignant un bracelet de montre, par exemple, elle pouvait parler de « bande qui entoure le poignet ». La paraphasie sous toutes ses formes est une des caractéristiques les plus fréquentes de la maladie d'Alzheimer. L'aidant doit très souvent deviner ce que la personne atteinte essaie de dire ou de nommer. Par exemple, la patiente que j'évoque ci-dessus désignait une montre par le mot horloge et la pointe d'un stylo par le mot encre. Il lui arrivait également de se tromper de noms de personnes.

4. **La désorientation dans le temps et l'espace.** Cette caractéristique comprend la difficulté de dire quels sont le jour et l'année en cours. À Sun City, un grand nombre de mes patients tentent de dissimuler leur déficit en m'affirmant qu'ils n'ont pas à savoir ce genre de choses puisqu'ils sont retraités. Je veux bien, mais quand une personne se prépare à aller à la messe du dimanche alors que nous sommes seulement mercredi, il y a de quoi s'inquiéter. Parmi mes patients, de nombreuses personnes atteintes consultent tous les jours le journal ou leur agenda pour savoir quels sont le jour, le mois et l'année en cours. Je demande régulièrement à mes patients de me donner la date du jour ou d'autres données relatives à l'orientation. Un de mes patients m'a affirmé que nous étions en 1947, alors que nous étions en 2007.

5. **L'amoindrissement du jugement.** Entre autres exemples d'amoindrissement du jugement, notons la difficulté des personnes atteintes à gérer leurs dépenses ou la confiance qu'elles accordent à des personnes qu'elles ne connaissent pas pour le faire à leur place.

Cet état d'esprit les rend plus vulnérables aux télévendeurs et aux démarcheurs, et les porte à dépenser leur argent sans tenir compte de leur situation financière. Au plus fort de la démence, les personnes atteintes deviennent paranoïaques. Elles peuvent alors s'imaginer que les membres de sa famille se liguent contre elles pour les dépouiller de leurs biens, en dépit de toutes les explications qui leur sont données à ce sujet. Elles en arrivent à se méfier de personnes en lesquelles elles ont toujours eu confiance.

6. **La difficulté à manier les notions abstraites.** Les personnes atteintes ne parviennent pas à saisir les concepts abstraits. Elles peuvent difficilement apprendre de nouvelles tâches ou comprendre les images nuancées comme les expressions poétiques ou les métaphores. Il leur est aussi difficile de suivre la trame narrative de livres ou de films complexes.

7. **La tendance à mal ranger les objets.** Cette tendance découle d'une perte de la mémoire à court terme. Il est rare que les personnes vieillissantes ne rangent pas les objets aux mêmes endroits. Chez les personnes atteintes de la maladie d'Alzheimer, la tendance à ranger les objets dans les endroits les plus divers est si fréquente que les membres de leur entourage doivent consacrer systématiquement une partie de leur journée à chercher les clés ou les lunettes qu'elles égarent. Je connais un homme qui passe la journée complète à chercher des objets que déplace son épouse, atteinte de la MA.

8. **Des changements d'humeur ou de comportement.** De nombreuses personnes atteintes présentent des symptômes de dépression ou d'anxiété. Cette tendance se traduit souvent par un manque d'intérêt pour leur environnement et une fatigue continuelle. Il arrive que des individus habituellement sociables se replient sur eux-mêmes quand apparaissent les premiers signes cliniques de la maladie d'Alzheimer.

9. **Des changements de personnalité.** Les proches signalent souvent que les personnes atteintes manifestent plus d'irritabilité et d'hostilité à leur égard. En gros, elles sont plus «soupe au lait». À l'inverse, elles peuvent tout aussi bien devenir passives et dociles.

Voici un exemple de changement de personnalité dû à l'irritabilité et à l'hostilité :

« Patiente : Quand est-ce qu'est mon rendez-vous ?

— Conjoint : Je te l'ai déjà dit cinq fois. Demain matin !

— Patiente : Non, tu ne m'as rien dit ! Tu mens. Je m'en serais souvenue si tu me l'avais dit. »

10. **Le manque d'initiative.** Les personnes atteintes perdent souvent tout intérêt à des activités qu'elles aimaient jusque-là (loisirs, lecture, travaux ménagers, etc.) et deviennent sédentaires. On prend souvent le manque d'initiative pour un signe de dépression.

Si vous détectez ces signes chez vous ou chez quelqu'un que vous connaissez ou qui vous est proche, vous devriez en parler à votre médecin.

Il est important d'admettre les symptômes et de ne pas les attribuer au vieillissement ou au stress. Nous reparlerons au chapitre 19 des mesures à prendre pour gérer la maladie d'Alzheimer.

Du vieillissement normal à la maladie d'Alzheimer : le trouble cognitif léger

La maladie d'Alzheimer ne survient pas du jour au lendemain. Il existe une période de transition correspondant à l'émergence de ce qu'on appelle un « trouble cognitif léger » (TCL). Pour utiliser une métaphore, disons que le TCL est la douleur pulmonaire qui précède la crise cardiaque, le polype qui annonce le cancer du côlon, la petite tache avant le mélanome ou la légère montée de sucre avant le diabète. C'est la situation intermédiaire entre l'état normal et la maladie d'Alzheimer.

Le TCL se caractérise par des problèmes de mémoire subtils, mais néanmoins mesurables. Les personnes souffrant de TCL ont un déficit mémoriel plus prononcé que celui des personnes de leur âge. Ce trouble fait actuellement l'objet de débats importants au sein de la communauté médicale, car de nombreux chercheurs et praticiens de renom croient que la maladie d'Alzheimer peut être retardée ou même complètement stoppée si l'intervention a lieu à ce stade intermédiaire. Voici les critères cliniques correspondant au TCL:

• Des problèmes de mémoire sont signalés par le patient ou un proche du patient. Ces trous de mémoire peuvent influer sur les capacités d'adaptation et de fonctionnement quotidiennes du patient.

• Les troubles de la mémoire sélectifs sont mesurés au moyen de tests neuropsychologiques (tests papier-crayon approfondis administrés par des spécialistes appelés neuropsychologues), quand les autres fonctions cérébrales se présentent comme normales ou quasi normales.

• Le déficit peut altérer la capacité du patient d'exécuter des tâches complexes, mais ne compromet pas l'exercice d'autres activités quotidiennes (voyager, payer ses factures, vérifier ses comptes, etc.).

• Le patient ne présente pas de signe de démence. Une des caractéristiques les plus importantes qui différencie le TCL de la maladie d'Alzheimer ou d'un autre type de démence est l'absence de déficit fonctionnel. De manière générale, les personnes qui souffrent de ce trouble continuent à fonctionner normalement dans leur vie.

Le TCL est un trouble répandu qui peut ou non annoncer le déclin de la mémoire représentatif de la naissance de la maladie d'Alzheimer. Tout récemment encore, les médecins et les scientifiques ne s'entendaient pas sur une définition uniforme de ce déficit, de sorte qu'il était difficile d'estimer sa véritable fréquence. Des études à long terme menées auprès du segment spécifique des personnes âgées ont permis d'estimer que de 2 % à 5 % des personnes âgées évoluent d'un état cognitif normal à un état de démence chaque année. En ce qui concerne le déficit cognitif sans démence, son incidence augmente rapidement avec l'âge: il atteint de 2,4 % à 7,9 % chez les sujets âgés de 80 à 85 ans. Si nous nous en tenons à la stricte définition du TCL sans la valider par des critères cliniques et scientifiques rigoureux, l'incidence de TCL observée dans ces études atteint une moyenne d'environ 1 % par année. Dans ces études, la mesure utilisée pour évaluer le taux de changement cognitif était la durée du passage de l'état cognitif normal au TCL et du TCL à la démence.

Même s'il s'agit d'une mesure brute de la progression de la maladie, ce taux de conversion a ceci d'important qu'il nous aide à évaluer l'efficacité de divers médicaments. Il nous aide également à prédire le taux de progression de la maladie dans une population de plus en plus exposée à la maladie d'Alzheimer. Enfin, en tant que signe de la période transitoire entre le vieillissement normal et la maladie d'Alzheimer, le TCL agit comme baromètre pour évaluer les risques de développer la maladie. De 10 % à 15 % des personnes chez lesquelles on diagnostique un TCL développent la maladie d'Alzheimer chaque année. Ce pourcentage passe à 50 % au bout de 5 ans et grimpe à plus de 90 % au bout de 10 ans.

Des études épidémiologiques générales (c'est-à-dire portant sur la population en général et non sur un segment particulier) indiquent qu'un quart des personnes souffrant d'un TCL reviennent à l'état cognitif normal, tandis que la moitié d'entre elles ne connaissent aucun changement et que le quart restant évolue vers la démence en l'espace de deux ans. En revanche, des études cliniques réalisées auprès de personnes chez lesquelles on a diagnostiqué un TCL avec déficit prononcé de la mémoire indiquent que la progression vers la démence est beaucoup plus probable et que les cas de régression à l'état normal sont rares. En fait, un individu qui souffre de TCL affligeant principalement la mémoire court 26 fois plus le risque de contracter la maladie d'Alzheimer qu'un individu de même âge sans TCL.

Même s'il en est un puissant indicateur, le TCL n'annonce pas forcément la maladie d'Alzheimer. Dans de rares cas, le TCL peut être associé au stress, à la dépression, à une perte de l'ouïe, à une maladie cardiaque, à une déficience nutritionnelle, à un trouble du sommeil ou à l'inactivité. J'ai personnellement traité un cas d'apnée du sommeil si grave qu'il avait provoqué un déficit mémoriel. Une fois l'apnée traitée, la mémoire s'est améliorée de manière spectaculaire.

ÉTUDE DE CAS

• •

Le vieillissement ou un trouble cognitif léger ?

Heidi est une femme de 80 ans chez qui on m'a demandé d'évaluer la perte de mémoire. La patiente, qui compte 16 années d'études, décrit sa situation dans ses propres mots et avec aisance. Elle fait état de problèmes de mémoire, comme la tendance à laisser la cuisinière allumée (ce qui lui a valu de laisser brûler plusieurs casseroles). Elle explique qu'elle éprouve des difficultés à se souvenir de certaines tâches et qu'elle oublie pourquoi elle s'est lancée dans une activité particulière. Elle affirme qu'elle n'a pas tendance à se répéter. Elle note qu'elle est devenue plus renfermée et qu'elle se sent légèrement déprimée, ce qui s'est traduit par des changements de personnalité et d'humeur. Sa tendance à atermoyer, qui est nouvelle chez elle, est également signe d'un déclin fonctionnel. Elle se perd quand elle conduit et a de moins en moins le sens de l'orientation. L'examen que je lui fais passer montre en effet qu'elle éprouve certaines difficultés à se situer dans l'espace. Elle ajoute que certains noms et mots lui échappent durant ses conversations avec les autres. Tout cela ne l'empêche pas de continuer à s'adonner à des activités agréables, dit-elle, ajoutant qu'elle ne connaît ni hallucinations ni idées délirantes. Le test de mémoire indique qu'elle ne parvient pas à se souvenir d'un nom et d'une adresse que je lui ai demandé de mémoriser cinq minutes plus tôt. Le reste de l'examen neurologique est normal.

Une évaluation plus poussée (réalisée à l'aide du test crayon-papier décrit à la page 48 et au chapitre 19) fait ressortir un important problème de mémoire, mais ne révèle pas de problème dans les autres domaines examinés. Nous pouvons en déduire qu'elle souffre d'un TCL.

Du fait que les symptômes du TCL sont si subtils, comment déterminer si une personne en souffre ou non ? Il est en effet difficile de diagnostiquer un TCL. Les meilleurs outils dont nous disposons pour y arriver sont les tests neurologiques. Ces tests crayon-papier sont souvent très longs (ils prennent plusieurs heures) et se résument essentiellement à des exercices de gymnastique mentale.

Une étude réalisée par l'Université de Californie–Irvine montre que l'utilisation de tests de mémoire simples (mémorisation d'une liste de mots, par exemple) permet de distinguer le TCL du stade initial de la MA avec une marge d'exactitude de 98 %, et le TCL de la perte de mémoire due au vieillissement avec un taux d'exactitude de 97 %. Ces pourcentages montrent bien que ces tests sont précis et utiles. Si vous ou un de vos proches présentez les symptômes d'un TCL, il serait bon de demander une évaluation médicale, accompagnée de tests sanguins et d'un examen d'imagerie.

Le traitement du TCL reste controversé. Les spécialistes ne sont pas encore arrivés à un consensus sur l'efficacité des traitements du TCL au moyen des médicaments dont nous disposons aujourd'hui. Certains médecins sont d'avis que les médicaments prescrits pour la maladie d'Alzheimer peuvent également servir au traitement du TCL. De récentes études indiquent toutefois que les médicaments contre la maladie d'Alzheimer disponibles sur le marché n'apportent que de modestes bienfaits. Seul le donépézil (Aricept) en retarde l'évolution. Précisons d'ailleurs que ce médicament ne retarde la maladie que de 6 à 12 mois et qu'il n'a aucune valeur préventive à long terme. Au vu des divergences qui existent au sein de la communauté médicale, la décision de traiter le TCL devient une affaire entre le patient et un physicien bien renseigné sur ce problème de santé.

En présence d'un diagnostic de TCL, le patient doit songer à préparer ses plans de vie à long terme, telles que les questions juridiques et financières, et s'entendre avec ses proches sur les dispositions à prendre en matière de soins. Refuser d'admettre des symptômes de TCL ne peut que créer une situation de crise plus tard, quand les ravages de la maladie d'Alzheimer se seront déclarés.

Comment distinguer le vieillissement de la démence?

Toutes les pertes de mémoire ne sont pas signes de la maladie d'Alzheimer. De même, celle-ci ne doit pas être confondue avec le vieillissement. Il faut savoir que presque tous les trous de mémoire qui surviennent après la cinquantaine sont généralement bénins. Il s'agit d'un simple déclin de la mémoire relié à l'âge. Le fait d'oublier où vous avez stationné votre voiture ou comment s'appelle votre petit-fils relève sans doute de trous de mémoire reliés à l'âge. Le fait d'oublier que vous avez stationné votre voiture ou que vous avez des liens familiaux avec votre petit-fils est un peu plus sérieux. Ce n'est plus du tout la même chose. Sous leur première forme, ces défaillances de la mémoire sont souvent subtiles et les personnes qui en souffrent ont volontiers tendance à les dissimuler. Toute démence atteint toutefois un point où elle ne peut plus être assimilée au simple vieillissement. Le tableau suivant présente les principales différences entre les deux situations.

LE VIEILLISSEMENT OU LA MALADIE D'ALZHEIMER ?

APTITUDES	VIEILLISSEMENT	MALADIE D'ALZHEIMER
Activités indépendantes reliées à la vie quotidienne (conduire, gérer ses finances, téléphoner, faire des courses, etc.)	Conservée	S'amoindrit rapidement et décline avec la progression de la maladie
Soins personnels reliés à la vie quotidienne (s'habiller, faire sa toilette, prendre un bain, etc.)	Conservée	Décline avec la progression de la maladie
Langage	Difficultés occasionnelles à trouver ses mots	Oubli ou emploi incorrect de mots
Signalement des pertes de mémoire	Fréquent, notamment pour les mots et les noms	Ne se plaint pas de pertes de mémoire
Conscience des pertes de mémoire	Conservée	Altérée
Sociabilité	Intacte	Conservée au stade initial, perdue par la suite
Souvenir des événements récents	Souvenir des détails	Oubli des détails ou de l'événement lui-même

APTITUDES	VIEILLISSEMENT	MALADIE D'ALZHEIMER
Épreuve de performance cognitive	Fonctions cognitives conservées dans tous les domaines	Fonctions altérées sur les plans de la mémoire, de l'orientation, de la langue et des capacités d'exécution
Orientation	Conservée – le sujet ne se perd pas et sait quels sont le jour, la date et le moment de la journée	Fonctions altérées ; le sujet se perd, même dans son propre quartier, discerne mal les dates et les moments de la journée
Capacité d'acquérir de nouvelles aptitudes	Lente, mais conservée	Disparaît ; le sujet ne peut pas se familiariser avec de nouvelles technologies, comme la programmation d'une télécommande, et ne sait pas faire fonctionner un nouvel appareil

DES RÉFLEXIONS ET DES RECOMMANDATIONS FINALES

- Familiarisez-vous avec les signes révélateurs d'une perte de mémoire et accordez-leur toute votre attention.

- La maladie d'Alzheimer est une maladie et non un effet du vieillissement.

- La maladie d'Alzheimer est un type de démence parmi d'autres.

- Toutes les démences ne prennent pas la forme de la maladie d'Alzheimer.

- N'ignorez pas les signes de déclin cognitif; si vous les décelez chez vous ou chez un proche, faites appel à un médecin.

] 2 [

Les transformations du cerveau provoquées par la maladie d'Alzheimer

Le cerveau d'une personne décédée des suites de la maladie d'Alzheimer ne ressemble pas à celui d'une personne qui «meurt de vieillesse». La MA provoque en effet un rétrécissement du cerveau (appelé atrophie) qui peut réduire d'un tiers sa taille et son poids. Ce rétrécissement entraîne à son tour un élargissement des espaces (appelés sillons) qui séparent les diverses parties du cerveau.

Le cerveau d'une personne atteinte de la MA subit de nombreux changements. Ces changements, qui peuvent se produire l'un après l'autre ou, au contraire, tous en même temps, ne font pas partie du processus normal du vieillissement.

Voici certains des changements que révèle l'autopsie d'une personne décédée des suites de la maladie d'Alzheimer:

- rétrécissement excessif du cerveau, appelé atrophie;
- mort des cellules nerveuses: les principales cellules nerveuses atteintes sont les neurones, chargés des fonctions nerveuse et cognitive. Les neurones responsables de la mémoire deviennent tout particulièrement vulnérables;

- pertes des connexions (ou synapses) entre neurones : en l'absence de connexions, les neurones se transmettent moins d'information entre elles ;
- accumulation de plaques séniles (décrites en détail plus loin) ;
- accumulation d'écheveaux neurofibrillaires (décrits en détail plus loin) ;
- inflammation accrue du cerveau.

Les trois premiers changements peuvent être dus à toutes sortes de pathologies. Dans le cas particulier de la maladie d'Alzheimer, toutefois, ils résultent d'une transformation subtile de la structure des cellules nerveuses. Ces changements sont directement attribuables à la présence d'amyloïde, dont l'accumulation forme ce qu'on appelle des plaques séniles. Ces plaques, ainsi que les écheveaux neurofibrillaires qui les accompagnent, sont représentatives de la maladie d'Alzheimer.

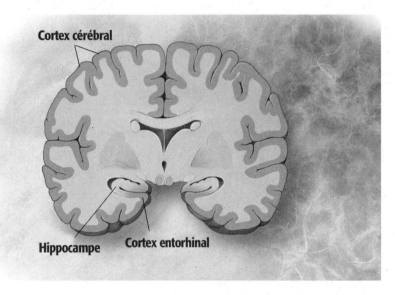

Coupe du cerveau d'un sujet non atteint de la maladie d'Alzheimer. On n'observe pas d'atrophie et les circonvolutions du cerveau, appelées gyri, sont rapprochées les unes des autres.

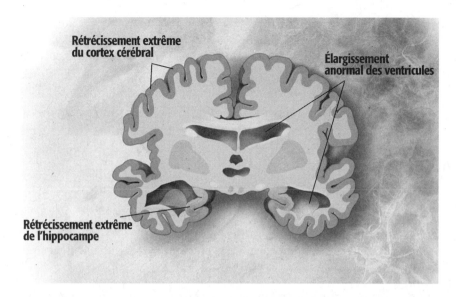

Rétrécissement extrême du cortex cérébral

Élargissement anormal des ventricules

Rétrécissement extrême de l'hippocampe

Coupe du cerveau d'un sujet atteint de la maladie d'Alzheimer. L'atrophie est nettement visible et les circonvolutions sont beaucoup plus espacées.

La maladie d'Alzheimer n'est pas due à un seul et unique facteur. Elle résulte plutôt d'une série d'événements qui conduisent à la destruction et l'altération profonde des neurones et de leur fonctionnement. Pour comprendre cet enchaînement d'événements, vous devez d'abord vous familiariser avec les molécules qui interviennent dans ce processus et les structures cellulaires qui sont touchées.

Qu'est-ce qu'une plaque et quel rôle joue-t-elle dans la maladie d'Alzheimer ?

La première illustration de la page 57 représente le cerveau d'une personne décédée des suites de la MA. Un nuage sombre apparaît au milieu de l'image : c'est une plaque. Cette plaque, dite sénile ou amyloïde, se compose de déchets cellulaires qui se sont accumulés entre les neurones. On y trouve une protéine appelée amyloïde, des molécules, appelées cytokines, produites par les réponses inflammatoires de l'organisme, ainsi que d'autres composants provenant d'une scission des cellules. En d'autres mots, les plaques sont des débris de cellules mortes ou en voie de dépérissement.

Au cœur de la plaque se trouve la protéine amyloïde. Sous-produit du traitement des protéines, l'amyloïde est un fragment d'une plus grande molécule appelée protéine précurseur amyloïde (APP). Durant la décomposition normale de l'APP qui se produit dans le processus quotidien d'épuration des cellules, une enzyme appelée alpha-sécrétase scinde l'APP au milieu de la molécule amyloïde, comme des ciseaux couperaient un fil. Ainsi scindée, la protéine peut facilement être traitée comme déchet dans le cadre normal de l'épuration de l'intérieur et de l'extérieur des cellules.

Pour des raisons que nous ne comprenons pas encore très bien, l'enzyme alpha-sécrétase devient moins active en présence de la maladie d'Alzheimer. D'autres enzymes (bêta-sécrétase et gamma-sécrétase) prennent alors le relais et produisent des fragments d'amyloïde qui s'accumulent dans le cerveau. Ces fragments ne peuvent pas être éliminés aussi facilement que les déchets.

Sous sa forme normale, l'amyloïde est une molécule de protéine comprenant 40 acides aminés (constituants essentiels des protéines) disposés en séquence spécifique. Cette molécule est généralement évacuée du cerveau selon un processus très semblable à l'élimination des déchets cellulaires. L'amyloïde produite de manière anormale (la bêta-amyloïde) se compose de 42 acides aminés et ne peut être éliminée. Quand ces protéines s'accumulent dans le cerveau, elles provoquent toutes sortes de dommages collatéraux. En gros, elles ne peuvent être scindées en morceaux comme l'APP parce qu'elles sont très adhésives et qu'elles s'agglutinent les unes aux autres. S'attirant comme des particules de peluche, elles forment des amas qui peuvent difficilement être éliminés ou dissous.

Les protéines bêta-amyloïdes déclenchent une série de réactions chimiques qui provoquent l'accumulation des fragments d'amyloïde, lesquels s'agglutinent et forment des plaques. Plus ces plaques amyloïdes s'accumulent dans le cerveau, plus elles perturbent le traitement normal des neurones. Les illustrations suivantes présentent ce processus:

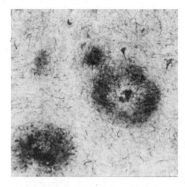

Amas de plaques séniles dans le cerveau des personnes atteintes de la maladie d'Alzheimer. Ces plaques sont produites par une forme anormale de protéine appelée amyloïde.

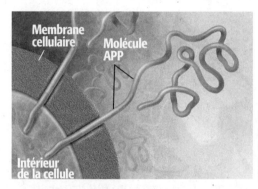

La molécule APP pénètre à l'intérieur de la cellule, mais se trouve en majeure partie à l'extérieur de celle-ci. Cette protéine est longue et filiforme.

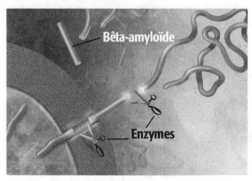

Dans la maladie d'Alzheimer, la molécule APP est scindée par des protéines semblables à des ciseaux appelées bêta-sécrétase et gamma-sécrétase. La protéine filiforme qui se détache des deux coups de ciseaux s'appelle protéine bêta-amyloïde.

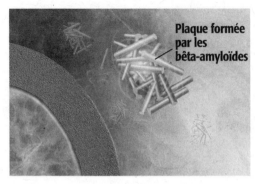

Plaque formée par les bêta-amyloïdes

Les fragments de protéine bêta-amyloïde s'agglutinent et finissent par former des plaques. Accumulées à l'extérieur des neurones, ces plaques ont un effet toxique sur le cerveau.

Comment les plaques détruisent-elles les neurones ?

Comme on le voit, la protéine bêta-amyloïde est un fragment de la plus grande protéine APP. Une fois détachés, les fragments de protéine bêta-amyloïde s'agrègent et forment des fibrilles (filaments), puis des feuillets. Ce processus, qu'on appelle fibrillisation, est le point de départ de la formation de plaques (illustrée ci-dessus).

La formation des plaques entraîne une série de réactions qui détruisent les neurones. En premier lieu, les neurones perçoivent les plaques amyloïdes comme des corps étrangers et déclenchent une réponse immunitaire de l'organisme, comme cela se produit en présence de toute infection. En deuxième lieu, les plaques activent les cellules gliales (cellules nerveuses entourant les neurones en cours de dégradation), qui secrètent alors des substances chimiques provoquant une surexcitation de certaines cellules nerveuses. Les plaques peuvent également libérer des radicaux libres, petites molécules dérivées des réactions chimiques, qui peuvent altérer les structures cellulaires.

Étant donné que l'accumulation des fragments de protéine bêta-amyloïde, leur formation en fibrilles et l'apparition des plaques amyloïdes qui s'ensuit jouent, de l'avis quasi général, un rôle prépondérant dans la pathogenèse de la maladie d'Alzheimer, les chercheurs privilégient ces processus pour mettre au point des traitements et des médicaments susceptibles de bloquer la formation des plaques amyloïdes.

Les écheveaux

Il se produit un autre changement dans le cerveau des patients atteints de la maladie d'Alzheimer : l'accumulation de protéines sous forme de cordelettes appelées écheveaux neurofibrillaires. Ceux-ci se forment à l'intérieur et non à l'extérieur des neurones de la zone où se forment les plaques. Les neurones sont dotés de bras appelés axones, à l'intérieur desquels se logent des protéines parallèles appelées microtubules. De la même manière que les voies de chemin de fer sont reliées entre elles par des traverses, les microtubules sont reliés entre eux par des protéines appelées protéines tau.

Dans la maladie d'Alzheimer, les protéines tau subissent un changement biochimique, appelé hyperphosphorylation, par lequel elles s'entremêlent et amènent du même coup les microtubules à s'assembler en un processus appelé appariement de filaments en hélices.

Les chercheurs savent que, avant même que les protéines tau ne s'agglomèrent et que les microtubules ne s'enchevêtrent, la structure interne des neurones a commencé à se transformer : du fait que leur forme est modifiée, les microtubules s'agglomèrent et forment un barrage qui bloque le passage des molécules qu'ils transportent.

Il s'ensuit une asphyxie des neurones et, par conséquent, l'immobilisation de la chaîne de communication dont font partie les neurones. La photographie en haut de la page suivante représente les restes d'une cellule nerveuse prélevée lors d'une autopsie. Les amas filamenteux qu'on observe sont les écheveaux neurofibrillaires.

Dans la maladie d'Alzheimer, l'intérieur et l'extérieur de la cellule restent donc sans défense, comme le montre l'illustration de la page 60.

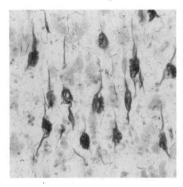

Les «gouttelettes» que l'on voit ici sont des neurones morts qui se remplissent d'écheveaux neurofibrillaires.

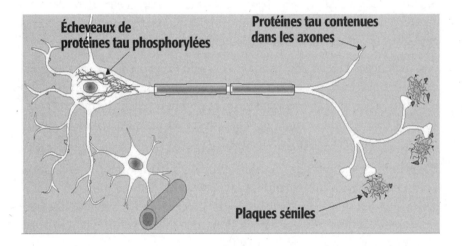

Ce schéma représente un neurone. À l'intérieur du neurone (côté gauche de l'image), se trouve un lacis de protéines tau dites phosphorylées. En s'accumulant, ces protéines vont former des écheveaux neurofibrillaires qui perturbent le fonctionnement interne de la cellule et entraînent finalement la mort de celle-ci.

La destruction des synapses rompt la communication entre cellules

La détérioration des synapses est également un signe révélateur de la maladie d'Alzheimer. Les synapses sont les zones de contact entre les neurones ; elles assurent la transmission de l'information d'un neurone à l'autre. Dans la MA, le degré de destruction des synapses est directement proportionnel au degré de démence. Autrement dit, plus la disparition de synapses est élevée, plus la démence est prononcée. Certains chercheurs ont avancé l'hypothèse que la détérioration des synapses serait due aux agrégats d'amyloïde flottants plutôt qu'aux plaques amyloïdes. S'il s'avère que cette forme plus petite d'amyloïde intervient vraiment dans la détérioration des synapses, il faudrait faire remonter la recherche à un stade plus reculé des lésions dues à la maladie. Les traitements auraient alors pour objets de stopper l'accumulation des amyloïdes en tant que telle, soit bien avant que les plaques ne se forment. Cette approche s'inscrit dans la mission que se donnent les chercheurs : remonter de plus en plus loin dans la chaîne des événements à l'origine de la perte de mémoire et élaborer en conséquence des cibles et des stratégies thérapeutiques efficaces.

Les modifications chimiques subies par le cerveau des personnes atteintes

Un autre changement se produit dans le cerveau des personnes atteintes de la maladie d'Alzheimer : la détérioration de substances chimiques appelées neurotransmetteurs. Les neurotransmetteurs ont pour fonction d'acheminer les signaux nerveux d'un neurone à l'autre. Ils diffèrent selon le type de signal qu'ils transmettent et le type d'action qu'ils exercent sur le cerveau.

Les neurotransmetteurs comprennent entre autres la dopamine, la noradrénaline, l'histamine, le glutamate, la glycine et la sérotonine.

Un de ces neurotransmetteurs joue un rôle bien connu dans la maladie : l'acétylcholine. Le dysfonctionnement de l'acétylcholine est une des principales raisons de la perte de mémoire qui caractérise la maladie d'Alzheimer.

L'acétylcholine est en effet le support chimique des neurones de la mémoire et facilite à ce titre le stockage mémoriel. Les recherches actuelles indiquent que la mémoire serait encodée dans des protéines. L'acétylcholine facilite ce codage. Sans elle, l'encodage de la mémoire devient impossible. En d'autres mots, l'information récente n'est jamais mémorisée et les souvenirs se perdent. Si l'acétylcholine disparaît dans la maladie d'Alzheimer, c'est que les cellules nerveuses qui le produisent meurent aux premiers stades de la maladie. Une des premières découvertes importantes relatives à la pathogenèse de la maladie d'Alzheimer (c'est-à-dire l'étude des causes à l'origine des changements qui se produisent dans le cerveau des personnes atteintes) est la baisse des quantités d'acétylcholine. Cette découverte, qui date de plus de 30 ans, est validée par des données scientifiques de plus en plus probantes. Cette découverte est à l'origine des tout premiers médicaments mis au point pour combattre la maladie.

Un grand nombre des médicaments contre la MA visent à empêcher la dégradation de l'acétylcholine dans le cerveau. Plus les neurones produisent et retiennent l'acétylcholine dans le cerveau, plus la production de la mémoire, et par conséquent le stockage de l'information, est préservé.

En résumé, le cerveau du patient atteint de la maladie d'Alzheimer subit une série de changements qui entraînent le déclin de l'activité mentale et l'incapacité de s'adapter à la vie quotidienne. Une meilleure connaissance de la chaîne d'événements qui conduisent à la maladie nous aidera à élaborer des interventions qui pourraient atténuer les symptômes ou stopper la progression de la maladie. La question qui se pose à ce stade est la suivante : peut-on prévenir ces changements physiologiques ? Peut-on enrayer la chaîne d'événements avant qu'elle ne se déclenche ? Nous répondrons à ces questions dans les chapitres suivants.

DES RÉFLEXIONS ET DES RECOMMANDATIONS FINALES

- Les principaux changements pathologiques qui se produisent en présence de la maladie d'Alzheimer sont les suivants :

    - le rétrécissement excessif du cerveau (atrophie) ;

    - la destruction des neurones cholinergiques (cellules nerveuses responsables de la mémoire) ;

    - la détérioration des synapses (zones de contact entre les neurones) ;

    - la présence et l'accumulation d'écheveaux neurofibrillaires entraînant le dysfonctionnement des neurones ;

    - l'amas de fragments d'amyloïde, qui se déposent à l'extérieur des neurones et s'agrègent de manière à former des plaques séniles.

] 3 [

Peut-on vraiment prévenir la maladie d'Alzheimer ?

L a maladie d'Alzheimer n'est pas un problème négligeable qui concerne uniquement quelques personnes âgées. C'est au contraire un problème de santé capital qui touche un important secteur de la population et entraîne des coûts de millions de dollars en traitement et perte de revenus. Voici quelques statistiques sur l'état de la MA au Canada[2]. Elles sont, comme vous pouvez le constater, très éloquentes.

- La maladie d'Alzheimer est la forme de démence la plus répandue, représentant 64 % de tous les cas au Canada.

- En 2010, au Canada, plus de 500 000 personnes [étaient] atteintes de la maladie d'Alzheimer ou d'une démence apparentée. Environ 70 000 d'entre elles [avaient] moins de 65 ans.

- Une personne sur 11 âgée de plus de 65 ans est atteinte de la maladie d'Alzheimer ou d'une démence apparentée.

- En 2010, on a enregistré plus de 110 000 nouveaux cas, soit un nouveau cas toutes les 5 minutes.

---

2. www.alzheimer.ca/french/media/adfacts2011.htm

- D'ici une génération, le nombre de cas au Canada doublera pour atteindre 1,1 million de personnes.
- En 2010, on [estimait] le coût de la maladie d'Alzheimer et des démences apparentées à quelque 22 milliards de dollars par an. Ceci regroupe les frais de santé directs, les frais de renonciation (manque à gagner en salaires) et les frais indirects associés aux prestations de soins par les aidants naturels. Si rien ne change, cette somme atteindra 153 milliards de dollars en l'espace d'une génération.
- Un Canadien sur 5 âgé de 45 ans fournit, sous une forme ou une autre, des soins à des aînés ayant des problèmes de santé à long terme.
- Le risque de développer la maladie d'Alzheimer ou une démence apparentée double tous les 5 ans à partir de l'âge de 65 ans.
- Malheureusement, plus des deux tiers des patients apprennent qu'ils sont atteints de la maladie d'Alzheimer quand celle-ci a dépassé le stade léger.
- Les cas de maladie d'Alzheimer doublent tous les 5 ans après l'âge de 85 ans.

Le vieillissement de la population

Au milieu de ce siècle, il y aura plus de 2 milliards de personnes âgées de plus de 60 ans dans le monde. Ce segment de population est en train de monter en flèche.

Les statistiques présentées plus haut sont déjà troublantes, mais elles deviennent stupéfiantes quand on les compare avec celles du siècle dernier. En 1900, l'espérance de vie moyenne était de 47 ans au Canada. En 2000, elle était passée à 77 ans.

Ce n'est pas seulement le segment des plus de 60 ans qui augmente; celui des personnes très âgées est aussi en pleine progression. Aux États-Unis, par exemple, les nonagénaires et les centenaires forment le segment de population dont la croissance est la plus rapide! Cette situation a d'importantes répercussions, puisqu'il y aura désormais plus de personnes âgées susceptibles de contracter la maladie d'Alzheimer.

Le vieillissement de la population est dû en partie à la baisse du taux de mortalité infantile qui a suivi les progrès accomplis dans le domaine de la santé publique (amélioration des installations sanitaires, pratiques de vaccination universelle, etc.). Les épidémies de maladies comme la rougeole, les oreillons, la rubéole, la tuberculose, la peste ou la variole, qui décimaient autrefois des pans entiers de la population, ont disparu. Les nouvelles générations sont moins susceptibles de mourir encore jeunes des diverses maladies qui frappaient leurs aînés. Mais c'est paradoxalement les avancées médicales qui ont permis de prolonger l'espérance de vie des êtres humains qui créent aujourd'hui cette bombe à retardement démographique qu'est la maladie d'Alzheimer.

Les coûts consacrés aux soins des personnes atteintes de la maladie d'Alzheimer ne cessent de grimper. En 2010, ces coûts s'élevaient déjà à plus de 22 milliards de dollars par année au Canada (et ils continueront vraisemblablement d'augmenter au même rythme que les nouveaux cas de MA). Et si en 2003, l'institut suédois Karolinska fixait à 156 milliards de dollars le coût mondial des soins de santé dévolu à la maladie d'Alzheimer, en 2010, l'Alzheimer Disease International parlait, lui, de 604 milliards de dollars, soit plus de 1 % du PIB mondial, sachant qu'on dénombre environ 35,6 millions de personnes atteintes dans le monde, mais que ce chiffre augmentera pour atteindre 65,7 millions en 2030 et 115,4 millions en 2050[3].

Au Québec, la situation est tout aussi alarmante. « Près de 120 000 Québécois sont atteints de la maladie d'Alzheimer et autres démences qui portent atteinte à la mémoire, au raisonnement et au comportement. Les coûts sont estimés à environ 1 % du PIB québécois, soit 3,6 milliards de dollars. Environ 25 000 nouveaux cas seront diagnostiqués cette année, si bien qu'on prévoit le cap des 289 000 personnes atteintes en 2038. Si la tendance se maintient, cette augmentation signifie qu'en 2038, les coûts associés à ces maladies passeront de 3,6 à 37,7 milliards de dollars par an[4] ».

---

3. Chiffres tirés d'un article paru dans le défunt site www.ruefrontenac.com.

4. *Ibid.*

Si ces estimations sont si élevées, c'est que les coûts de santé sont loin de se limiter au coût des médicaments et qu'ils comprennent aussi et surtout les coûts pour les soins dispensés dans les établissements de santé, comme les centres de soins de longue durée. «Lorsque la personne [atteinte] habite chez elle, les coûts comprennent le transport, l'aide aux activités de la vie quotidienne, la supervision, les soins à domicile, les soins de répit, les médicaments, les services d'un médecin, les services hospitaliers, les médicaments en vente libre, etc. Pour les résidents des centres de soins de longue durée, ces coûts comprennent les coûts liés au personnel et à l'administration, les coûts de la réadaptation, des médicaments, des activités sociales, des médecins, les coûts de supervision et la productivité réduite des aidants non professionnels[5].» Aux États-Unis, on a réussi à estimer qu'une personne atteinte nécessite pas moins de 477 heures d'administration de soins et de supervision par mois.

Un remède ou la prévention : que privilégier ?

Nous avons appris au cours des 10 dernières années à quel point il était difficile de contrecarrer ou de ralentir le déclin cognitif et fonctionnel qui accompagne la maladie d'Alzheimer. Passé un certain seuil de déficit, on ne peut plus guère se donner l'objectif (louable, mais peu réaliste) de préserver les fonctions intellectuelles du patient après l'apparition des premiers symptômes de la maladie. À vrai dire, les traitements actuels contre la MA peuvent atténuer les symptômes pendant un certain temps (lire à ce sujet le chapitre 19), mais ne peuvent pas vraiment ralentir la progression de la maladie. Et quand bien même les traitements amélioreraient l'état du patient, nous ne ferions que compliquer la situation. Si nous réussissions à ralentir la progression de la maladie, nous prolongerions du même coup l'espérance de vie des personnes atteintes de la maladie d'Alzheimer, ce qui augmenterait le nombre de personnes atteintes parmi les personnes âgées. Du point de vue de la santé publique, notre but doit plutôt être de *prévenir* ou de *retarder* l'apparition de la maladie. Ces deux stratégies auraient pour effet de réduire la prévalence de la maladie d'Alzheimer, ce qui est beaucoup plus faisable et souhaitable.

---

5. www.alzheimer.ca/french/media/putyourmind10-FAQ.htm#15

Autre chose : au bout des dizaines d'années que peuvent durer les stades latents et présymptomatiques de la maladie vient l'étape beaucoup plus brève du trouble cognitif léger (TCL). Or, les traitements actuels contre le TCL n'ont malheureusement pas encore permis de retarder la pleine apparition de la maladie d'Alzheimer. Si les traitements décrits plus loin dans ce livre sont opérants, une intervention dès la trentaine et jusqu'à la soixantaine pourrait ralentir la progression de la phase latente, ce qui retarderait l'apparition des symptômes plus tard. Une telle action préventive pourrait soit empêcher l'apparition de la maladie d'Alzheimer, soit en abréger le cours, c'est-à-dire prolonger l'étape asymptomatique.

La prévention : une priorité en matière de santé publique

Les statistiques présentées dans ce chapitre devraient exhorter les spécialistes de la santé et du vieillissement à orienter leurs recherches vers la prévention plutôt que vers l'intervention post-symptomatique. Nous devons trouver les moyens d'aider la population vieillissante à conserver ses facultés cognitives le plus longtemps possible en retardant l'apparition des déficits et en réduisant le nombre total des patients souffrant de démence.

En tant que chercheurs, nous devons poursuivre avec la plus grande rigueur notre étude des stratégies de prévention de la maladie d'Alzheimer et des démences. Notre objectif est de prolonger la période qui précède la maladie d'Alzheimer ou le TCL. Si nous parvenons à repousser l'apparition des symptômes de la maladie d'Alzheimer et du TCL à l'âge de 80 ou 90 ans au lieu de 60 ou 70 ans, nous remporterons une importante victoire.

Il existe également de bonnes raisons financières de retarder ou de prévenir l'apparition de la maladie d'Alzheimer. La recherche montre qu'un retardement, même modeste, de la maladie (un an, dans ce cas) réduirait de 5 % la prévalence de la MA en 2030, ce qui revient à dire que 200 000 personnes ne contracteraient pas du tout la maladie. Si les interventions repoussent l'apparition de la maladie de 2 ans, il y aura 2 millions de cas de moins par année que ceux qu'on prévoit au bout de 50 ans. Du point de vue économique, le fait de repousser l'apparition de la maladie de 2 ans permettrait de faire des économies de 20 milliards de dollars par année. Dans de telles conditions, peut-on vraiment se permettre d'ignorer la prévention ?

Sur le plan personnel comme sur le plan de la santé publique, le choix qui s'impose avec le plus d'évidence est la prévention. Or, du fait que la prévention laisse subsister une énigme (on ne saura jamais combien de personnes auront été épargnées par la maladie grâce à elle), nous lui accordons moins d'attention qu'aux traitements, qui se prêtent plus facilement à une évaluation. Le dénombrement des personnes en bonne santé est toutefois bien réel : quand les établissements de soins prolongés se retrouveront avec des lits vacants qui étaient autrefois occupés par des personnes atteintes de la maladie d'Alzheimer, nous saurons que nous avons réussi. Ce jour est encore loin, certes, mais les progrès dont nous faisons état dans ce livre nous inciteront, je l'espère, à prendre davantage cette direction.

Il y a plus de 10 ans, un chercheur s'est appuyé sur des analyses statistiques concernant l'insuffisance coronaire pour montrer qu'une intervention préliminaire (avant qu'il y ait eu crise cardiaque) combinant prise de médicaments et nouvelles habitudes de vie permettait d'obtenir la plus grande proportion d'individus en bonne santé. En d'autres mots, le chercheur constatait que la prévention des maladies cardiaques, qui contribue à réduire les éventualités de crise cardiaque, est plus économique que le traitement des problèmes cardiaques qui ont lieu pendant et après la crise. Le chercheur montrait également qu'un traitement médical intensif entrepris dès l'apparition de la maladie (et de préférence le plus tôt possible) pouvait réduire les décès et les complications ou incapacités provoquées par la maladie, mais qu'il augmentait malgré tout la prévalence de la maladie, alourdissant ainsi le fardeau assumé par l'ensemble de la population.

Si nous ne ciblons pas la prévention, nous assisterons à une escalade des coûts de santé qui échappera encore plus à notre contrôle, du fait que la société déboursera de plus en plus d'argent pour les soins terminaux et les soins en centre d'hébergement (soins de longue durée, aide à la vie autonome, centres d'hébergement et unités de soins aux personnes atteintes de démence), et qu'elle disposera de moins en moins de fonds pour la mise au point de nouveaux médicaments et les nouvelles avenues de recherche. Une telle approche est non seulement irréfléchie sur le plan humanitaire, mais intenable sur le plan économique. Si la population des patients atteints de la maladie d'Alzheimer triple, les coûts actuels tripleront aussi. Les coûts atteindront alors 300 milliards par année, et ce, sans qu'aucun remède ne soit encore en vue.

Pourquoi vous préoccuper de la maladie d'Alzheimer si vous n'en êtes pas atteint?

Dans le groupe des plus de 65 ans, 1 personne sur 10 contractera la maladie d'Alzheimer. Dans le groupe des 85 ans, il y aura presque autant de personnes atteintes que de personnes non atteintes. Miser sur le fait que vous n'aurez pas la maladie d'Alzheimer est une mauvaise stratégie.

LES CHANGEMENTS ASSOCIÉS À L'ÂGE AVANCÉ, AU VIEILLISSEMENT ET AUX MALADIES NEURODÉGÉNÉRATIVES

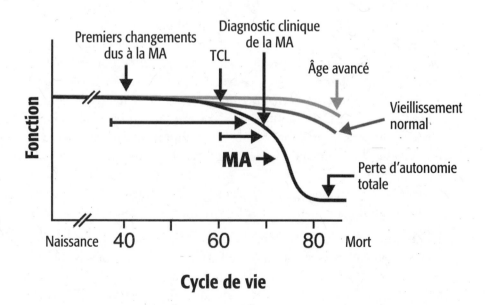

Nous savons aujourd'hui que les changements qui surviennent dans le cerveau des personnes atteintes de la maladie d'Alzheimer (MA) commencent des années, voire des décennies, avant l'apparition des symptômes, c'est-à-dire la formation des plaques, des enchevêtrements et des amas d'amyloïde.

Si on les laisse suivre leur cours, ces changements conduisent à l'émergence des symptômes cognitifs, fonctionnels et neuropsychiatriques (tous termes médicaux désignant les troubles du comportement) que j'ai décrits au chapitre 1 et sur lesquels je reviendrai au chapitre 19.

L'intervalle entre le début des signes pathologiques et l'apparition des symptômes de la maladie d'Alzheimer est d'autant plus frappant que, selon certaines études, plusieurs individus dont le cerveau présentait un grand nombre des changements pathologiques reliés à la maladie d'Alzheimer n'avaient jamais souffert de démence durant leur vie. Dans le cadre d'une étude publiée en 2006 dans la revue *Neurology*, on a constaté que dans un tiers des cas, le cerveau de personnes âgées décédées sans avoir souffert de démence était suffisamment altéré pour répondre aux critères de risques « moyens » ou « avancés » de MA établis par l'institut américain d'étude du vieillissement (National Institute of Aging). Les cerveaux des patients ayant fait l'objet d'un suivi neurologique à long terme ont été analysés après le décès. Chez ces personnes âgées, la densité des enchevêtrements neurofibrillaires (décrits au chapitre 2) dans les régions du cerveau responsables du stockage de la mémoire était corrélée aux notes qu'elles avaient obtenues aux tests de mémoire. Cette corrélation valait également pour les personnes qui avaient conservé des fonctions cognitives normales et celles qui souffraient d'un TCL. Ces données confirment les conclusions de recherches antérieures indiquant que la maladie peut atteindre un stade relativement avancé sans manifestation de symptômes cliniques d'importance.

L'idée maîtresse de cette recherche est simple. Quand un individu commence à présenter les symptômes de la maladie d'Alzheimer, la maladie est déjà trop avancée pour que nous puissions en changer l'issue. C'est aujourd'hui même qu'il faut prendre des mesures préventives. Disons que lorsque l'individu est «touché» par la maladie, la «bombe» a déjà explosé dans son cerveau. À ce stade, on ne peut que traiter les symptômes et réduire le plus possible les dommages.

Les scientifiques croient qu'il y a trois phases continues dans la progression neurologique d'une personne vouée à contracter la maladie d'Alzheimer. L'étape latente, dite présymptomatique, dure des dizaines d'années. À ce stade, les changements neurologiques caractéristiques de la maladie d'Alzheimer se multiplient sans être détectés. Ce processus est peut-être plus susceptible de se produire chez les personnes prédisposées à contracter la maladie en raison de leur bagage génétique. Fait intéressant : parmi les personnes suivies dans le cadre de programmes de recherche permettant d'évaluer annuellement ou régulièrement l'état de leur mémoire, celles qui présentent les symptômes cliniques de la maladie connaissent de subtiles fluctuations mémorielles (comme en témoignent leurs résultats aux tests de mémoire), avant qu'elles ne manifestent des symptômes de perte de mémoire ou de démence. Révélés par les tests et l'imagerie du cerveau, ces changements subtils laissent penser qu'on pourra prédire un jour dans quels cas un individu développera la maladie d'Alzheimer et dans quel cas il ne la développera pas. Ce point sera étudié plus en détail au chapitre 19.

Les écueils entourant les études sur la prévention de la maladie d'Alzheimer

D'un point de vue scientifique, les stratégies préventives que je présenterai dans les chapitres suivants sont prématurées. Elles doivent être validées par des essais cliniques randomisés (médicaments ou intervention par rapport aux effets placébo) pour accéder à la reconnaissance scientifique et sociale que nécessitent les applications à grande échelle sur les populations de personnes en bonne santé. La raison en est simple. Pour répondre avec certitude aux questions sur les conditions et les moyens de prévention de la maladie (affirmer, par exemple, quels médicaments, vitamines, compléments alimentaires ou interventions pourraient effectivement prévenir la maladie d'Alzheimer), des études de très grande envergure sont nécessaires. Et ces études exigent, comme on s'en doute, d'importants investissements sur le plan de la recherche. Par ailleurs, une grande partie de la recherche est monopolisée par l'industrie pharmaceutique, qui privilégie nettement plus le remède que la prévention. Enfin, pour déterminer si les médicaments et les compléments alimentaires proposés permettent vraiment de prévenir la maladie d'Alzheimer, il faut que des personnes en bonne santé en évaluent les risques et les bienfaits et qu'elles acceptent de participer à des essais cliniques.

Pour l'instant, aucune des stratégies de prévention déjà en place (prise de médicaments et de vitamines – question qui sera abordée dans les parties II et III) ne s'est avérée bénéfique pour les personnes qui ont déjà contracté la maladie. Pour être efficaces, les mesures de prévention doivent donc être déployées bien avant l'apparition des premiers symptômes de démence. Il se peut également que les agents en question aient des effets trop faibles pour influencer moindrement le traitement ou la prévention de la maladie. De plus amples recherches sont nécessaires pour clarifier cette question.

Au vu des études actuelles sur la prévention de la MA, il est évident que nous devrons surmonter de nombreuses difficultés pour donner à ces études tout leur poids. Voici certaines de ces difficultés :

• recruter suffisamment de participants pour que les données obtenues soient statistiquement valables ;

• être certain que les participants accepteront de participer aux études sur de longues périodes et qu'ils n'abandonneront pas en chemin ;

• demander aux participants de prendre les médicaments prescrits dans le cadre de l'étude ;

• concevoir une étude suffisamment longue pour obtenir des résultats valables.

S'il n'y a pas suffisamment de participants, il est peu probable que l'étude fasse ressortir les différences entre les personnes à qui on administre des médicaments et celles à qui on administre un placébo. Le même problème se pose si les participants abandonnent l'étude trop tôt. Il faut également que les personnes qui participent à la recherche acceptent de prendre les médicaments prescrits. De nombreuses personnes hésitent à le faire, soit parce qu'elles ne veulent pas jouer le rôle de cobayes, soit au contraire parce qu'elles craignent que leur santé pâtisse du fait qu'elles prendront un placébo à la place du véritable médicament. La réalité de la recherche est cependant bien différente. Nous en parlerons au chapitre 20.

En dernier lieu, les études de prévention primaire se heurtent à l'important obstacle des coûts. Aux États-Unis par exemple, on estime que les coûts assumés actuellement par les contribuables varient de 20 à 60 millions de dollars par médicament et par étude. De leur côté, les sociétés pharmaceutiques déboursent en moyenne plus de 200 millions de dollars pour faire approuver par la Food and Drug Administration (FDA) et mettre en marché un seul médicament. Au Canada, difficile de chiffrer ces coûts, mais « il peut s'écouler en moyenne 12 années entre les premiers essais en laboratoire et la mise en marché d'un médicament », entre la recherche chimique et biologique, le dévelopement préclinique, les 3 ou 4 différentes phases d'essais cliniques (de 1 à 3 ans chacune) et, en cas d'efficacité prouvée, l'approbation par les agences gouvernementales compétentes. Autant d'années où le financement doit suivre[6].

Bien manger, faire de l'exercice, être actif: ces recommandations n'ont rien de très nouveau quand on parle de prévenir les maladies cardiaques, le cancer ou le diabète. On me demande de plus en plus si ces mêmes pratiques peuvent également contribuer à prévenir la maladie d'Alzheimer.

À cela, je réponds qu'un certain nombre d'études récentes laissent croire qu'un régime alimentaire avisé, combiné à l'exercice, des compléments alimentaires et des habitudes de vie saines pourraient retarder ou prévenir la maladie d'Alzheimer. Ces pratiques sont étudiées en détail dans le reste de cet ouvrage. Je sais bien que ce n'est pas le genre de réponse qu'attendent les lecteurs et les lectrices. Vous voulez savoir sans équivoque si, oui ou non, ces pratiques sont d'une quelconque utilité pour prévenir la maladie. Et bien, il faut savoir que la difficulté que nous rencontrons en tant que chercheurs est que nous ne pouvons prévenir une maladie aussi complexe que la maladie d'Alzheimer sans prendre en considération une infinité de facteurs tout aussi complexes. Dans la mesure où nous considérons qu'une combinaison de facteurs, comme l'environnement, la génétique et divers

---

6. www.alzheimer.ca/french/treatment/drug-approval.htm#approved

autres facteurs de risque, intervient dans la manifestation de cette maladie dévastatrice et débilitante, il devient délicat d'isoler les conditions particulières ou les risques aggravants qui y contribuent, sans compter que des changements constants se produisent durant la durée de vie du patient.

Par exemple, certaines études montrent qu'un traumatisme crânien subi dans la jeunesse accroît les risques de contracter la maladie d'Alzheimer plus tard. Une telle situation se prête à une manière ou une autre de prévention. En revanche, d'autres facteurs de risque, comme le vieillissement, échappent totalement à notre contrôle.

Cela dit, pouvons-nous prévenir la maladie d'Alzheimer? Je n'ai pas une, mais trois réponses : oui, non et peut-être.

On peut prévenir la maladie d'Alzheimer

Si les recommandations contenues dans cet ouvrage sont validées par un plus grand nombre d'études scientifiques, nous serons peut-être en mesure de prévenir en grande partie la maladie d'Alzheimer. La plupart des facteurs de risque peuvent être contrés et les interventions elles-mêmes sont assez simples.

Parmi les moyens de lutte contre la démence qu'explorent actuellement les chercheurs, figurent les activités de stimulation des fonctions cognitives, l'exercice physique, le régime alimentaire, les vitamines et compléments alimentaires, l'hormonothérapie, les anti-inflammatoires et les statines. Intégrés à une discipline quotidienne, certains de ces éléments pourraient réduire les risques de contracter la maladie d'Alzheimer ou en retarder les symptômes. Nous étudierons ces points de manière plus détaillée dans les chapitres suivants.

On ne peut pas prévenir la maladie d'Alzheimer

Dans certains cas, les risques de contracter la maladie d'Alzheimer ne peuvent pas être contrés et l'intervention s'avère impossible. Dans l'état actuel de nos connaissances, il nous est impossible de stopper la maladie quand elle s'est déjà installée dans l'organisme. Notre seul espoir est d'en amoindrir les symptômes et d'en ralentir la progression. Sous prétexte que certains risques, comme l'héritage génétique, l'hérédité, l'âge ou le sexe, sont inaltérables, certaines personnes sont convaincues que la maladie d'Alzheimer devient inévitable. Ce point de vue est fondamentalement nihiliste, mais malheureusement très répandu parmi la population et même les médecins qui traitent les personnes âgées atteintes de démence ou de la maladie d'Alzheimer. Si telle est la perception d'une majorité d'individus, la prévention ne peut plus être considérée comme un objectif réaliste. Mais elle implique du même coup qu'il faudrait ignorer une multitude de preuves scientifiques, ce qui n'a rien de valide non plus.

On peut peut-être prévenir la maladie d'Alzheimer

Si les données présentées dans cet ouvrage trouvent une application clinique (et il faut rappeler que ces données sont tirées pour la plupart de sondages d'envergure réalisés auprès de la population en général), *il se pourrait* que nous puissions retarder ou même prévenir la maladie d'Alzheimer.

Voyons les choses ainsi : si un individu suit toutes les recommandations formulées dans cet ouvrage, mais contracte quand même la MA à 85 ans, il se dira peut-être que ces recommandations « n'ont servi à rien ». *A contrario*, il peut dire que s'il n'avait pas suivi ces recommandations, il aurait peut-être contracté cette maladie à 75 ans. La vérité, c'est que nous n'en savons rien. Nous n'avons pour l'instant aucune réponse définitive.

Autre possibilité : il se peut que les interventions recommandées n'aient pas d'effet quand elles sont appliquées isolément, mais qu'elles soient beaucoup plus efficaces quand elles sont appliquées ensemble. Répétons que la maladie d'Alzheimer est une maladie très complexe et que, par conséquent, les mesures de prévention susceptibles de la combattre sont tout aussi complexes. Toute prévention doit en effet tenir compte des multiples aspects du déclenchement et de la progression de la maladie.

En réalité, nous possédons trop de connaissances scientifiques sur la maladie d'Alzheimer pour nous permettre de les ignorer. Du fait que nous comprenons les mécanismes biologiques de la maladie, nous pouvons très bien définir des objectifs d'intervention et de prévention. Et parce que nous avons une meilleure connaissance des rapports entre le cœur et le cerveau ou entre le diabète et la formation des plaques amyloïdes, nous pouvons mettre sur pied de véritables moyens de prévention.

Au-delà de la maladie d'Alzheimer, toutefois, toutes les mesures recommandées dans ce livre ne peuvent être que bénéfiques à la santé. Nous avons indiqué que les études sur la prévention de la maladie sont difficiles à réaliser en raison des coûts à défrayer et des obstacles à surmonter. Pour ces mêmes raisons, les organismes de subvention hésitent à s'y engager. Il pourrait bien s'écouler des dizaines d'années avant que les essais cliniques nous apportent des résultats probants. Nous devrons également attendre qu'un plus grand nombre d'essais cliniques soient entrepris pour aboutir à de nouvelles découvertes. Pendant ce temps, nous ne perdons rien à suivre des recommandations qui s'avèrent déjà bénéfiques pour la santé en général et qui pourraient peut-être retarder ou même stopper la maladie d'Alzheimer.

En résumé, les études de prévention primaire axées sur une panoplie étendue d'interventions cognitives, pharmacologiques et environnementales n'en sont encore qu'à leurs premiers pas. Toutefois, comme certaines de ces stratégies préventives s'appuient sur d'abondantes données épidémiologiques et cliniques, il serait peut-être bon de les adopter sans attendre qu'elles deviennent officiellement probantes.

DES RÉFLEXIONS ET DES RECOMMANDATIONS FINALES

- Les changements cérébraux à l'origine de la maladie d'Alzheimer peuvent débuter plusieurs dizaines d'années avant l'apparition des symptômes.

- Il est préférable de prévenir que de soigner la maladie d'Alzheimer, car la prévention réduit le nombre de personnes susceptibles de contracter la maladie.

- En raison du vieillissement rapide de la population, les coûts de traitement de la maladie d'Alzheimer montent en flèche.

- Les essais cliniques de médicaments susceptibles de prévenir la maladie sont en bonne voie, mais n'en sont malgré tout qu'à leurs débuts. Il faudra sans doute attendre de nombreuses années pour savoir définitivement si certains médicaments, vitamines, suppléments ou composés peuvent ou non prévenir la maladie d'Alzheimer.

- C'est aujourd'hui que doivent commencer les stratégies de prévention. La prévention commence avec vous.

- Nous pouvons agir contre la maladie d'Alzheimer.

Partie II
Les risques

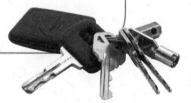

] 4 [

Quels sont vos risques ?

Plusieurs des facteurs de risque de la maladie d'Alzheimer sont aujourd'hui bien connus. Certains de ces facteurs sont modifiables; d'autres ne le sont pas. Il est essentiel de connaître ces risques pour élaborer le programme d'activités qui vous aidera à les contrer.

Ce chapitre comprend deux parties. Dans une première partie, je décrirai les divers risques en vous renvoyant aux chapitres où ils sont analysés en détail. Dans une deuxième partie, je passerai en revue les tests sanguins qui permettent de détecter les risques particuliers associés au déclin des fonctions cognitives.

Les facteurs de risque de déclin cognitif et de la maladie d'Alzheimer

→ **Non modifiables**

- L'âge (dans ce chapitre)

- Les influences génétiques, comme l'hérédité et les antécédents familiaux (dans ce chapitre)

- Le sexe féminin (dans ce chapitre)

- La présence du gène de l'apo E (dans ce chapitre)

➔ **Modifiables**

- Un taux d'homocystéine élevé (dans ce chapitre)

- Un niveau élevé d'insuline prédisposant au diabète et le syndrome métabolique (au chapitre 5)

- L'obésité, plus particulièrement dans la quarantaine (au chapitre 6)

- La maladie cardiaque (au chapitre 7)

- La maladie cérébrovasculaire – AVC et accident ischémique transitoire ou AIT (au chapitre 7)

- Un traumatisme crânien (au chapitre 8)

- L'exposition aux toxines (au chapitre 8)

- L'hypertension – tension artérielle élevée (au chapitre 9)

- Un taux de cholestérol élevé (au chapitre 13)

- Une carence en acide folique (dans ce chapitre et au chapitre 17)

Les facteurs de risque

Dans cette section, je donnerai un aperçu des facteurs de risque non modifiables. Fort heureusement, ces facteurs de risque sont moins nombreux que les facteurs de risque modifiables dont je parlerai de manière plus détaillée dans d'autres chapitres.

L'âge

La maladie d'Alzheimer est indissociable du vieillissement. Le vieil âge est par conséquent le facteur de risque le plus important de la maladie. Le risque de MA augmente avec le vieillissement. En d'autres termes, plus nous vivons vieux, plus le risque est élevé. Comme nous l'avons évoqué dans le chapitre précédent, 5 % des personnes âgées de 65 ans sont atteintes de la MA. Ce risque double par la suite tous les cinq ans. Selon certaines estimations, le risque de MA pourrait atteindre 50 % à l'âge de 85 ans ; selon d'autres estimations, plus acceptées, il graviterait plutôt autour de 35 % à 40 %. Du fait que le segment de population des 65 ans connaît la croissance la plus rapide et que près de 5 millions de Canadiens sont âgés de 65 ans et plus (ce chiffre devrait doubler au cours des 25 prochaines années pour atteindre 10,4 millions de personnes âgées en 2036, et en 2051, environ 1 Canadien sur 4 devrait avoir 65 ans ou plus[7]), cette tranche d'âge est nettement à risque.

C'est un risque malheureusement irréversible, un de ceux qu'il ne sera jamais possible d'éliminer. Cela dit, plusieurs personnes peuvent vivre très vieilles sans présenter aucun des symptômes de la maladie. À notre institut de recherche de Sun City, nous voyons régulièrement des personnes âgées de 85 à 100 ans qui ont souscrit à notre programme de don de corps et de cerveau, c'est-à-dire qu'elles ont consenti à être autopsiées après leur décès à des fins de recherche médicale. Leurs facultés de mémoire sont tout à fait normales. À l'autopsie, nous notons de très légers changements de type Alzheimer dans leur cerveau, mais aucune d'elles ne souffrait de démence de leur vivant. De fait, plus de 90 % des résidents de Sun City qui ont atteint 90 ans sans connaître de déclin cognitif autre que celui qui est normalement associé au vieillissement ont un cerveau exempt de toute altération de type Alzheimer.

Les influences génétiques : hérédité et antécédents familiaux

On ne choisit ni ses parents ni leurs gènes. Les gènes et autres marqueurs biologiques, qu'on peut aujourd'hui détecter rapidement, peuvent nous donner une idée des risques de contracter des maladies complexes d'apparition tardive, comme la maladie d'Alzheimer, de nombreuses années avant que les symptômes ne se déclarent. Nous n'avons toutefois qu'une connaissance très limitée de l'influence des facteurs génétiques sur la santé cognitive et émotionnelle.

Bien que la maladie d'Alzheimer soit considérée comme multifactorielle (c'est-à-dire attribuable à plusieurs causes) dans 95 % des cas, la mutation de trois gènes (protéine précurseur de l'amyloïde, préséniline 1 et préséniline 2) déclenche presque toujours la MA à moins de 65 ans. Dans ces cas particuliers, la MA est due à un modèle héréditaire dominant et se transmet

---

7. http://www4.hrsdc.gc.ca/.3ndic.1t.4r@-fra.jsp?iid=33

de génération en génération. Bien que rares, ces mutations sont à l'origine de nombreux cas d'Alzheimer observés dans les groupes plus jeunes (de 35 à 60 ans). En 2002, la chaîne PBS a diffusé un documentaire émouvant de Dale Shenk, *The Forgetting*, qui traitait de cette forme de MA.

Un test sanguin commercialisé permet actuellement de dépister certaines formes de MA transmises génétiquement. Malheureusement, ce test peut uniquement déterminer s'il existe un risque d'hériter de la MA ; il ne permet pas d'empêcher que le gène muté se transmette aux générations suivantes. Certains tests permettent également de dépister les gènes préséniline, mais ils ne sont pas commercialisés.

ÉTUDE DE CAS

Une histoire familiale

Il y a quelques années, un homme de 45 ans prénommé John s'est présenté à mon cabinet. Mon évaluation indiquait clairement qu'il était en train d'être gagné par la maladie d'Alzheimer. Il venait d'abandonner son emploi parce qu'il ne pouvait plus exécuter les tâches que nécessitait son travail et ses difficultés remontaient, semblait-il, à l'âge de 38 ou 39 ans. Ce qui confirmait mes craintes, c'était que son frère, âgé de 42 ans, avait reçu un diagnostic de MA et que sa mère, décédée dans la soixantaine, avait souffert de pertes de mémoire. Son cas attirait mon attention compte tenu de son jeune âge et de ses antécédents familiaux. J'ai pris contact avec le médecin de son frère, j'ai fait faire le test de préséniline, puis j'ai confirmé mon diagnostic par un examen TEP (voir chapitre 19). Le plus triste, c'est que mon patient avait trois enfants. Je l'ai dirigé vers un conseiller en génétique. John réside aujourd'hui dans un établissement spécialisé.

Le gène de l'apolipoprotéine E (apo E) est associé à un plus grand risque de MA d'apparition tardive, qu'elle soit de type familial ou de type sporadique. La présence du gène de l'apo E n'est ni nécessaire ni suffisante pour déclencher la maladie, de sorte qu'il faut voir ce gène plus comme un facteur de risque ou de prédisposition génétique que comme une cause directe de la maladie. Nous y reviendrons de manière plus détaillée dans ce chapitre.

Les antécédents familiaux

On me demande souvent d'expliquer dans quelle mesure une personne peut avoir la maladie d'Alzheimer quand un des membres de sa famille en est atteint. Les proches de patients souffrant de la MA s'interrogent de plus en plus sur leur risque d'hériter de la maladie ou de la transmettre à leur descendance. Dans certains cas, les frères, sœurs, fils ou filles de personnes atteintes ne se posent pas cette question et jugent improbable de contracter à leur tour la maladie. Dans d'autres cas, plus nombreux, les proches de personnes touchées par la maladie sont extrêmement préoccupés par les risques d'en être atteints eux-mêmes et cherchent à mieux comprendre ceux-ci.

Ces proches ont sans doute de bonnes raisons d'être inquiets, vu que les parents de premier degré d'une personne souffrant de démence (mère, père, sœur ou frère) pourraient courir six fois plus de risques d'en être atteints eux-mêmes que les personnes âgées dotées de fonctions cognitives normales qui n'ont pas d'antécédents familiaux reliés à la MA. L'étude Mirage, une étude multicentrique de l'Université de Boston, dirigée par mon collègue le docteur Lindsay Farrer et dont le SHRI est site participant, s'est penchée sur les facteurs de risque génétiques susceptibles d'avoir une incidence sur la maladie d'Alzheimer. L'étude montre que les risques cumulatifs de contracter la maladie d'Alzheimer sont deux fois plus élevés chez les proches de premier degré. Les frères et sœurs de personnes souffrant de la MA courent de deux à quatre fois plus de risques d'être atteints de démence, en plus des risques reliés à l'âge qui touchent la population générale.

D'autres chercheurs de Washington (D.C.) et de New York ont montré que les parents de premier degré des personnes atteintes de la MA courent trois fois plus de risques de contracter la maladie. D'autres facteurs non reliés à la génétique, comme une blessure à la tête ou un faible degré de scolarité, ont également été associés à un plus grand risque de MA, mais aucun ne revient avec plus de constance que les antécédents familiaux.

Le sexe féminin

Bien que la maladie d'Alzheimer ne choisisse pas ses victimes, nous savons que les femmes sont plus exposées au risque de contracter la maladie d'Alzheimer. Dans le segment des personnes âgées de plus de 65 ans, la MA frappe deux à trois fois plus les femmes que les hommes. En gros, le rapport est de 60 femmes atteintes pour 40 hommes atteints. Cet écart est peut-être dû à la différence de survie, les hommes ayant une espérance de vie de trois à cinq fois plus courte que les femmes. Il se peut aussi qu'il soit dû à une baisse du taux d'œstrogène. Nous y reviendrons au chapitre 10.

La prévalence de la MA chez les femmes revient dans toutes les études. Devant cette donnée, les chercheurs s'intéressent de plus en plus à la production d'œstrogène dans son rapport avec la MA. Une étude réalisée auprès de 1 500 résidentes de Stockholm a montré que l'incidence de la MA augmente avec l'âge, mais uniquement chez les femmes âgées de plus de 79 ans. L'étude montrait que le seul fait d'être une femme triplait le risque relatif d'être atteint de la MA. Les résultats préliminaires de l'étude laissent penser qu'une ménopause précoce peut également constituer un facteur de risque. Des conclusions analogues émanent d'autres études épidémiologiques réalisées en Grande-Bretagne et aux Pays-Bas. De plus, les femmes qui ont eu un ou plusieurs infarctus du myocarde sont cinq fois plus susceptibles de contracter la maladie que celles qui n'en ont pas eu.

La question est donc de savoir pourquoi les femmes sont plus exposées à la maladie d'Alzheimer que les hommes. Parmi les explications qu'on pourrait avancer, figure le fait que l'œstrogène est moins présent dans le cerveau des femmes atteintes de la MA. Dans le cadre d'une étude conjointe du Sun Health Research Institute et de l'Université de Chicago, on a analysé le cerveau de patientes décédées des suites de la MA et constaté qu'il contenait beaucoup moins d'œstrogène que le cerveau de femmes du même âge non atteintes par la maladie. Cette perte d'œstrogène peut expliquer pourquoi la prévalence de la maladie est plus forte chez les femmes que chez les hommes. Des expériences réalisées sur des animaux montrent que la déficience en œstrogène accélère la production et l'accumulation d'amyloïde. De fait, la raréfaction de l'œstrogène entraîne un déclin de la mémoire propositionnelle et de la coordination motrice, déclin qu'on peut contrer au moyen d'une œstrogénothérapie. Ce point est traité de manière plus détaillée au chapitre 10.

Cette hypothèse n'est toutefois pas vérifiée quand on analyse l'œstrogène dans le sang, ce qui laisse croire que le phénomène ne s'applique qu'à l'œstrogène présent dans le cerveau. L'œstrogène sérique (sanguin) est en effet aussi bas chez les femmes âgées atteintes que chez les femmes âgées non atteintes. Comme le note ma collègue, la docteure Rena Li, la carence en œstrogène dans le cerveau est plus caractéristique de la maladie d'Alzheimer que la carence en œstrogène dans le sang.

La baisse d'œstrogène pourrait également être reliée aux changements qui se produisent dans le cerveau des personnes atteintes. On a observé que les plaques et les écheveaux (décrits au chapitre 2) étaient beaucoup plus associés à la MA chez les femmes que chez les hommes. Une étude ayant pour sujets des religieuses et des prêtres a révélé que, comparativement aux hommes, plus les plaques et les écheveaux étaient nombreux dans le cerveau des femmes, plus les probabilités d'un diagnostic clinique de MA étaient élevées. Ces données viennent corroborer les arguments selon lesquels les femmes sont plus vulnérables que les hommes à la maladie d'Alzheimer.

Les tests sanguins

On peut dépister en partie les risques de contracter la maladie d'Alzheimer au moyen de tests sanguins. Certains tests de routine peuvent dévoiler des risques particuliers, d'autres nécessitent une investigation plus poussée. Les résultats de ces tests varient, certains évaluant les facteurs particuliers qui prédisposent à la MA, d'autres révélant la présence d'anomalies physiologiques pouvant ou non représenter un risque de MA.

L'homocystéine

Un des marqueurs que vous devriez connaître est une protéine sanguine appelée *homocystéine*. L'homocystéine est détectée au moyen d'un simple test sanguin que tout médecin peut prescrire. Un taux élevé d'homocystéine dans le sang traduit une carence en acide folique (dérivé de la vitamine B) et accroît très vraisemblablement les risques de maladie d'Alzheimer, de démence vasculaire, de maladie cardiaque et d'AVC.

Les neurologues et les cardiologues, qui sont depuis longtemps au fait du lien bien établi entre les taux élevés d'homocystéine (qu'on appelle *hyperhomocystéinémie*) et les événements cardiovasculaires et ischémiques (afflux insuffisant d'oxygène et de nutriments vers le cerveau), font régulièrement vérifier les taux d'homocystéine de leurs patients. On sait depuis longtemps que les taux élevés d'homocystéine constituent un facteur de risque important d'AVC. Depuis quelques années, plusieurs études générales prospectives incitent les scientifiques à croire qu'ils ont aussi un lien avec les risques de MA.

Le lien entre hyperhomocystéinémie et maladie d'Alzheimer a été observé pour la première fois dans le cadre de la célèbre étude de Framingham. Entamé il y a 30 ans, ce projet de longue haleine vise à enquêter sur les risques de plusieurs maladies, dont les maladies cardiaques, chez les résidents de Framingham, au Massachusetts, au moyen d'examens médicaux réguliers. Une étude générale réalisée par des chercheurs italiens montre que des taux élevés d'homocystéine dans le plasma et la carence en acides foliques qui s'ensuit doublent les risques d'être atteint de démence.

D'autres études, récemment publiées, révèlent qu'en plus d'accroître les risques de MA, l'hyperhomocystéinémie se trouve aussi associée à des déclins plus légers de la fonction cognitive et de la mémoire. Des scientifiques de la Baltimore Memory Study ont fait état d'un lien étroit et constant entre le taux d'homocystéine et les résultats obtenus à des tests de mémoire et d'autres tests cognitifs. D'après leurs observations, les résultats aux huit volets des tests de mémoire étaient plus faibles chez les personnes qui avaient un taux d'homocystéine élevé que chez celles qui avaient un taux d'homocystéine normal. Dans le segment des sujets qui affichaient un taux d'homocystéine élevé, le quartile (tranche de 25 %) de personnes qui avaient les taux d'homocystéine les plus élevés étaient deux fois plus susceptible de se retrouver dans le quartile des personnes qui avaient obtenu les résultats les plus faibles aux tests cognitifs. Plus intéressant encore, l'écart entre ces deux quartiles retardait de quatre ans les risques de démence chez les personnes qui ne souffraient pas d'hyperhomocystéinémie. La différence est de taille. Ces données peuvent nous aider à réduire les risques de MA, dans la mesure où nous pouvons faire quelque chose *contre* l'hyperhomocystéinémie.

Cela dit, qu'est-ce qu'est plus précisément l'homocystéine et quel est son lien avec la maladie d'Alzheimer? L'homocystéine est un acide aminé contenant du sulfhydryle, un des éléments constitutifs d'une protéine produite naturellement par l'organisme. L'homocystéine est un sous-produit d'un acide aminé essentiel appelé méthionine, qui renferme une abondante quantité de protéines. La transformation de la méthionine en homocystéine joue un rôle primordial dans le bon fonctionnement d'une série de biomolécules dont l'ADN, les neurotransmetteurs, les phospholipides et les protéines.

L'homocystéine a un effet toxique sur les neurones parce qu'elle favorise la production des radicaux libres et stimule l'activité glutamatergique. Une quantité trop élevée d'homocystéine dans le sang bloque la réparation de l'ADN et rend ses brins vulnérables aux effets toxiques de l'amyloïde (voir chapitre 1).

Chez les souris génétiquement modifiées pour développer la maladie d'Alzheimer, la carence en acide folique accroît les dommages que subit l'ADN et favorise l'accumulation d'amyloïde. Dans ces modèles, un taux élevé d'homocystéine conjugué à une carence en acide folique bloque la réparation de l'ADN dans les neurones responsables de la mémoire (neurones dites hippocampiques). Ces neurones sont sensibles à la toxicité de l'amyloïde (voir chapitre 2).

Les concentrations sanguines d'homocystéine sont très variables, mais ses concentrations cellulaires se limitent à une plage relativement restreinte. Une trop grande augmentation des concentrations au-delà de cette plage fait grimper les risques de crise cardiaque et d'AVC[8]. J'ai ainsi connu un jeune homme de 24 ans qui avait subi un grave AVC dû à une hyperhomocystéinémie.

Les chercheurs s'intéressent vivement au rôle que joue le taux d'homocystéine plasmatique dans les AVC et les maladies cardiaques parce que cette cause est réversible. La hausse des concentrations d'homocystéine peut avoir diverses causes: mutations génétiques, vieillissement, carences en vitamines, maladies et habitudes de vie, telles que la consommation excessive d'alcool et de café, le tabagisme et le manque d'activité physique. Certaines maladies responsables de carences en vitamines peuvent également accroître les taux d'homocystéine. Parmi ces maladies, signalons l'anémie pernicieuse (diminution du nombre de globules rouges), une insuffisance rénale ou des maladies rénales graves, une trop faible sécrétion d'hormones thyroïdiennes, ou hypothyroïdie (décrite plus en détail dans la section suivante), le diabète, le psoriasis et le cancer. Des médicaments comme les antilipidiques (contre le cholestérol), les antiarthritiques (contre l'arthrite), les anticonvulsivants (contre l'épilepsie), les hormones sexuelles et de nombreux produits chimiques peuvent également faire grimper le taux d'homocystéine.

Voici ce que vous devez savoir sur votre taux d'homocystéine qui est obtenu au moyen d'un test sanguin simple:

• taux modéré: de 4 à 12 micromoles/l;
• taux modéré: de 13 à 20 micromoles/l;
• taux élevé: plus de 200 micromoles/l.

La fonction thyroïdienne

La production insuffisante d'hormones thyroïdiennes (ou hypothyroïdie) est une cause bien connue de perte de mémoire et de démence. Le mauvais fonctionnement de la glande thyroïde ou l'hypothyroïdie avancée se caractérisent par une forte concentration sanguine de thyréostimuline ou TSH (hormone produite par le cerveau qui stimule la production des hormones

---

8. www.masantenaturelle.com/chroniques/question/question_homocysteine.php

thyroïdiennes) et une moindre concentration sanguine des hormones thyroxine (T3) et triiodothyronine (T4). L'hypothyroïdie, qui se caractérise par la difficulté de la glande thyroïde à évacuer l'iode de l'organisme, survient chez certains patients âgés. (Une source indique que l'hypo peut être due à un excès d'iode.[9])

L'hypothyroïdie est parfois responsable d'une démence distincte de la maladie d'Alzheimer. Cette démence est souvent associée à des changements de l'activité mentale, tels que la dépression, les difficultés de concentration et les problèmes d'attention. Les autres symptômes de l'hypothyroïdie sont la frilosité, la constipation, une peau pâle et sèche, un visage bouffi, une voix rauque, un gain de poids inexpliqué, des crampes et des douleurs musculaires, des articulations douloureuses, rigides ou enflées, une baisse du tonus musculaire, la fatigue et la léthargie. L'hypothyroïdie a également été mise en cause dans le développement de la maladie d'Alzheimer.

Le fonctionnement de la glande thyroïde est assez facile à surveiller du fait que la mesure systématique des concentrations de T3, T4 et TSH est devenue pratique courante en médecine. Si vous l'ignorez, demandez à votre médecin de vous dire à quand remonte votre dernier examen de la glande thyroïde.

Voici ce qu'il faut savoir sur les concentrations d'hormones thyroïdiennes dans votre sang, qui sont obtenues au moyen d'un test sanguin simple :

• taux normaux de TSH : de 0,4 à 4,0 mIU/l ;
• taux normaux de T4 : de 4,5 à 11,2 mcg/dl ;
• taux normaux de T3 : de 0,1 à 0,2 mcg/dl.

Le diabète

Le diabète, surtout de type 2, est un facteur de risque considérable de MA. Les chercheurs pensent que la résistance à l'insuline qui caractérise le diabète de type 2 précipite les signes pathologiques de la maladie d'Alzheimer en déclenchant des réactions inflammatoires dans le cerveau. De récentes études indiquent toutefois qu'une classe de médicaments contre le diabète, les

---

9. www.passeportsante.net/fr/Maux/Problemes/Fiche.aspx?doc=hypothyroidie_pm

thiazolidinediones, exerce une puissante action protectrice contre la démence. Le diabète est par ailleurs une maladie facile à gérer quand il est dépisté. Dans le cadre de votre évaluation des risques de MA, demandez à votre médecin de faire vérifier votre taux d'insuline, votre taux de glycémie et votre taux d'hémoglobine A1c, qui sont tous indicateurs de diabète. Je reviendrai plus en détail sur les liens entre diabète et maladie d'Alzheimer dans le prochain chapitre.

Voici ce que vous devez savoir sur les tests du diabète qui se composent de tests sanguins et d'un test de tolérance au glucose :

- le taux de glycémie sanguin normal est de 3,6 à 5,5 mmol/l (70 à 100 mg/dl). Le test de glycémie doit être pratiqué à jeun (12 heures sans manger) ;
- le test de tolérance au glucose consiste à boire un liquide sucré, puis à subir un prélèvement sanguin toutes les heures pendant trois heures ;
- le test HbA1c vise à mesurer votre taux d'hémoglobine glycosylée dans le sang. Le taux normal est de moins de 5 %. On considère comme modéré un taux de 5 % à 7 % et comme élevé un taux de plus de 7 % ;
- le dernier test consiste à mesurer le taux d'insuline à jeun. Le taux normal est de moins de 25 microU/ml. (Explication : micro-unités par ml de plasma)

Le génotypage de l'apolipoprotéine E

Grâce aux récentes avancées de la recherche génétique dans le domaine de la maladie d'Alzheimer, nous pouvons désormais tester la susceptibilité génétique d'individus asymptomatiques à la maladie. Le génotypage de l'apolipoprotéine E, qu'on obtient au moyen d'un prélèvement sanguin, met en évidence les facteurs de risque les plus importants. Le test vise à déterminer quelles formes (ou allèles) de l'apolipoprotéine E se retrouvent dans le sang d'un individu. On distingue les allèles e2, e3 et e4.

Les apolipoprotéines sont des protéines qui transportent dans le sang les lipides et le cholestérol en provenance et à destination du foie. Les apolipoprotéines, qui revêtent de nombreuses formes, proviennent des gènes que nous transmettent nos parents biologiques.

Au Québec, le génotypage de l'apolipoprotéine E n'est pratiqué que dans certains laboratoires, comme Biron Laboratoire médical. Le test coûte un peu plus de 200 $. D'ordinaire, il n'est pas couvert par le régime d'assurance-maladie, mais par les régimes d'assurance privés, selon la police que vous avez choisie.

Les recherches indiquent que le génotype e2, qui est assez rare, procure une certaine forme de protection contre la MA. Le génotype e3, plus courant, ne joue aucun rôle dans la MA. Le génotype e4, en revanche, est présent chez la moitié des personnes atteintes et un cinquième des personnes non atteintes.

L'apo E est un type sanguin au même titre que le sont les groupes A, B et O. Comme tous les groupes sanguins, l'apolipoprotéine E est composée d'une copie du gène de la mère et d'une copie du gène du père. Les recherches indiquent que les individus qui possèdent deux copies de l'allèle e4 courent 13 fois plus de risques de contracter la maladie d'Alzheimer que la moyenne des individus. S'il n'y a qu'une copie de l'allèle e4, le risque est de trois à quatre fois plus élevé. Ces données sont reproduites sous forme graphique à la page 96. Les barres situées à droite représentent le risque de contracter la maladie d'Alzheimer en présence de l'allèle e4.

La détermination du génotype de l'apolipoprotéine E est donc un puissant moyen de dépister les individus exposés à la maladie d'Alzheimer. C'est à la fois une bonne et une mauvaise nouvelle, car que peut-on faire quand on se sait porteur de ce type sanguin?

Le docteur Robert Green, professeur à l'école de médecine de l'Université de Boston, s'emploie à le découvrir. Le Dr Green dirige le projet REVEAL (Risk Evaluation and Education for Alzheimer – Sensibilisation et évaluation des risques reliés à la maladie d'Alzheimer), premier essai clinique comparatif randomisé visant à étudier l'impact de l'évaluation des risques de MA à partir de l'information fournie sur le génotype apo E.

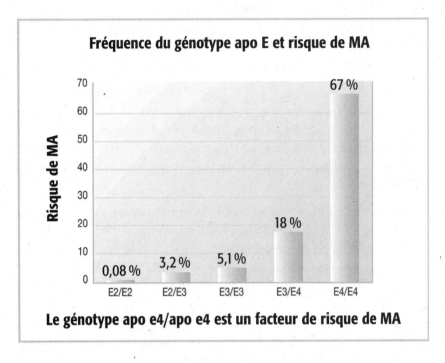

Aux fins de cette étude, les chercheurs ont demandé à des personnes à risque si elles voulaient être testées et informées de leurs risques génétiques de développer la MA. Les participants étaient les enfants adultes de personnes qui avaient reçu un diagnostic de MA ou dont l'autopsie confirmait qu'elles étaient atteintes de MA. Cette partie de l'étude visait à déterminer quelles personnes voulaient obtenir cette information, et pourquoi. Jusqu'à présent, les personnes les plus intéressées par cette information sont âgées de moins de 60 ans, possèdent un bon niveau d'études et sont de sexe féminin. Les principales raisons que donnent les participants sont les suivantes:

- contribuer à l'avancée des recherches (93,9 %);
- prendre des dispositions personnelles (87,4 %);
- aider les chercheurs à mettre sur pied un traitement efficace (86,8 %).

Toutefois, la principale raison qui motive les participants à passer ce test sanguin est le désir de préparer leurs proches en cas de survenue de la maladie. Les participants ont d'ailleurs mentionné trois fois plus cette raison que les autres. Les premiers résultats de l'étude REVEAL laissent penser que les personnes à risque manifestent un vif intérêt pour les tests de susceptibilité génétique, même en l'absence de véritables traitements.

ÉTUDE DE CAS

Le dépistage de la maladie d'Alzheimer au moyen d'un test sanguin

Brian, un enseignant retraité dans la soixantaine, a décidé de me consulter il y a quelques années parce qu'il craignait d'être prédisposé à la maladie d'Alzheimer. Sa mère, toujours vivante, en était atteinte. Il voulait savoir quels étaient ses risques de contracter la maladie d'Alzheimer et se disait prêt à passer le test sanguin qui lui permettrait d'en avoir le cœur net.

Je lui ai rapporté les faits : du fait que sa mère avait reçu un diagnostic de MA, ses risques d'en être atteint à son tour étaient de deux à trois fois plus élevés qu'un autre individu. Il m'a demandé si le génotypage de l'apo E pouvait l'aider à évaluer ses risques. Je lui ai rappelé que les médecins ne prescrivaient pas systématiquement ce test pour dépister les personnes asymptomatiques et que le dépistage de routine lui-même était déconseillé tant par l'American Medical Association que par l'American Academy of Neurology. Brian a décidé malgré tout de passer le test. Le résultat : 4/4, c'est-à-dire deux copies de l'allèle e4. Les risques étaient donc très considérables : ils étaient trois fois plus élevés que le risque normal de développer la maladie. Brian a accepté le verdict avec sérénité et y a puisé la motivation nécessaire pour adopter les habitudes de vie saines que je préconise dans ce livre. Il a entrepris une thérapie préventive dynamique il y a quatre ans et ne présente encore aucun symptôme de la maladie d'Alzheimer.

Que faut-il en déduire si vous avez une copie de l'allèle e4 ? Est-ce à dire que vous contracterez obligatoirement la maladie d'Alzheimer ? Pas nécessairement. La présence de ce gène n'indique pas que le porteur développera la maladie ; elle indique simplement qu'elle a plus de risques de la développer. Il arrive que des personnes porteuses du gène e4 décèdent sans jamais avoir manifesté le moindre signe de la maladie. À l'inverse, de nombreuses personnes (soit environ la moitié des patients) contractent la maladie sans avoir une copie de l'allèle e4. Si vous ne souffrez pas de perte de mémoire (ou, en d'autres mots, si vous êtes asymptomatique), vous ne devriez pas passer ce test, parce que les compagnies d'assurance pourraient ensuite refuser de vous assurer. Pour contourner le problème, vous pourriez demander à vos parents de se faire tester (surtout si l'un d'eux est atteint de la MA), ce qui vous permettra de déterminer indirectement vos risques. Si vous présentez des symptômes de MA, je vous recommande de passer ce test, mais uniquement sous la supervision d'une personne expérimentée qui pourra vous conseiller convenablement.

Sachez toutefois que si vous avez des pertes de mémoire et que vous êtes porteur de l'allèle e4, les risques que les pertes de mémoire soient reliées à la MA sont exceptionnellement élevés. Mon collègue Norman Relkin, neurologue au Weill Cornell Medical College de New York, estime qu'ils varient de 94 % à 97 %. Par ailleurs, nous savons que les personnes qui souffrent d'un trouble cognitif léger (TCL) pré-alzheimérien sont beaucoup plus susceptibles de contracter la MA si elles sont porteuses du gène e4. Parmi les personnes souffrant d'un TCL, 50 % des porteurs du gène e4 développeront la maladie d'Alzheimer en 3 ans, alors que seuls 20 % des non-porteurs la développeront. Ce qui est intéressant, c'est que, chez les patients souffrant d'un TCL, ceux qui sont porteurs du gène semblent mieux réagir aux médicaments contre les troubles de mémoire comme le donépézil (Aricept®) que ceux qui n'en sont pas porteurs.

De nombreuses études mettent en évidence le lien entre la plus grande fréquence de l'allèle e4 et la détérioration de la fonction cognitive. Mon collègue Richard Caselli, neurologue à la clinique Mayo de Scottsdale, a observé que les troubles de la mémoire normalement reliés au vieillissement survenaient précocement (de 49 à 69 ans) chez des sujets qui avaient une double copie du gène apo e4. Dans une autre étude, des chercheurs ont noté que les changements métaboliques qui se produisent dans le cerveau des personnes atteintes de MA avaient été décelés chez des porteurs encore plus jeunes (de 20 à 40 ans) au moyen de tomographies par émission de positons (TEP). Les TEP sont décrites de manière plus détaillée au chapitre 19. Selon une étude coréenne, toutefois, il n'y aurait aucun lien entre la présence ou l'absence de l'allèle e4 et les résultats obtenus aux tests neuropsychologiques. Dans une autre étude (Étude sur les ordres religieux de Chicago), les chercheurs ont noté une forte association entre l'existence de l'allèle e4 et la détérioration de la fonction cognitive immédiatement avant le décès. Enfin, l'étude MacArthur (étude longitudinale sur le vieillissement menée durant 7 ans auprès de 1 000 personnes) indique que la présence de l'allèle e4 double le risque de déclin cognitif. Toutes ces études montrent que la présence de l'allèle e4 augmente le risque de MA et qu'elle peut aussi amoindrir la fonction cognitive avant que la maladie ne se déclare.

Dans quelle mesure l'allèle e4 est-il lié à un TCL ? Les résultats des études sont quelque peu variables, mais on peut estimer qu'environ 30 % à 50 % de sujets atteints de TCL ont aussi l'allèle e4 dans leurs gènes. N'oublions pas que 20 % des individus sans démence et jusqu'à la moitié des personnes atteintes de MA ont cet allèle.

Il est intéressant de noter que la fréquence de l'allèle e4 varie selon les populations et même selon les pays. En Grèce, la fréquence de l'allèle est d'à peine 8 %, alors qu'elle varie entre 26 % et 34 % en Suède, aux Pays-Bas et en Grande-Bretagne. Une telle hétérogénéité génétique parmi les différentes populations du globe pourrait expliquer en partie la variabilité des incidences de la MA dans le monde.

LES MYTHES ET RÉALITÉS CONCERNANT LE GÉNOTYPAGE DE L'APO E

MYTHES	RÉALITÉS
Si j'ai l'allèle e4, je ne pourrai pas échapper à la maladie d'Alzheimer.	**Faux.** La présence de l'allèle e4 ne fait qu'accroître les risques de contracter la maladie d'Alzheimer.
Si je n'ai pas l'allèle e4, je serai épargné par la maladie d'Alzheimer.	**Faux.** Jusqu'à 50 % des personnes atteintes de la maladie d'Alzheimer n'ont pas l'allèle e4.
La présence ou l'absence de l'allèle e4 est un facteur que je peux modifier.	**Faux.** Les données de l'apo E font partie du patrimoine génétique qui vous est transmis au moment de la conception.
Si aucun de mes parents n'a l'allèle e4, je ne peux pas en hériter à la naissance.	**Vrai.** Vous ne pouvez hériter de l'allèle e4 que si un de vos parents en est porteur. Si un de vos parents en a deux copies, il ou elle vous transmettra obligatoirement l'allèle e4. S'il n'en a qu'une copie, il y a 50 % de probabilités pour que vous en héritiez.

ÉTUDE DE CAS

• •

Le test génétique

Steve a décidé de me consulter à l'âge de 57 ans. Policier à la retraite, il avait fait une remarquable carrière de détective à Chicago avant de s'installer à Las Vegas. En quelques années, sa mémoire s'était mise à flancher et il éprouvait de sérieuses difficultés à venir à bout des projets qu'il entamait. Une série d'évaluations lui ont appris qu'il était atteint de la maladie d'Alzheimer. Le test génétique révélait qu'il avait deux copies de l'allèle e4. Comme beaucoup de patients qui présentent ce profil, la maladie d'Alzheimer a pris chez lui une forme particulièrement virulente. Il a essayé de combattre la maladie dans la plus grande dignité et avec tous les moyens que les nouveaux traitements mettaient à sa disposition, mais il a succombé, à l'âge encore jeune de 59 ans. Sa mort a été accueillie avec un immense chagrin par les personnes qui le connaissaient.

L'analyse des lipides et du cholestérol

Un taux de cholestérol élevé constitue également un facteur de risque de MA. Quand un individu passe de l'état cognitif normal au trouble cognitif léger qui précède la maladie d'Alzheimer, son taux de cholestérol augmente. Fort heureusement, de nombreux médecins surveillent le taux de cholestérol de leurs patients pour prévenir les maladies cardiaques. Il y a donc fort à parier que vous ayez déjà passé un test sanguin pour déterminer vos taux de cholestérol. La stratégie de base consiste à faire baisser votre LDL, votre taux de cholestérol total (CT) et votre taux de triglycérides tout en augmentant votre HDL. On peut également essayer d'améliorer le ratio CT/HDL, car plus ce ratio est élevé, plus les risques de crise cardiaque augmentent.

Le National Cholesterol Educational Panel (NCEP) établit les taux de cholestérol normaux que doivent viser les individus en fonction de leurs risques de maladies cardiaques, de leurs antécédents familiaux et de leur taux de diabète. L'organisme n'a pas encore émis de recommandations pour les personnes atteintes de la maladie d'Alzheimer, mais on peut facilement appliquer les mêmes directives à une stratégie de prévention de la MA. L'analyse des lipides (ou bilan lipidique) comprend plusieurs volets :

- HDL (lipoprotéine de haute densité ou « bon » cholestérol) ;
- LDL (lipoprotéine de basse densité ou « mauvais » cholestérol) ;
- VLDL (lipoprotéine de très basse densité ou « très mauvais » cholestérol) ;
- cholestérol total (HDL + LDL + VLDL = CT) ;
- ratio de cholestérol (cholestérol total/HDL) ;
- triglycérides (gras ou lipides).

Quel est le taux normal de cholestérol total ?

Le taux de cholestérol idéal devrait être inférieur à 5,2 mmol/l (199 mg/dl). On considère comme « taux limite » un taux de 5,2 à 6 mmol/l (200 à 239 mg/dl) et comme un taux à haut risque celui qui est supérieur à 6 mmol/l (240 mg/dl).

Quel est le taux normal de LDL ?

Le taux optimal de LDL est de 2,5 mmol/l (100 mg/dl). De 2,5 à 3,5 mmol/l (100 à 129 mg/dl), le taux est dit apparenté ou supérieur au taux optimal. La limite supérieure est de 3,5 à 4 mmol/l (130 à 159 mg/dl). Le taux de LDL est considéré comme très élevé quand il dépasse 5 mmol/l (189 mg/dl).

Quel est le taux normal de triglycérides ?

Le taux normal est de 1,7 mmol/l (150 mg/dl). La limite supérieure est fixée à 1,7 à 2,2 mmol/l (150 à 199 mg/dl). Un taux de 2,3 à 5,6 mmol/l (200 à 499 mg/dl) est considéré comme élevé et un taux de plus de 5,6 mmol/l (499 mg/dl) comme très élevé.

Quel est le ratio de cholestérol normal ?

Plus il est bas, mieux c'est. Le taux optimal est de moins de 3,5 pour les hommes et de moins de 3,3 pour les femmes. Le ratio moyen est de 5,0 pour les hommes et de 4,4 pour les femmes. Au-delà de 5,0 pour les hommes et de 4,5 pour les femmes, les risques sont accrus. Les analyses de cholestérol doivent être faites à jeun. Demandez à votre médecin si ces taux s'appliquent à votre cas.

Mon collègue Larry Sparks, du Sun Health Research Institute, a consacré la majeure partie de sa carrière à analyser les liens entre cholestérol et maladie d'Alzheimer. Il s'est notamment employé à mettre en parallèle les taux élevés de cholestérol et les fonctions du cerveau. À partir d'échantillons sanguins d'individus inscrits à notre programme de don de corps et de cerveau, il a observé les taux de cholestérol et l'apparence de l'amyloïde dans les tissus cérébraux de patients qui, à leur décès, avaient soit une activité cognitive normale, soit un trouble cognitif léger, soit la maladie d'Alzheimer.

Ce que le docteur Sparks a découvert, c'est que le taux de cholestérol augmente progressivement à mesure que l'individu passe de l'état cognitif normal à la maladie d'Alzheimer, mais qu'il se stabilise ensuite dès que l'individu est atteint de la maladie. Cette observation laisse croire que le cholestérol intervient dans la cascade initiale de changements que la MA opère dans le cerveau et justifie l'idée qu'il faut réduire le cholestérol dans tout plan de prévention de la MA. Nous reviendrons plus en détail sur ce point au chapitre 13.

DES RÉFLEXIONS ET DES RECOMMANDATIONS FINALES

- Il existe d'importants facteurs de risque de MA; certains sont modifiables, d'autres ne le sont pas.

- Parmi les facteurs non modifiables figurent l'âge, les antécédents familiaux, les influences génétiques et l'appartenance au sexe féminin.

- Les facteurs de risque modifiables comprennent l'hypertension, le cholestérol, les maladies cardiaques, l'obésité, les maladies cardiovasculaires, les traumatismes crâniens, la carence en vitamines, le diabète et un taux élevé d'homocystéine.

- Demandez à votre médecin de faire analyser vos fonctions thyroïdiennes.

- Demandez à votre médecin de faire analyser vos taux de vitamine B12 et d'acide folique.

- Demandez à votre médecin de faire vérifier régulièrement votre taux d'homocystéine.

- Demandez à votre médecin de faire analyser votre taux de diabète et votre résistance à l'insuline.

- Envisagez de passer le test de génotypage de l'apolipoprotéine E, si vous soupçonnez fortement que l'allèle e4 pourrait être en cause.

- Demandez à votre médecin de vous faire passer les analyses de cholestérol.

] 5 [

Le diabète

Les cas de diabète de type 2 connaissent une hausse fulgurante dans le monde. L'Organisation mondiale de la santé estime que 177 millions de personnes en sont atteintes dans le monde, et il est fort probable que ce chiffre grimpe à 300 millions en 2025. Au Canada, les choses ne vont pas mieux. En 2009, 6 % de la population canadienne était diabétique, comparativement à 4,6 % en 2003. Et sur 10 ans, « les chiffres ont presque doublé. Ils sont 2,7 millions à vivre avec cette maladie et ils seront 4,2 millions d'ici 2020. Des proportions épidémiques qui montrent que la situation a atteint un point de non-retour, conclut un rapport produit par Diabète Québec et l'Association canadienne du diabète [...] Au Québec, 560 000 personnes sont atteintes de diabète et 200 000 autres ignorent qu'elles en sont atteintes[10]. » Cette prolifération des cas de diabète s'explique en partie par l'augmentation des personnes ayant un excès de poids.

Soit, mais qu'est-ce que le diabète a à voir avec la maladie d'Alzheimer ? Les scientifiques sont en train de découvrir qu'il existe d'étroits rapports entre les deux maladies. De nombreuses études cliniques et épidémiologiques

---

10. www.passeportsante.net/fr/Actualites/Nouvelles/Fiche.aspx?doc=le-nombre-de-diabetiques-est-en-constante-progression-au-canada-20110405

montrent que la régulation anormale d'insuline et la résistance à l'insuline, qui sont toutes deux des signes précurseurs du diabète de type 2, augmentent les risques de contracter celui-ci.

Mais commençons par définir le diabète. Qui en est atteint? Comment augmente-t-il le risque de contracter la maladie d'Alzheimer?

Qu'est-ce que le diabète?

Le diabète résulte de l'incapacité de l'organisme soit à produire de l'insuline (hormone sécrétée par le pancréas), soit à utiliser correctement l'insuline qu'il produit. Disons, pour simplifier, que le diabète est généralement subdivisé en deux catégories: le diabète de type 1 et le diabète de type 2.

Le diabète de type 1 survient quand l'organisme ne produit pas assez d'insuline. En raison de cette insuffisance, l'organisme ne peut pas métaboliser le sucre dans le sang, de sorte que les cellules dépérissent par manque de sucre (substance essentielle à la production d'énergie). De manière générale, le diabète de type 1 apparaît durant l'enfance, l'adolescence ou le jeune âge adulte, et se traduit par des symptômes qui autorisent un diagnostic infaillible. Ce type de diabète est traité au moyen d'injections d'insuline, laquelle peut également être administrée par vaporisation nasale ou au moyen d'une pompe reliée à un cathéter sous-cutané. Les diabétiques de type 1 doivent surveiller tous les jours leur taux de sucre pour empêcher que celui-ci ne soit trop élevé ou trop bas (ce qui est dangereux, dans les deux cas). Le diabète de type 1 n'est pas associé au risque de contracter la maladie d'Alzheimer.

Dans le diabète de type 2, les cellules résistent au sucre qui afflue dans le sang, même si celui-ci contient suffisamment d'insuline. Le diabète de type 2, qui est le plus courant, est le principal suspect sur le plan des risques de démence et de maladie d'Alzheimer.

Le diabète est une maladie invalidante qui peut gravement attaquer les organes internes (surtout les reins), les yeux (surtout la rétine) et le système nerveux. C'est une des principales causes de maladies cardiaques, d'AVC et d'insuffisance rénale. Non soigné, le diabète peut entraîner des invalidités à long terme, parmi lesquelles la dépendance à un système de dialyse, l'amputation d'un membre et la cécité. Dans le cas de la neuropathie péri-phérique due au diabète, les nerfs des pieds sont atteints, ce qui entraîne une perte d'équilibre et une sensation persistante de brûlure aux pieds.

Le cerveau et l'insuline

D'un point de vue médical, il est tout à fait logique que le diabète et la fonction cognitive soient liés, puisque l'un fait varier le taux d'insuline dans l'organisme et que l'autre dépend de l'insuline secrétée par le cerveau. Le cerveau ne peut fonctionner sans un apport quasi constant de glucose (sucre sanguin). Or, l'insuline joue un rôle essentiel pour acheminer cette substance au cerveau et en régulariser la distribution. L'insuline a éga-lement pour fonction de régulariser une grande partie de l'activité des cellules nerveuses elles-mêmes et intervient de plus dans la transmission des signaux d'un neurone à l'autre. Du fait que l'insuline est constam-ment transportée du sang au cerveau, les niveaux d'insuline que contient l'organisme tendent à être proportionnels à ceux que contient le cerveau. Il s'ensuit que, quand la régulation de l'insuline et le métabolisme du glu-cose sont déréglés, la fonction cognitive en pâtit. Un taux élevé d'insu-line dans le sang (hyperinsulinémie) peut avoir des effets négatifs sur la mémoire et accroître du même coup les risques de contracter la maladie d'Alzheimer. Fait intéressant : nous pouvons mesurer les changements mé-taboliques reliés au métabolisme du glucose dans le sang au moyen d'une TEP (tomographie par émission de positons). Nous reviendrons sur cet examen au chapitre 19.

Ce que nous savons

Il y a encore 10 ans, les chercheurs soutenaient que le diabète de type 2 et la maladie d'Alzheimer s'excluaient l'un l'autre. Il était rare, selon eux, que ces deux maladies se côtoient chez un même individu. Quelques études réalisées auprès de petites populations concluaient que les sujets atteints de diabète de type 2 couraient un risque neutre ou faible de contracter la maladie d'Alzheimer. Des études plus récentes, faisant appel à d'autres cri-tères pour déterminer la présence de diabète et s'appuyant sur une analyse plus exhaustive des taux d'insuline dans le sang, montrent au contraire que les personnes atteintes de diabète de type 2 courent un risque accru de contracter la maladie d'Alzheimer. Selon ces études, une personne souffrant de diabète sucré court environ deux fois plus de risques de contracter la maladie d'Alzheimer qu'un non-diabétique, après vérification de variables comme l'âge, le niveau d'études, etc. Si elle est de sexe féminin ou qu'elle est porteuse du gène de l'apo E (apolipoprotéine E), le risque est encore plus élevé.

Des études épidémiologiques ont mis en évidence les liens entre risque de démence et déclin des fonctions cognitives, d'une part, et antécédents de diabète et résistance à l'insuline, d'autre part. Une étude indique que jusqu'à 43 % des cas de démence pourraient être attribuables au diabète sucré, à un AVC ou à une combinaison de ces deux facteurs. Une autre étude réalisée par l'institut Karolinska de Stockholm, en Suède, montre que les patients âgés de 75 ans et plus et ayant un taux de diabète limite (voir chapitre 4) courent 77 % plus de risques de contracter la maladie d'Alzheimer dans un délai de 9 ans qu'une personne ayant un taux de glycémie normale. Les auteurs de l'étude attribuent ce risque à un déficit de régulation de l'insuline. Une autre étude encore, du Kaiser Permanente Group of Northern California, permet d'établir une corrélation entre des taux élevés d'hémoglobine glycosylée (ou HbA1C – voir chapitre 4) et le risque de contracter la maladie d'Alzheimer. Les patients ayant un taux élevé de HbA1C (supérieur à 15 %) couraient 78 % plus de risques d'être atteints de la maladie d'Alzheimer ou de connaître un déclin des fonctions cognitives dans un délai de 10 ans. Ces risques chutaient à 16 % à 25 % chez les patients ayant un taux modéré de HbA1C.

Selon une autre recherche, les taux élevés d'insuline, comme ceux qu'on rencontre dans les cas de diabète de type 2, pourraient présenter un risque spécifique d'acquérir la maladie d'Alzheimer du fait que la régulation du métabolisme de l'amyloïde dans le cerveau et la régulation de l'insuline dépendent toutes deux de la même enzyme: l'enzyme de dégradation de l'insuline (IDE). Plus précisément, les taux élevés d'insuline provoqueraient une inflammation du système nerveux central, empêchant ainsi la décomposition normale de la bêta-amyloïde, cette protéine toxique qui, comme nous l'avons vu au chapitre 2, se dépose dans le cerveau des personnes atteintes de la maladie d'Alzheimer. En présence d'une résistance à l'insuline, l'enzyme IDE ne fonctionne pas comme elle le devrait, ce qui bloque la désintégration intégrale de la bêta-amyloïde.

Ce que nous découvrons

S'ils ont mis en évidence les rapports entre diabète et maladie d'Alzheimer, les chercheurs ne savent toujours pas ce qu'ils signifient. Jusqu'à quel point l'altération pathologique de la production d'insuline donne-t-elle lieu à un risque de contracter la maladie d'Alzheimer? Ou, si on préfère, la MA pourrait-elle être au fond une forme de diabète? C'est la question provocante qui ressort d'une étude que vient de publier le *Journal of Alzheimer's Disease*. L'étude montre que la production d'insuline diminue très tôt et très visiblement à mesure que progresse la maladie d'Alzheimer.

Ce qu'il y a de surprenant dans cette étude, c'est que, tout récemment encore, nous ne savions pas que le cerveau produisait de l'insuline. Nous pensions que seul le pancréas en produisait. Cela dit, les scientifiques ont également découvert que les personnes atteintes de la maladie d'Alzheimer produisaient moins d'insuline que les personnes qui ne souffraient pas de démence, et que cette tendance s'accentuait avec la progression de la maladie. L'insuline et la protéine qui lui est reliée, le facteur de croissance apparenté à l'insuline de type 1, ont pour propriété de se fixer sur les secteurs cellulaires, ce qui provoque une résistance à l'insuline semblable à celle que présente le diabète de type 2 et entraîne le dépérissement des cellules nerveuses.

Les chercheurs ne comprennent pas encore tout à fait le lien entre le diabète de type 2 et le risque de démence. Comme dans la maladie d'Alzheimer, les troubles et problèmes de santé que présentent les personnes atteintes de diabète de type 2 sont divers et multiples. Le défi que doivent relever les chercheurs est de démêler le magma de suppositions sur les symptômes, les prédispositions génétiques et les relations de cause à effet, ce qui permettra aux médecins de proposer des traitements adéquats à leurs patients atteints de la MA ou, mieux encore, mettre au point des programmes de prévention. De récentes études indiquent que l'insuffisance d'insuline et la résistance à l'insuline ont des effets complexes sur la mémoire et que ces effets dépendent très probablement d'une combinaison d'autres facteurs comme l'âge, les prédispositions génétiques, ainsi que le stade d'évolution du diabète ou de la démence.

Il reste que si les taux et l'apport d'insuline exercent sur la mémoire un rôle aussi important que celui que laissent entendre les données de recherche, les médicaments contre le diabète, les anti-inflammatoires et les changements d'habitudes alimentaires peuvent contribuer à ralentir le déclin des fonctions cognitives et, par conséquent, les risques de maladie d'Alzheimer.

Une récente étude montre qu'une classe de médicaments antidiabétiques appelés thiazolidinediones (soit la pioglitazone dans le cas d'Actos, la rosiglitazone dans le cas d'Avandia et le complexe rosiglitazone et metformine dans le cas d'Avandamet) pourrait jouer un rôle protecteur contre la maladie d'Alzheimer. Une étude faisant intervenir 142 328 personnes âgées suivant un traitement contre le diabète depuis plus de 6 ans a montré que les participants qui prenaient des thiazolidinediones couraient 19 % moins de risques de développer la maladie d'Alzheimer que ceux qui suivaient une insulinothérapie. La rosiglitazone et la pioglitazone font actuellement l'objet d'études cliniques poussées visant à déterminer leur efficacité comme traitement contre la maladie d'Alzheimer. Les résultats sont encourageants. La recherche sur la rosiglitazone se heurte toutefois à des considérations, par ailleurs vivement contestées, sur les complications cardiaques qu'elle pourrait entraîner.

D'autre part, les résultats d'un essai clinique multicentrique à long terme, le DCCT (Diabetes Control and Complications Trial), montrent qu'un traitement actif reposant sur un contrôle rigoureux de la glycémie (c'est-à-dire le maintien d'un faible taux de glucose dans le sang) aux premiers stades de l'évolution du diabète peut prévenir le déclin des facultés cognitives et également atténuer d'autres symptômes débilitants du diabète.

Le lien entre le diabète de type 2 et la maladie d'Alzheimer reste une piste thérapeutique centrale dans les milieux médicaux du monde entier.

Ce que vous pouvez faire

Nous ne savons pas encore si le diabète de type 2 est un responsable direct de la maladie d'Alzheimer ou s'il n'en est qu'un léger facteur aggravant. En revanche, nous possédons des données suffisamment claires pour affirmer ceci : en premier lieu, le diabète de type 2 est étroitement lié à l'apparition de la démence et le déclin des facultés cognitives, aussi bien chez les personnes âgées que chez les personnes d'âge moyen ; en deuxième lieu, ces liens sont assez distincts pour ne pas être confondus avec les effets de problèmes vasculaires comme les maladies cardiaques, l'hypertension et l'AVC.

En raison du grand nombre de problèmes et de risques pour la santé auxquels peut vous exposer le diabète de type 2, il est important de faire vérifier régulièrement votre taux d'insuline et de HbA1C. Comme le montrent les résultats de l'étude DCCT, le traitement contre le diabète n'accroît pas le déclin des fonctions cognitives. Si, d'autre part, vous avez déjà reçu un diagnostic de diabète, la prévention et la gestion de la maladie réduiront les risques d'hypertension, de maladie cardiaque et d'AVC, et peut-être même de MA.

DES **RECOMMANDATIONS FINALES**

DES RÉFLEXIONS ET

- Le diabète, et plus particulièrement le diabète de type 2, accroît le risque de contracter la maladie d'Alzheimer.

- La résistance à l'insuline, qui est une des principales caractéristiques du diabète de type 2, est présente dans le cerveau des personnes atteintes de la maladie d'Alzheimer.

- Demandez à votre médecin de vérifier votre taux de glycémie.

- Si vous souffrez de diabète, surveillez méticuleusement votre état de santé : votre taux de glycémie doit se situer entre 4 et 7 mmol/l (70 et 110 mg/dl) et votre taux d'hémoglobine glycosylée (HbA1c) doit être inférieur à 6,6 %.

- Les médicaments antidiabétiques sont parfois utilisés pour le traitement de la maladie d'Alzheimer.

- Si vous êtes diabétique, demandez à votre médecin d'étudier la possibilité de vous prescrire des thiazolidinediones. Appelés aussi glitazones, ces produits se trouvent dans le médicament Avandia sous forme de rosiglitazone et dans le médicament Actos sous forme de pioglitazone.

] 6 [

Le poids corporel et l'obésité

D'un point de vue médical, l'obésité correspond à un indice de masse corporelle (IMC) de 30 g ou plus par mètre carré. On calcule l'IMC en divisant le poids d'une personne par sa taille au carré. Un surpoids correspond à un IMC de 25 à 30 ; une obésité dite morbide (c'est-à-dire un excès de poids dangereux pour la santé) correspond à un IMC de plus de 40. L'obésité, qui sévit déjà gravement en Amérique du Nord, gagne de plus en plus d'autres pays du monde, où elle devient un problème de santé majeur.

Qu'il s'agisse de reportages alarmistes des médias ou de la présence croissante de produits minceur dans les magasins d'alimentation, tout, autour de nous, nous rappelle les dangers de l'obésité. Et pourtant, malgré la prise de conscience générale des ravages que peuvent causer la surconsommation d'aliments et l'omniprésence de la riche industrie des régimes amaigrissants (chiffre d'affaires de huit milliards de dollars) qui attire de plus en plus de consommateurs en quête du poids idéal, l'obésité ne cesse de gagner du terrain en Amérique du Nord. Le tour de taille des Nord-Américains augmente et les portions de leurs assiettes aussi. Au-delà de ses aspects esthétiques, l'obésité augmente le risque de multiples maladies et problèmes de santé, dont l'hypertension, le diabète de type 2, les maladies cardiaques et l'arthrite.

Cela dit, peut-on établir un lien entre l'obésité et la maladie d'Alzheimer ?

LE CALCUL DE L'INDICE DE MASSE CORPORELLE

Taille (mètres)

	55kg	60	63	65	68	70	73	75	78	80	83	85	88	90	93	95	98	100	103	105	108	110	113	115	120
2,10	12	14	14	15	15	16	16	17	18	18	19	19	20	20	21	22	22	23	23	24	24	25	26	26	27
2,08	13	14	15	15	16	16	17	17	18	19	19	20	20	21	21	22	23	23	24	24	25	26	26	27	28
2,05	13	14	15	15	16	17	17	18	18	19	20	20	21	21	22	23	23	24	24	25	26	26	27	27	29
2,03	13	15	15	16	16	17	18	18	19	20	20	21	21	22	23	23	24	24	25	26	26	27	27	28	29
2 m	14	15	16	16	17	18	18	19	19	20	21	21	22	23	23	24	24	25	26	26	27	28	28	29	30
1,98	14	15	16	17	17	18	19	19	20	21	21	22	22	23	24	24	25	26	26	27	28	28	29	29	31
1,95	14	16	16	17	18	18	19	20	20	21	22	22	23	24	24	25	26	26	27	28	28	29	30	30	32
1,93	15	16	17	18	18	19	20	20	21	22	22	23	24	24	25	26	26	27	28	28	29	30	30	31	32
1,90	15	17	17	18	19	19	20	21	21	22	23	24	24	25	26	26	27	28	28	29	30	30	31	32	33
1,88	16	17	18	18	19	20	21	21	22	23	23	24	25	26	26	27	28	28	29	30	31	31	32	33	34
1,85	16	18	18	19	20	20	21	22	23	23	24	25	26	26	27	28	28	29	30	31	31	32	33	34	35
1,83	17	18	19	20	20	21	22	23	23	24	25	26	26	27	28	29	29	30	31	32	32	33	34	35	36
1,80	17	19	19	20	21	22	22	23	24	25	25	26	27	28	29	29	30	31	32	32	33	34	35	36	37
1,78	17	19	20	21	21	22	23	24	25	25	26	27	28	29	29	30	31	32	33	33	34	35	36	37	38
1,75	18	20	20	21	22	23	24	24	25	26	27	28	29	29	30	31	32	33	33	34	35	36	37	38	39
1,73	18	20	21	22	23	24	24	25	26	27	28	29	29	30	31	32	33	34	34	35	36	37	38	39	40
1,70	19	21	22	22	23	24	25	26	27	28	29	29	30	31	32	33	34	35	35	36	37	38	39	40	42
1,68	20	21	22	23	24	25	26	27	28	29	29	30	31	32	33	34	35	36	37	37	38	39	40	41	43
1,65	20	22	23	24	25	26	27	27	28	29	30	31	32	33	34	35	36	37	38	39	39	40	41	42	44
1,63	21	23	24	25	26	27	27	28	29	30	31	32	33	34	35	36	37	38	39	40	41	42	43	44	45
1,60	21	23	24	25	26	27	28	29	30	31	32	33	34	35	36	37	38	39	40	41	42	43	44	45	47
1,58	22	24	25	26	27	28	29	30	31	32	33	34	35	36	37	38	39	40	41	42	43	44	45	46	48
1,55	23	25	26	27	28	29	30	31	32	33	34	35	36	37	39	40	41	42	43	44	45	46	47	48	50
1,53	24	26	27	28	29	30	31	32	33	34	35	36	37	39	40	41	42	43	44	45	46	47	48	49	52
1,50	24	27	28	29	30	31	32	33	34	36	37	38	39	40	41	42	43	44	46	47	48	49	50	51	53

Poids (kilos)

L'indice de masse corporelle (IMC) est un moyen assez précis de savoir si vous possédez ou non un poids convenable. Pour déterminer votre IMC, repérez votre taille et votre poids, puis remontez à la première rangée pour trouver le chiffre correspondant. Si votre IMC est supérieur à 25, vous avez un surpoids ; s'il est supérieur à 30, vous êtes obèse.

Le lien entre l'obésité et la maladie d'Alzheimer

De nouvelles données indiquent que l'obésité pourrait jouer un rôle important dans le déclin des fonctions cognitives et la démence, y compris l'apparition de la maladie d'Alzheimer. Ce lien est plus particulièrement évident chez les personnes obèses d'âge moyen.

Une des études les plus importantes sur les liens entre l'obésité et la maladie d'Alzheimer nous vient de Finlande. Aux fins de cette étude, les chercheurs ont suivi près de 1 500 personnes pendant 20 ans. Après avoir relevé l'IMC, le taux de cholestérol, la tension artérielle, la taille et le poids des participants, les chercheurs ont divisé ceux-ci en 3 groupes : un groupe de participants ayant un IMC normal (moins de 25), un groupe de participants ayant un IMC de 25 à 30 (surpoids) et un groupe de participants ayant un IMC supérieur à 30 (obésité).

Les chercheurs ont constaté qu'une obésité survenant à la mi-cinquantaine accroît le risque de démence et de maladie d'Alzheimer plus tard. Dans cette étude, les personnes obèses dans la cinquantaine étaient deux fois plus susceptibles de développer la maladie d'Alzheimer plus tard, même quand on excluait de ce groupe les fumeurs et les personnes présentant une tension artérielle ou un taux de cholestérol élevés. Quand l'obésité s'ajoutait à un taux de cholestérol et une tension artérielle élevés, le risque de contracter la maladie d'Alzheimer était six fois plus grand. Pris en bloc, ces risques devenaient d'importants marqueurs de la maladie d'Alzheimer.

Une autre étude confirme le lien entre l'obésité survenant à la mi-cinquantaine et le risque de démence. Des chercheurs de l'Université de Washington ont évalué les données, étalées sur 5 ans, de 3 602 personnes ayant participé à une étude sur les fonctions cognitives associées à la santé cardiovasculaire (Cardiovascular Health Cognition Study, sous-étude de la Cardiovascular Health Study). Au cours de cette période, 480 participants ont reçu un diagnostic de démence. Les chercheurs ont calculé l'IMC des participants à partir de leur taille et de leur poids au moment de leur admission à la sous-étude. Pour estimer leur IMC à la mi-cinquantaine, ils ont demandé aux participants d'indiquer quel était leur poids approximatif à l'âge de 50 ans. Un IMC de 20 kg/m^2 à 25 kg/m^2 correspondait à un poids normal, un IMC de moins de 20 kg/m^2 à un sous-poids, un IMC de 26 kg/m^2 à 30 kg/m^2 à un surpoids et un IMC de plus 30 kg/m^2 à un état d'obésité. Une fois pris en compte des facteurs de risque comme l'âge, la race, le sexe, le niveau de scolarité et les prédispositions aux troubles cardiovasculaires et à la démence, les chercheurs ont conclu que l'obésité à l'âge de 50 ans augmentait de 40 % le risque de démence.

Selon une autre étude réalisée en Suède, les femmes ayant un IMC élevé courent un risque particulièrement important de souffrir de démence.

Enfin, une étude sur le vieillissement effectuée auprès de la population asiatique de Honolulu indique qu'un IMC élevé chez les hommes accroît les risques de démence vasculaire (démence reliée aux AVC, voir chapitre 1) et d'autres démences, mais non de maladie d'Alzheimer.

Ces découvertes semblent valables pour l'ensemble de la population. Une analyse d'images du cerveau obtenues par IRM (imagerie par résonance magnétique) révèle que les personnes considérées comme obèses d'après leur rapport taille/hanches avaient un hippocampe plus petit que les personnes ayant un rapport taille/hanches plus faible. Rappelons que l'hippocampe est la partie du cerveau où siège la mémoire. L'étude laisse penser que l'obésité pourrait accélérer la dégénérescence neurologique ou favoriser l'obstruction des vaisseaux sanguins des structures du cerveau associées à la démence.

Les chercheurs s'emploient toujours à déterminer quel aspect de l'obésité en particulier présenterait un risque de contracter la maladie d'Alzheimer. Dans le cadre d'une étude réalisée par l'institut Kaiser Permanente en Californie, des chercheurs ont suivi pendant plus de 30 ans 10 276 personnes dans la mi-quarantaine au début de l'étude. Après avoir pris en considération des facteurs comme l'âge, le sexe, le niveau d'études, le tabagisme, la consommation d'alcool et les antécédents de maladies cardiaques, les chercheurs ont conclu que les personnes considérées comme obèses selon les critères médicaux couraient 75 % plus de risques d'être atteintes de démence. Les personnes ayant un surpoids (soit un IMC de 25 à 30) ne couraient que 35 % plus de risques de démence que les personnes qui avaient un IMC normal.

Ce qui est peut-être le plus étonnant dans l'étude de Kaiser, c'est que, plus encore que l'IMC (qui correspond à la quantité totale de gras dans l'organisme), ce sont les zones où se dépose le gras qui déterminent le risque. En effet, les sujets de l'étude chez qui le gras tendait à se loger autour de la taille présentaient 72 % plus de risques de souffrir de démence plus tard. Ce facteur de risque, appelé obésité centrale, est évalué en mesurant l'épaisseur du repli cutané. Informez-vous auprès de votre médecin à ce sujet. L'étude indiquait que les personnes qui ne pouvaient être considérées comme corpulentes ou obèses d'après leur IMC, mais dont le gras se concentrait plus autour de la taille que dans d'autres parties du corps présentaient un risque plus élevé de contracter la maladie d'Alzheimer. Nous devons en conclure que le rapport entre la masse corporelle, la répartition du gras et l'apparition d'une démence est plus nuancé que ne le croyaient jusqu'à présent les spécialistes.

L'obésité et le risque cardiovasculaire

L'obésité est sans aucun doute un facteur de risque complexe. Plusieurs études ont montré qu'une obésité constante et prononcée est source de diverses complications médicales, dont les plus graves sont une forte tension artérielle, un taux de cholestérol élevé et le diabète. Dans la mesure où ces complications présentent également des risques de contracter la maladie d'Alzheimer, les scientifiques essaient de démêler les interactions entre ces divers facteurs de risque pour comprendre leur physiologie sous-jacente.

Les chercheurs rattachés à la célèbre étude de Framingham ont suivi 1 300 patients pendant 13 ans. Leur objectif prioritaire était d'évaluer les liens entre le diabète et l'obésité. Avant que l'étude ne commence, les chercheurs ont fait passer aux patients des tests physiques et cognitifs pour confirmer qu'ils ne souffraient d'aucune démence, qu'ils n'avaient pas d'AVC et qu'ils ne pouvaient pas faire l'objet d'un diagnostic clinique de maladie cardiovasculaire. Les chercheurs ont constaté que l'IMC (selon qu'il indique ou non l'obésité) et le diabète (selon qu'il est présent ou non) sont intimement reliés à diverses fonctions cognitives. Chez les hommes, l'obésité seule suffisait à influencer la performance cognitive : plus le diabète était ancien, plus les résultats obtenus aux tests cognitifs étaient médiocres. Des résultats par sexe concernant cette fois l'obésité, et non le diabète, laissent croire que les mécanismes sous-jacents de la cognition sont différents chez les hommes et chez les femmes. Chez les hommes, l'influence néfaste de l'obésité sur la fonction cognitive semble être due à la présence additionnelle de diabète.

Qu'en est-il de l'interaction entre obésité, hypertension artérielle et fonction cognitive ? Cette question a fait l'objet d'une étude récente réalisée auprès de 90 personnes de 50 ans et plus qui n'avaient aucun antécédent d'AVC ou de démence. Comme dans l'étude, plus étendue, de Kaiser

Permanente, les chercheurs ont examiné les liens entre l'obésité centrale (déterminée en fonction du tour de taille), les tensions systolique et diastolique (voir chapitre 9) et la fonction cognitive.

De manière générale, les individus ayant à la fois un fort tour de taille et une tension artérielle élevée obtenaient les plus mauvais résultats aux tests cognitifs. Les individus chez qui l'IMC et la tension artérielle étaient tous deux élevés obtenaient également des résultats plus médiocres que ceux qui avaient un IMC et une tension artérielle normaux. Tout cela semble indiquer que le tour de taille et le cerveau ne sont pas si étrangers l'un à l'autre. De fait, plus le tour de taille augmente, plus le cerveau en pâtit à long terme.

Cela dit, pourquoi l'obésité occupe-t-elle une place si cruciale dans la panoplie des risques de contracter la maladie d'Alzheimer ? La réponse la plus convaincante nous vient d'une étude réalisée sur des animaux. Un de mes collègues de l'Université du Vermont, le docteur Richard Pratley, a découvert que l'APP, la molécule mère de la protéine bêta-amyloïde toxique qui s'accumule dans le cerveau des personnes atteintes de la maladie d'Alzheimer, est présente en quantité excessive dans les cellules adipeuses, surtout celles qui ceignent la région abdominale. La présence d'APP dans cette partie du corps est surprenante en soi. On sait que plus la production d'APP augmente, plus elle déclenche des réactions inflammatoires dans l'organisme. Or, dans la mesure où l'inflammation est un des principaux « agresseurs » du cerveau des personnes atteintes de la maladie d'Alzheimer, l'obésité devient automatiquement facteur de risque du fait qu'elle accélère les ravages qu'exerce l'inflammation.

Les essais en laboratoire nous apportent des preuves de plus en plus solides que la réduction des calories est la stratégie la plus élémentaire contre le vieillissement. La perte de calories diminue le taux d'insuline dans l'organisme. Une étude clinique contrôlée montre que les personnes ayant un surpoids ont fait baisser leur taux d'insuline à jeun (et, selon toute vraisemblance, prolongeront aussi leur longévité) en réduisant leur absorption calorique de 25 % en six mois.

Au-delà de ses effets sur le taux d'insuline à jeun et la température centrale de l'organisme, un régime à faible teneur en calories change certains facteurs métaboliques reliés à la longévité ou au vieillissement. Spécialiste en gérontologie, Evan Hadley, directeur du National Institute on Aging et du Clinical Gerontology Program, a supervisé un projet appelé CALERIE destiné à évaluer les effets de la perte de calories sur une période de deux ans. Les résultats de cet essai clinique incitent les chercheurs à s'interroger davantage sur les effets que les régimes à faible teneur en calories exercent sur le vieillissement quand ils sont suivis de manière prolongée. Jusqu'à présent, les données fournies par l'étude laissent penser que la perte de calories pourrait retarder le déclin des fonctions cognitives. Par ailleurs, les données d'études sur des animaux indiquent également que la perte de calories prolongerait la durée de vie des individus. Cela dit, aucune étude ne permet encore de valider l'hypothèse selon laquelle la réduction des calories dans l'organisme pourrait prévenir la maladie d'Alzheimer.

Quel rôle joue le poids corporel à la mi-cinquantaine?

Toutes ces études portaient sur l'obésité chez des personnes dans la mi-cinquantaine qui étaient en bonne santé et qui avaient un style de vie actif. Or, les personnes âgées se préoccupent aussi de leur poids. Je demande régulièrement à mes patients âgés de me dire quelle perception ils ont de leur poids. Un grand nombre d'entre eux se plaignent de ne plus perdre de poids aussi facilement qu'autrefois et aimeraient bien retrouver la silhouette plus mince de leur jeunesse.

Je suis peut-être l'unique médecin de Phoenix qui recommande à ses patients âgés (mais non aux autres) de ne pas perdre de poids. Pourquoi? Parce que je crois qu'il est bon de perdre du poids dans la mi-cinquantaine, mais qu'il n'est *pas* bon d'en perdre (surtout involontairement) quand on est plus âgé. De fait, l'insuffisance pondérale chez les personnes âgées semble accroître le risque de démence. Je crois depuis longtemps que la perte de poids involontaire et non planifiée est mauvais signe chez les personnes âgées. De récentes études viennent d'ailleurs valider cette hypothèse. Les personnes âgées qui perdent du poids sans l'avoir voulu sont plus susceptibles de développer la maladie d'Alzheimer que celles qui conservent leur poids ou prennent du poids. Une étude décennale effectuée auprès de membres du clergé catholique indique que chaque baisse unitaire de l'indice de masse corporelle augmente de 35 % le risque de contracter la maladie d'Alzheimer. Avant même que ne manifeste la MA, la perte de poids involontaire chez les personnes âgées est associée à un trouble cognitif léger. Une étude publiée en 2006 montre que les effets du vieillissement se font plus marqués chez les personnes qui perdent involontairement du poids, qu'elles soient ou non atteintes de la maladie d'Alzheimer. L'étude révèle en outre que la perte de poids devient plus marquée juste avant que ne soit diagnostiquée la MA. Les chercheurs ont constaté que, même avant leur diagnostic, les patients qui n'avaient pas décidé de perdre de poids maigrissaient deux fois plus rapidement que ceux qui n'étaient pas atteints de la maladie. Ces données laissent penser que la perte de poids spontanée et involontaire pourrait être un indicateur préclinique de la maladie d'Alzheimer.

Dans l'étude sur le vieillissement effectuée auprès de la population asiatique de Honolulu, qui s'étalait sur 32 ans et portait sur près de 1 900 hommes américano-japonais, une forte proportion des sujets atteints de démence avaient perdu jusqu'à 10 % de leur masse corporelle de 2 à 4 ans avant l'apparition de la démence. Après avoir exclu les autres maladies ou problèmes de santé, les chercheurs ont conclu que la perte de poids chez les personnes âgées était étroitement liée à l'apparition d'une démence.

Des chercheurs rattachés à la Cardiovascular Health Cognition Study (dont nous avons parlé précédemment) ont observé que l'obésité acquise dans les années de vieillesse procurait aux personnes âgées une légère protection contre la démence et que, à l'inverse, la perte de poids semblait accroître les risques de démence chez les personnes de même catégorie. L'étude montrait plus précisément que la perte de poids dans les années de vieillesse augmentait de 70 % les risques de démence. La perte de poids à 50 ans n'étant pas quant à elle reliée à l'apparition de la démence. Les chercheurs ont constaté que, contrairement aux obèses cinquantenaires, les personnes qui devenaient obèses dans leurs années de vieillesse couraient 38 % *moins* de risques d'être atteintes de démence. Les chercheurs notent que le «paradoxe de l'obésité», c'est-à-dire l'hypothèse selon laquelle le surpoids protégerait les personnes âgées contre certaines maladies, pourrait s'expliquer par le fait que les signes physiques de la démence chez les personnes âgées, tels qu'une perte de poids entraînant une insuffisance pondérale, tendent à se produire avant l'apparition des symptômes de déficit cognitif.

Ce phénomène pourrait s'expliquer par le fait qu'une perte de poids inexplicable chez les personnes âgées constitue un facteur de risque de maladie d'Alzheimer. Cependant, comme la perte de poids prononcée est un symptôme courant chez les personnes atteintes de la maladie d'Alzheimer, il est probable que les facteurs qui contribuent à l'apparition de la maladie soient les mêmes que ceux qui contribuent à la perte de poids. Il est également possible que les centres du cerveau qui régissent le poids et la satiété soient altérés par les manifestations pathologiques de la maladie avant le déclin visible des fonctions cognitives qui caractérise l'apparition de la démence.

Les résultats de ces deux études doivent être accueillis avec prudence. Dans les deux cas (membres du clergé catholique ou population asiatique d'Honolulu), les populations étudiées sont assez homogènes, de sorte que certaines conclusions pourraient ne pas s'appliquer à la population dans son ensemble. De plus, ce n'est pas parce qu'une personne âgée perd du poids qu'elle développera automatiquement la maladie d'Alzheimer. Pour ma part, quand j'examine un patient âgé qui accuse une perte de poids involontaire ou inexplicable, mes soupçons se portent immédiatement sur un cancer ou les effets secondaires de médicaments et non sur la maladie d'Alzheimer. De nombreuses autres raisons peuvent expliquer la perte de poids d'une personne âgée. La dépression, la perte de l'odorat (ou asnomie), la prise de médicaments ou la maladie de Parkinson sont certaines des causes les plus courantes de la perte de poids. De nombreux médicaments peuvent également provoquer une perte d'appétit ou des nausées. Il arrive aussi que, vivant seules, certaines personnes âgées ne se nourrissent pas convenablement. Cela dit, les médecins et les proches ne doivent pas exclure la possibilité que la perte de poids soit un signe avant-coureur de démence. La perte de poids peut également signaler d'autres problèmes tels que la difficulté à avaler, auquel cas le médecin doit procéder à une évaluation plus poussée. La difficulté à avaler peut en effet provoquer une déglutition et, par suite, une pneumonie.

Une nouvelle menace : le syndrome métabolique

Assez courant au Canada, le syndrome métabolique, qu'on appelle aussi syndrome X, est un état de santé auquel sont associés d'importants risques de crise cardiaque et d'AVC. Il semble que le syndrome métabolique soit aussi un facteur de risque de MA. Le syndrome métabolique se caractérise par une résistance à l'insuline, une tension artérielle élevée et un taux anormal de lipides sanguins et de cholestérol.

Les médecins retrouvent une conjoncture de trois facteurs chez les personnes obèses : la résistance à l'insuline (diabète de type 2), un taux de cholestérol élevé et une hypertension. La convergence de ces trois éléments en situation d'obésité s'appelle syndrome métabolique. Pour que le syndrome métabolique soit diagnostiqué chez un individu, il faut que ces trois conditions soient présentes, que l'IMC soit supérieur à 30 et que le tour de taille soit élevé (40 pouces ou plus pour un homme, soit plus de 101 cm, et 35 pouces ou plus pour une femme, soit plus de 88 cm).

De nouvelles études montrent que le syndrome métabolique serait relié au déclin des fonctions cognitives et à la maladie d'Alzheimer. Dans le cadre d'une étude quinquennale dont le *Journal of the American Medical Association* a publié les résultats, la docteure Kristine Yaffe et ses collègues ont analysé les liens entre syndrome métabolique et déclin cognitif chez plus de 2 600 personnes âgées en moyenne de 74 ans. L'étude indiquait que les risques de contracter la maladie d'Alzheimer grimpaient de 20 % chez les participants souffrant du syndrome métabolique, comparativement à ceux qui n'en souffraient pas. Selon une autre étude réalisée par une équipe finlandaise auprès d'un peu moins de 1 000 personnes âgées, ce pourcentage atteignait presque 300 %. Dans une dernière étude portant sur 50 patients atteints de la maladie d'Alzheimer et un groupe témoin de 75 autres personnes, les chercheurs ont observé que le risque de contracter la maladie d'Alzheimer était de 3 à 7 fois plus élevé chez les personnes présentant le syndrome métabolique. Ces études montrent qu'il s'agit là d'un facteur de risque important et d'un excellent terrain d'intervention.

Il nous reste encore beaucoup à apprendre sur les relations entre poids corporel, obésité et maladie d'Alzheimer. Nous pouvons toutefois affirmer d'ores et déjà que le maintien d'un poids sain joue un rôle essentiel dans la santé cognitive. D'abord parce que la masse corporelle est au centre de multiples autres problèmes de santé que j'aborde dans ce livre, ensuite parce que les recherches mettent de plus en plus en évidence les liens entre poids corporel, obésité, santé vasculaire et santé cérébrale. Tâchez de maintenir votre poids à un niveau normal (soit un IMC inférieur à 25). C'est un objectif important et réalisable qui vous permettra de réduire considérablement les risques de complications comme un taux élevé de cholestérol ou de maladies comme le diabète et, dans bien des cas, la maladie d'Alzheimer.

DES RÉFLEXIONS ET DES RECOMMANDATIONS FINALES

- L'obésité accroît le risque de développer la maladie d'Alzheimer. Ce risque est parfois présent des dizaines d'années avant que les symptômes ne se manifestent.

- Le risque de contracter la maladie d'Alzheimer serait deux fois plus important chez les personnes obèses.

- Conjuguée à l'hypertension et l'hypercholestérolémie, l'obésité accroît jusqu'à six fois le risque de MA.

- L'obésité associée au syndrome métabolique augmente encore plus le risque de MA.

- L'obésité provoque des réactions inflammatoires dans l'organisme. Elle peut également déclencher la cascade des changements caractéristiques de la maladie d'Alzheimer qui se produisent dans le cerveau.

- Calculez votre IMC. Donnez-vous pour objectif de maintenir votre IMC à 25 ou moins pour assurer votre bonne santé cérébrale et générale. Demandez conseil à votre médecin à ce sujet.

- Une perte de poids non intentionnelle chez les personnes âgées peut signaler la présence de la maladie d'Alzheimer ou d'autres problèmes de santé graves.

Les accidents vasculaires cérébraux (AVC), maladies cérébrovasculaires et maladies cardiaques

L'AVC figure au troisième rang des causes de décès au Canada. C'est aussi une des principales causes d'invalidité physique et mentale après l'âge de 50 ans et, comme nous l'avons vu au chapitre 1, une cause fréquente de démence.

Le rôle des accidents vasculaires cérébraux (AVC) et des maladies cérébrovasculaires dans la maladie d'Alzheimer

Il existe plusieurs types d'accidents vasculaires cérébraux : l'accident thrombotique, l'accident embolique, l'accident hémorragique et l'accident lacunaire. Dans l'accident thrombotique, les artères se bloquent, privant ainsi les cellules nerveuses de l'afflux de sang et d'oxygène qui leur est nécessaire. Dans l'accident embolique, un caillot se détache du cœur ou de l'aorte et migre vers le cerveau, où il empêche l'irrigation sanguine et provoque la destruction des cellules nerveuses. Dans l'accident hémorragique, la rupture d'un vaisseau sanguin entraîne un saignement dans le cerveau, dont il endommage directement les tissus. Enfin, l'accident lacunaire, souvent relié à une hypertension artérielle, est une série de petits infarctus survenant dans une région profonde du cerveau. Les AVC les plus courants sont provoqués par le blocage des artères qui conduisent au cerveau. Parmi ces artères, les plus importantes sont les carotides (situées dans le cou), mais d'autres artères du cou et de l'intérieur du crâne peuvent également être bloquées.

Le rétrécissement des vaisseaux sanguins qui conduisent au cerveau n'entraîne pas automatiquement un AVC. Celui-ci ne se produit que quand les vaisseaux sanguins sont bloqués ou qu'ils éclatent. On parle de maladies cérébrovasculaires quand l'épaississement ou le rétrécissement des vaisseaux sanguins ralentit le flux sanguin vers le cerveau. La raréfaction du flux sanguin accroît les risques de démence, de déclin cognitif et même de MA.

Est-il possible que la maladie d'Alzheimer ne soit que l'aboutissement d'une série de petits infarctus graves ou le résultat d'une mauvaise circulation sanguine? C'est l'opinion qui prévalait au sein de la communauté médicale au tournant du XIXᵉ siècle. Pendant longtemps, l'athérosclérose (blocage des artères par des dépôts de graisse) a été tenue responsable de la démence sénile et de la MA. (Signalons toutefois que le docteur Alois Alzheimer lui-même s'est opposé à cette théorie en 1910.) Dans les encyclopédies médicales de la première moitié du XXᵉ siècle, l'artériosclérose (blocage et durcissement des artères) est désignée comme une des causes générales du vieillissement. Cette perception perdure jusqu'en 1947. Les manuels médicaux affirment alors que le vieillissement est en grande partie un « problème de vaisseaux sanguins » et continuent de faire de l'artériosclérose cérébrale une des principales causes de la démence sénile. Ces faits sont considérés comme irréfutables jusqu'à ce qu'une série d'autopsies du cerveau, réalisées au milieu du XXᵉ siècle, montre que les liens entre athérosclérose et MA ne sont pas toujours constants.

Il est indubitable que les AVC peuvent provoquer la démence. La démence vasculaire était autrefois connue sous le nom de *multiinfarct dementia* (c'est-à-dire démence par infarctus multiples). Décrite comme une série d'attaques subies par les vaisseaux sanguins, ce type de démence était considéré comme rare. Elle figure aujourd'hui au deuxième ou troisième rang des principales causes de démence aux États-Unis. Cette démence est distincte de la MA, mais en recoupe de nombreux aspects. Les AVC sont également associés à d'autres invalidités, comme l'affaiblissement ou l'engourdissement d'un côté du corps.

Les chercheurs s'attachent à déterminer si les maladies cérébrovasculaires ont un lien avec la maladie d'Alzheimer. Des données récentes, dont une imposante étude réalisée par certains de mes collègues de l'institut SHRI, semblent indiquer que la recherche sur la maladie d'Alzheimer revient à son point de départ. Dans le cadre de travaux où il comparait le cerveau de personnes atteintes de MA à celui de personnes qui n'en étaient pas atteintes, le docteur Thomas Beach a constaté que le polygone de Willis (groupe de vaisseaux sanguins situé à la base du cerveau) présentait une athérosclérose plus grave dans le groupe des personnes atteintes que dans le groupe témoin. Les photographies suivantes le montrent très clairement.

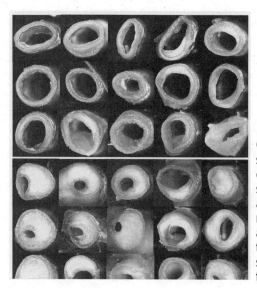

Ces photographies présentent des sections transversales d'artères du cerveau. La photo du haut représente les artères de personnes non atteintes de démence. Celle du bas représente les artères de personnes atteintes de MA. On observe un rétrécissement très net des vaisseaux sanguins chez les personnes atteintes de MA.

Les trois rangées du haut sont des sections de vaisseaux sanguins provenant du cerveau de personnes non décédées de la maladie d'Alzheimer et sans déclin cognitif connu. Les trois rangées du bas sont des sections de vaisseaux sanguins provenant du cerveau de personnes atteintes de MA. Le rétrécissement des vaisseaux sanguins y est très clair. Les personnes présentant un grave rétrécissement des artères étaient presque *quatre fois* plus susceptibles de contracter la MA que celles qui n'en présentaient pas. En d'autres mots, plus l'athérosclérose envahit le cerveau, plus on y observe les changements caractéristiques de la maladie d'Alzheimer.

Ces observations ont incité un autre de mes collègues, le docteur Alex Roher, à explorer les moyens de détecter ce type de rétrécissement du vivant des participants. Pour cela, il a fait passer un examen par ultrasons appelé Doppler transcrânien à environ 25 personnes atteintes de MA et 25 autres personnes témoins.

Le docteur Roher a observé que le rétrécissement des artères du cerveau était plus marqué chez les personnes atteintes que chez les personnes non atteintes de la maladie. Cette différence est bien visible dans la figure de la page 129. Plus les barres sont élevées, plus les vaisseaux sanguins sont rétrécis. Comme on le constate, le rétrécissement est nettement plus marqué chez les personnes atteintes de MA.

Dans une autre tentative de déterminer si la maladie d'Alzheimer pouvait être le résultat d'une série de petits AVC, des chercheurs de Manchester, en Grande-Bretagne, ont comparé l'incidence de petits caillots migrant vers le cerveau (phénomène appelé embolie cérébrale spontanée) chez des patients atteints de MA et des participants témoins sans démence. Au moyen d'un Doppler transcrânien, les chercheurs ont mesuré pendant une heure l'occurrence d'embolie cérébrale spontanée chez 170 patients atteints de démence (divisés en deux groupes égaux de 85 patients atteints de MA et de 85 patients atteints de démence vasculaire) et chez 150 participants d'âge et de sexe correspondants répartis en deux groupes témoins. Leurs découvertes sont saisissantes. Dans un article publié dans le *British Medical Journal*, les chercheurs montrent qu'une embolie cérébrale spontanée a été détectée chez 40 % des patients atteints de la MA et 37 % des patients atteints de démence vasculaire, mais seulement 15 % et 14 % des deux groupes témoins respectifs. Ces embolies ne pouvaient être attribuées au rétrécissement des artères carotides (grandes artères situées au niveau du cou), qui était aussi fréquent dans les groupes de sujets atteints que dans les groupes de sujets témoins. Les chercheurs en ont déduit que les embolies cérébrales spontanées étaient étroitement liées à la maladie d'Alzheimer et la démence vasculaire. Ces découvertes ouvrent de toutes nouvelles avenues en matière de prévention et de traitement de la démence.

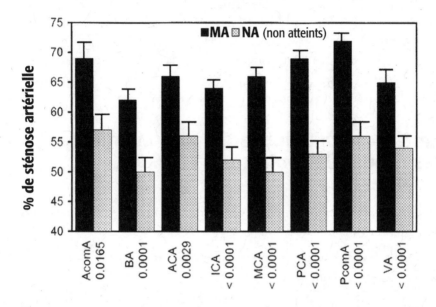

Ce schéma est la représentation graphique des données ultrasoniques fournies par le Doppler transcrânien auquel ont été soumis des participants atteints et non atteints de la MA. Les barres correspondent au rétrécissement observé par ultrasons. Plus elles sont élevées, plus les artères sont rétrécies. On voit nettement que les patients atteints de MA (représentés par les barres noires) présentent un plus grand rétrécissement des artères (ou sténose) que les sujets non atteints de démence.

Dans l'étude sur la santé cardiovasculaire dont nous avons parlé précédemment (Cardiovascular Health Study), qui évaluait les risques de crise cardiaque et d'AVC chez plus de 4 000 personnes, les personnes les plus à risque étaient celles dont les facultés cognitives étaient les plus faibles au début de l'étude et qui étaient les plus exposées à un déclin cognitif à mesure que progressait l'étude.

Il y a plusieurs dizaines d'années, les scientifiques attribuaient toutes les démences, y compris la démence de la maladie d'Alzheimer, au «durcissement des artères». Au vu des dernières découvertes sur la MA, il semble que nous soyons revenus à la case de départ et que ceux qui évoquaient autrefois le durcissement des artères à propos de la maladie aient vu juste, même s'ils ne comprenaient pas exactement le comment et le pourquoi des choses. Ce que nous devons retenir de tout cela, c'est que les maladies cérébrovasculaires (qu'il s'agisse du rétrécissement des vaisseaux sanguins du cerveau ou du blocage des vaisseaux qui y mènent) jouent un rôle prépondérant dans la démence vasculaire et la MA. Ces états de santé doivent donc être gérés de manière vigoureuse. Consultez votre médecin pour élaborer avec lui un programme dynamique de prévention des AVC.

Certaines maladies cardiaques augmentent les risques de contracter la maladie d'Alzheimer

Le terme *maladie cardiaque* est très général et recouvre de nombreux états de santé. En voici quelques-uns :

- *Athérosclérose* – Blocage et rétrécissement des artères qui acheminent au cœur le flux sanguin essentiel à sa survie.
- *Cardiopathie valvulaire* – Rétrécissement et sclérose des valves cardiaques.
- *Arythmie* – Rythme cardiaque irrégulier empêchant le cœur de pomper efficacement le sang.
- *Insuffisance cardiaque congestive* – Incapacité du cœur à pomper le sang de manière assez efficace pour empêcher le refoulement du flux sanguin dans les poumons.
- *Cardiomyopathie* – Affaiblissement et sclérose du muscle formant les parois du cœur.

Une «crise cardiaque» survient quand les artères qui amènent le sang au cœur sont bloquées. Si on ne traite pas le problème, le muscle cardiaque se trouve privé d'irrigation sanguine et finit par mourir en partie ou en totalité. Selon l'OMS, «les maladies cardiovasculaires sont la première cause de mortalité dans le monde : il meurt chaque année plus de personnes en raison de maladies cardiovasculaires que de toute autre cause[11] » (mais plus au Canada ni en France, où les cancers figurent au premier rang[12]). Cela dit, comment les maladies cardiaques sont-elles reliées à la maladie d'Alzheimer ?

Comme je l'ai mentionné dans les chapitres précédents, plus nous explorons la pathologie de la maladie d'Alzheimer, plus nous découvrons de liens entre le cœur et le cerveau. Plusieurs études permettent de relier les maladies coronariennes (qui sont les maladies cardiaques les plus courantes) à la maladie d'Alzheimer et, de manière générale, au déclin des fonctions cognitives. Le lien entre maladie cardiaque et maladie d'Alzheimer a été observé pour la première fois il y a une quinzaine d'années. Mon collègue, le docteur Larry Sparks de l'Université du Kentucky, travaillait alors à temps partiel au bureau du coroner. Dans le cadre des autopsies qu'il devait pratiquer, il remarqua que les individus qui étaient morts d'une crise cardiaque et qui ne manifestaient aucun signe de déficit cognitif ou de démence au moment de leur décès présentaient pourtant des altérations cérébrales apparentées à celles de la maladie d'Alzheimer. Il en conclut que les maladies cardiaques, le taux de cholestérol et la maladie d'Alzheimer étaient reliés entre eux.

Dans une étude cas témoins réalisée par la banque de cerveaux du département de psychiatrie, à l'école de médecine Mount Sinai (New York), des chercheurs ont étudié le cœur et le cerveau de 99 sujets qui ne souffraient d'aucune maladie cérébrovasculaire au moment de leur décès. Leur étude a révélé qu'il y avait une forte correspondance entre la maladie coronarienne et, dans une moindre mesure, l'athérosclérose, d'une part, et la densité des plaques séniles et les écheveaux neurofibrillaires dans le cerveau, d'autre part. Ce lien était tout particulièrement marqué chez les porteurs de l'allèle e4. D'autres études après autopsie montrent que des patients décédés des suites d'une maladie coronarienne grave et ne manifestant aucun signe de démence au moment de leur décès présentaient un plus grand nombre de plaques séniles que les personnes décédées d'autres causes. Ces résultats

---

11. www.who.int/mediacentre/factsheets/fs317/fr/index.html

12. www.passeportsante.net/fr/Maux/Problemes/Fiche.aspx?doc=troubles_cardiovasculaires_pm

renforcent l'hypothèse selon laquelle les maladies coronariennes ont une influence notable sur la neuropathologie de type Alzheimer observée dans le cerveau des patients.

De leur côté, des chercheurs de l'UCLA avancent que l'interaction entre la maladie d'Alzheimer et la maladie cardiaque n'est pas fortuite. Ils ont en effet constaté que les personnes qui ont subi une angioplastie ou un pontage aorto-coronarien sont plus prédisposées à contracter la maladie d'Alzheimer à long terme. Leur étude montre que les risques de MA sont 70 % plus élevés chez les personnes qui ont subi ce type de pontage que chez les personnes qui ont subi une angioplastie ou une simple pose de *stents* sans pontage.

Nous avons vu que la présence de l'allèle e4 accroît le risque de MA en présence d'hypertension, d'un taux de cholestérol élevé, d'une résistance à l'insuline ou d'une attaque ischémique. Cette observation renforce l'idée d'une relation directe entre la maladie d'Alzheimer et la maladie cardiaque. Les autres causes les plus courantes seraient un métabolisme défectueux du cholestérol, le diabète et un taux élevé d'homocystéine. Tous ces facteurs interviennent dans la sécrétion de la bêta-amyloïde et de la protéine tau, qui sont les deux composantes fondamentales des écheveaux neurofibrillaires (voir chapitre 2). On ne peut guère définir les contributions relatives et indépendantes de chacun de ces facteurs à la maladie d'Alzheimer au moyen d'études sur les êtres humains. De plus amples études sur les animaux sont donc nécessaires pour nous aider à comprendre plus précisément les mécanismes et les facteurs en jeu.

En dernier lieu, il semble que les défaillances cardiaques augmentent également les risques de MA. Selon une étude de l'institut Karolinska effectuée auprès de 1 300 sujets et publiée en 2007 dans les *Archives of Internal Medicine*, les individus victimes d'une défaillance cardiaque sont plus prédisposés à développer la maladie d'Alzheimer.

Ce que vous pouvez faire

Les risques de maladie cardiovasculaire augmentent d'autant les risques de démence de type Alzheimer. Une étude phare de Rachel Whitmer et coll. publiée au début de 2006 met en évidence le lien étroit entre les facteurs de risque de maladie cardiovasculaire présents dans la quarantaine (précision plus loin) et les probabilités de contracter la MA plus tard. L'équipe a suivi près de 9 000 membres du centre de santé Kaiser Permanente, en Californie, après évaluation des principaux facteurs de risque (cholestérol total, diabète, tabagisme et hypertension). Il s'avérait que la présence d'un des facteurs de risque chez les individus dans la quarantaine (soit, dans ce cas précis, chez des individus âgés de 40 à 45 ans) faisait grimper de 20 % à 40 % les probabilités de contracter la MA plus tard, ce pourcentage augmentant proportionnellement au nombre de facteurs de risque en présence. C'est ainsi que les risques de MA étaient plus du double chez les personnes qui présentaient les quatre facteurs de risque que chez celles qui n'en présentaient aucun.

Que faut-il en conclure ? Soignez votre cerveau en soignant votre cœur, et vice-versa. En tant que neurologues et cardiologues, nous avons, et plus que jamais, le devoir de ne plus dissocier l'un et l'autre quand les patients nous consultent. Malheureusement, la plupart des neurologues et des cardiologues ne voient leurs patients que lorsque la maladie ou le déclin cognitif ont déjà commencé. Dans les cas de démence, nous ne pouvons pas faire grand-chose une fois que les symptômes se sont déclarés. Nous savons que le cycle de la maladie est déjà trop avancé pour contrer les dommages.

Voilà pourquoi le présent ouvrage me tient tant à cœur. Si nous pouvons sensibiliser les gens aux facteurs de risque communs aux maladies cardiovasculaires et aux maladies cognitives, nous pourrons leur donner les moyens de réduire leurs risques sur les deux fronts, à condition bien sûr qu'ils nous consultent à temps. Si nous réussissons à le faire, il vous sera de moins en moins nécessaire d'aller et chez votre neurologue et chez votre cardiologue. Comme je l'ai proclamé au début de ce livre, je ne vise qu'un seul but : perdre mon emploi.

DES RÉFLEXIONS ET DES RECOMMANDATIONS FINALES

- Les maladies cérébrovasculaires et les AVC sont les principales causes de démence vasculaire. Ils augmentent aussi les risques de MA.

- Les nouvelles recherches corroborent la vieille théorie selon laquelle la MA serait un prolongement de manifestations athérosclérotiques. Et si la MA n'était due qu'à un « durcissement des artères » ?

- Des données de plus en plus nombreuses mettent en évidence les changements cérébrovasculaires qui se produisent dans le cerveau des personnes atteintes de MA.

- Les maladies coronariennes ont également été reliées à la MA, mais les relations causales entre les deux maladies sont encore mal définies du fait qu'elles sont toutes deux assujetties aux mêmes facteurs de risque.

- Les AVC et la maladie cérébrovasculaire sont des facteurs de risque modifiables de MA ; un plan de prévention dynamique des maladies cardiaques et des AVC permettra de réduire les risques de MA.

] 8 [

Les ennemis
de la fonction cognitive

N ous avons parlé jusqu'à présent des facteurs de risque et des possibilités de réduire certains d'entre eux en adoptant des habitudes de
vie plus saines. Dans ce chapitre, nous passerons en revue quelques
situations et comportements qui minent la fonction cognitive et augmentent du même coup les risques de MA.

Le milieu de travail et l'exposition
aux substances toxiques

Pour certains, le travail se résume à une journée de huit heures qu'ils passent dans un bureau. Pour d'autres, et ils sont bien plus nombreux, le travail est source de satisfaction, de stress, de bien-être ou d'inconfort. Dans
ce dernier cas, le travail influence sans aucun doute leur santé physique et
mentale.

Le lien le plus évident entre le travail et la santé, et, dans le cas qui nous
intéresse, les risques de MA, réside dans l'exposition aux substances toxiques. L'exposition aux métaux, gaz et produits chimiques toxiques est en
effet la cause d'une série de démences et de maladies neurologiques. La
démence due aux métaux ou aux gaz toxiques résulte soit d'une exposition

massive et aiguë à des produits dangereux, soit d'un contact prolongé (par inhalation, absorption cutanée ou ingestion) avec de fortes concentrations de poussières, vapeurs ou liquides. Le lieu de travail est l'environnement qui se prête le plus à ce genre d'exposition. De manière générale, la démence due à la proximité de métaux toxiques est devenue rare, du fait que les règlements sur la santé et la sécurité en milieu de travail sont devenus plus stricts et que de nombreux risques environnementaux ont été éliminés. En dépit de ces règlements, toutefois, les entreprises ne font pas toujours preuve de la vigilance qui s'impose à l'égard de leur personnel.

L'intoxication aiguë peut provoquer des symptômes comme une confusion aiguë, des étourdissements, une absence de coordination motrice et une lésion d'organes internes. Dans de telles situations, l'intervention doit être immédiate. Une seule intoxication peut parfois provoquer une démence permanente, le plus souvent à la suite d'une lésion cérébrale due à un manque d'oxygène. Les activités professionnelles les plus susceptibles d'exposer les individus à des produits dangereux sont l'exploitation minière, la fusion de métaux ou la fonderie, le soudage, la plomberie et la construction. Les activités d'extermination, de fumigation et autres activités agricoles nécessitant la manipulation de pesticides, d'herbicides ou de fongicides peuvent nous mettre en contact avec des concentrations toxiques dangereuses pour l'organisme. Si vous travaillez dans une usine ou que vous réalisez des travaux d'artisanat nécessitant l'utilisation de métal, de verre, de céramique, de peintures, de vernis ou de teintures, vous devez prendre les précautions d'usage pour écarter tout danger d'intoxication. Les dentistes et les aide-dentistes sont également exposés à certains risques, du fait qu'ils manipulent des amalgames contenant du mercure, même en quantités infimes. Quant aux mécaniciens d'ateliers de carrosserie, qui préparent des pièces automobiles, des agents de nettoyage chimiques et des batteries, ils doivent faire preuve de vigilance pour ne pas s'exposer indûment à de fortes concentrations de plomb.

Les métaux les plus associés à la toxicité, en milieu et hors milieu de travail, sont le plomb, le mercure, le manganèse, l'arsenic, le cuivre, le chrome, le nickel, l'étain, le fer, le zinc, l'antimoine, le bismuth, le baryum, l'argent, l'or, le platine, le lithium, le thallium et l'aluminium. Nous nous attarderons plus bas sur certains des métaux les plus répandus.

L'exposition excessive et répétée au monoxyde de carbone, au sulfure de carbone, aux pesticides organophosphorés et à plusieurs solvants industriels (dont le toluène, les hexacarbones et les hydrocarbures) peut également provoquer des lésions au cerveau. Certaines personnes peuvent s'intoxiquer en inhalant intentionnellement des émanations de solvants volatils dans le but d'éprouver des sensations comparables à celles que procurent les drogues. Les solvants les plus connus qu'elles utilisent à cette fin sont le toluène, les hydrocarbures halogénés, le benzène et l'acétone, toutes substances qu'on trouve dans des produits comme la colle, l'essence, les peintures en aérosol, les propulseurs en aérosol et les agents de nettoyage. L'inhalation délibérée de ces substances endommage sans aucun doute le cerveau, mais nous ne savons pas encore si elle joue un rôle quelconque dans l'apparition de la MA.

Le plomb

L'intoxication chronique par le plomb (ou saturnisme) pose surtout problème chez les enfants exposés au plomb ambiant, qu'on trouve généralement sous forme d'éclats ou de poussières de peinture dans les vieilles maisons. Moins fréquente chez les adultes, l'exposition chronique au plomb peut survenir lors de la fabrication de vitraux (dont les pièces sont assemblées au plomb) ou l'utilisation de peinture au plomb, ou encore, dans le cadre d'emplois nécessitant la manipulation du plomb, tels que les emplois reliés à la métallurgie ou l'émaillage, la construction et la plomberie. Le risque de démence n'est possible que si les concentrations de plomb dans le sang dépassent 80 mg/dl. Pour soigner l'intoxication par le plomb, il faut tout d'abord localiser et supprimer la source d'exposition, et, dans le cas où l'exposition provoque une confusion aiguë ou d'autres symptômes graves, administrer des agents chélatants (molécules destinées à fixer et à éliminer les métaux de l'organisme).

Le mercure

Le mercure est un métal particulièrement toxique. Ce métal trouve de nombreux usages industriels et se présente sous trois formes : le mercure élémentaire (mercure liquide autrefois appelé «vif-argent»), le mercure inorganique (sels de mercure tels que le dichlorure de mercure) et le mercure organique (composés du mercure tels que le méthylmercure). L'exposition au mercure peut se produire par ingestion, inhalation des vapeurs ou contact cutané. L'inhalation prolongée d'émanations de mercure était autrefois associée aux migraines, à la fatigue, au déficit cognitif et à la psychose. Le personnage du Chapelier fou dans *Alice aux pays des merveilles,* de Lewis Carroll, illustre cette psychose due au mercure. Au XIXe siècle, les chapeliers renforçaient leurs chapeaux au moyen de vapeurs de mercure, ce qui les exposait quotidiennement à d'énormes quantités de ce métal. Depuis le début du XXe siècle, l'exposition au mercure n'est que rarement associée à la démence et se manifeste plutôt sous forme d'intoxication aiguë ou de surexposition. D'intensité variable, les symptômes comprennent une détérioration neurologique (fatigue, marche instable, picotements dans l'ensemble du corps, troubles de la vue et de l'audition et tremblements) et des éruptions cutanées. Si elle n'est pas traitée immédiatement, la surexposition au mercure entraîne une insuffisance rénale et la mort.

Les sources d'exposition au mercure élémentaire et inorganique sont les vapeurs industrielles, les thermomètres, les piles de type bouton, les ampoules fluorescentes, les amalgames dentaires et les agents de conservation à base de mercure présents dans les produits cosmétiques et antiseptiques. Les composés de mercure organique, tels que le méthylmercure, l'éthylmercure (thimérosal), et le phénylmercure sont utilisés comme pesticides, fongicides et agents de conservation antibiotiques du grain, et entrent dans la composition des peintures pour extérieur et des vaccins. Au fil des ans, un grand nombre de ces produits ont été soit bannis, soit remplacés. Rien n'indique que la présence de mercure dans les amalgames dentaires puisse occasionner la démence ou d'autres problèmes de santé chez les patients de dentistes. Ce serait plutôt le personnel dentaire qui serait le plus vulnérable à ce type d'exposition, du fait qu'il prépare quotidiennement ces amalgames. Le méthylmercure présent dans l'environnement provient autant de sources naturelles qu'industrielles. Ce composé peut être mortel à fortes doses.

Il a été montré que le mercure s'accumule dans les tissus adipeux de certains poissons, généralement ceux qui, comme le requin, se trouvent au sommet de la chaîne alimentaire. Des études réalisées auprès de femmes et d'enfants vivant dans les îles Féroé, qui se nourrissent abondamment de poisson et de chair de baleine, ont mis en évidence de subtiles corrélations entre l'ingestion de mercure et les déficits neurologiques. Les études laissent notamment penser que l'exposition au mercure peut toucher les fœtus et les bébés allaités. En 1955, l'ingestion de poisson contaminé par des effluves de mercure déversés dans la baie de Minamata, au Japon, a donné lieu à une atroce tragédie. Durant une famine qui a sévi en Irak dans les années 1970, d'innombrables Irakiens ont été intoxiqués par l'ingestion de grain contenant du mercure qui était normalement destiné à la semence. Dans les deux cas, les victimes ont souffert d'une grave détérioration neurologique, d'une instabilité de la marche, de lésions nerveuses, de troubles de la vue et de troubles de l'activité cognitive et comportementale.

Le manganèse

Le manganèse est un oligo-élément et minéral essentiel intervenant dans la formation de la peau, des os et du cartilage. Avec le zinc et le cuivre, il joue un rôle central dans la production des enzymes antioxydantes. La contamination au manganèse, plutôt rare, peut survenir à la suite d'une surexposition à certains produits industriels et pharmaceutiques, dont le minerai de manganèse et les poussières produites par l'exploitation minière, ainsi que les alliages métalliques, les batteries, les vernis, les fongicides et les additifs pour essence. La surexposition chronique et prolongée au manganèse a été observée essentiellement chez les mineurs. Ce qu'on appelle parfois la «folie du manganèse» se caractérise par un comportement psychotique et instable consécutif à l'atteinte du lobe frontal (changements d'humeur et attitudes compulsives), accompagné de troubles parkinsoniens.

L'administration d'agents chélatants et de médicaments utilisés pour soigner les symptômes de la maladie de Parkinson ne donne aucun résultat.

L'arsenic

L'exposition toxique à l'arsenic et à ses composés est surtout associée au secteur de la fonderie. Les ouvriers qui travaillent dans ce secteur sont en effet amenés à inhaler cette substance durant le processus de fabrication. Les usines de fabrication de composants microélectroniques sont également source d'intoxication à l'arsenic. L'exposition constante aux pesticides et aux fongicides que nécessitent les activités agricoles ou les travaux de jardinage peut également provoquer une accumulation d'arsenic dans l'organisme. Enfin, les produits de préservation du bois, ainsi que les colorants et les peintures utilisés pour la rénovation domiciliaire ou la restauration de meubles contiennent parfois de l'arsenic. L'intoxication aiguë à l'arsenic peut entraîner des douleurs articulaires, des douleurs musculaires, une hémorragie gastro-intestinale, une insuffisance rénale et des convulsions. L'intoxication chronique peut conduire à la confusion mentale, provoquer des maux de tête, des changements notables de la peau et des ongles, une sensation de picotement et d'engourdissement, de la faiblesse et de la fatigue, et peut également accroître les risques de cancer. Les dommages subis par les terminaisons nerveuses des doigts et des pieds peuvent perdurer après le traitement.

Le cuivre

L'intoxication au cuivre est rare et ne se rencontre guère que dans la maladie de Wilson. Dans cette affection, la céruloplasmine, protéine responsable du transport du cuivre dans l'organisme, est déficiente, ce qui provoque une accumulation de cuivre dans les tissus de l'organisme, notamment ceux du foie, du cerveau, des reins et des cornées. La maladie se manifeste d'abord par une atteinte hépatique, à laquelle s'ajoutent progressivement d'autres symptômes, dont des troubles nerveux et l'instabilité de la marche. Des symptômes de type parkinsonien avec tremblements, manque de coordination et difficultés d'élocution sont observés chez 40 % des patients dans la vingtaine ou la trentaine. Sans traitement, jusqu'à 25 % des patients présentent un syndrome de démence caractérisé par des troubles psychotiques et des changements d'humeur et de comportement.

Le monoxyde de carbone

L'intoxication au monoxyde de carbone est une des intoxications les plus répandues dans les pays industrialisés. Elle résulte de l'exposition accidentelle et prolongée aux fumées de véhicule ou d'appareils de chauffage ménagers mal ou peu aérés. L'intoxication au monoxyde de carbone peut survenir quand une personne se trouve à l'intérieur ou à proximité d'une voiture qui est garée dans un garage fermé et dont on n'a pas coupé le moteur, ou même dans une pièce adjacente au garage. Une fournaise défectueuse peut intoxiquer subrepticement des personnes qui habitent plusieurs étages au-dessus d'un sous-sol. Ce gaz est tout particulièrement dangereux parce qu'il est inodore et incolore et qu'on peut très difficilement le détecter sans capteurs électriques. Le monoxyde de carbone se lie étroitement aux globules rouges, provoquant l'asphyxie et la mort en quelques heures. Les individus qui survivent à une intoxication au monoxyde de carbone se rétablissent généralement sans problèmes, mais un pourcentage relativement important de rescapés peut hériter de séquelles permanentes, comme un déficit de l'activité cognitive et des symptômes de type parkinsonien.

La première étape de tout traitement est d'éliminer la source de l'intoxication. Des médicaments cholinergiques (voir chapitre 19) doivent être administrés immédiatement pour minimiser les lésions neurologiques permanentes. Si vous pensez être victime d'une exposition aiguë à des gaz, matières ou produits chimiques toxiques chez vous ou à votre travail, demandez à votre médecin si un examen médical complet est indiqué pour dépister les signes de démence. Si vous travaillez dans un environnement que vous jugez toxique, renseignez-vous auprès de votre bureau régional de la CSST, faites-vous examiner par un médecin responsable de la santé au travail ou rendez-vous sur le site de la CSST, à l'adresse www.csst.qc.ca/index.htm.

• •

La maladie d'Alzheimer et l'aluminium

Il y a environ 25 ans, des rapports affirmant que l'aluminium provoquait la maladie d'Alzheimer parurent dans les journaux. Ces rapports suscitèrent un remous tel que de nombreux consommateurs cessèrent d'acheter des antisudorifiques à base d'aluminium et de cuisiner dans des casseroles et des poêlons en aluminium. Les données fournies par ce rapport s'appuyaient sur des sondages sur les réserves d'eau, les cas de démence liés à l'utilisation de dialysats à base d'aluminium et la localisation de concentrations d'aluminium dans le cerveau de personnes atteintes de la MA.

Les chercheurs ne considèrent plus l'aluminium comme facteur de risque de MA. Cette théorie a d'ailleurs été rejetée par les scientifiques il y a plus de 10 ans. Il se trouve simplement que le cerveau des personnes atteintes de la MA contiennent de nombreux ions métalliques, dont le zinc, le cuivre et l'aluminium. Hormis cela, aucun lien n'a pu être établi entre le risque de MA et l'utilisation de produits à base d'aluminium comme les antisudorifiques et les ustensiles de cuisine.

Et pourtant, il se trouve toujours quelqu'un pour m'interroger sur le rôle de l'aluminium dans la maladie d'Alzheimer quand je donne une conférence. Certains mythes ont la vie dure…

• •

L'apnée du sommeil

L'apnée obstructive du sommeil survient quand la voie aérienne qui relie les voies nasales aux poumons (oropharynx) s'affaisse ou se ferme de nombreuses fois durant le cycle du sommeil. En gros, le cerveau réagit à la quantité d'oxygène transporté dans le sang. Quand la voie respiratoire se ferme et déclenche l'apnée du sommeil, le cerveau ressent la baisse d'oxygène et envoie au dormeur des signaux qui le forcent à se réveiller.

Les individus souffrant d'une apnée du sommeil grave peuvent se réveiller des dizaines, voire des centaines de fois par nuit, ce qui provoque un état de fatigue permanente et une constante envie de dormir durant la journée. L'apnée du sommeil serait associée à l'hypertension et à des crises cardiaques nocturnes. Elle accroît les risques de maladie vasculaire et prédispose les personnes qui en souffrent aux AVC. Elle est parfois responsable d'accidents de voiture dus au manque de sommeil et constitue un facteur de risque de déclin cognitif. On l'associe fréquemment à la démence vasculaire et, dans une moindre mesure, aux déficits cognitifs généraux.

Les hommes obèses à cou large sont les sujets les plus à risque, mais personne ne peut en être exempt. D'autres facteurs, comme la déviation du septum nasal, le gonflement des amygdales ou une obstruction nasale, peuvent être responsables de l'apnée du sommeil. La difficulté à respirer durant le sommeil, le ronflement, la tendance à faire des siestes durant la journée et les maux de tête au lever peuvent être des signes d'une apnée du sommeil. Durant leur sommeil, les personnes souffrant d'apnée ronflent bruyamment, puis s'arrêtent brusquement de respirer (comme si elles étaient mortes) et, après un halètement profond, reprennent normalement leur souffle. Si vous pensez avoir de tels symptômes, demandez à votre médecin si l'apnée du sommeil pourrait en être la cause. Dans l'affirmative, vous devez suivre un traitement.

Pour formuler un diagnostic, le médecin prescrit une évaluation du sommeil appelée polysomnographie (PSG). Ce test a lieu dans une «clinique de sommeil», où vous devez passer une nuit. Des techniciens installent sur diverses parties de votre corps des fils reliés à des appareils de surveillance pendant qu'une caméra enregistre les mouvements de votre sommeil. La PSG permet de déterminer quelle quantité d'oxygène vous inhalez et combien de fois vous vous réveillez pendant la nuit.

Le traitement de l'apnée obstructive du sommeil nécessite le port d'un appareil de ventilation spontanée en pression positive continue (CPAP). L'appareil se compose d'un masque à travers lequel une pompe injecte de l'air tiède humidifié dans la bouche. Cet appareil améliore grandement l'état des personnes souffrant d'apnée du sommeil, mais seule la moitié des patients le supportent. L'apnée du sommeil peut également être traitée au moyen d'une intervention chirurgicale destinée à reconstruire les voies aériennes.

La dépression

La dépression et les états dépressifs sont fréquents chez les personnes atteintes de la MA. On a observé que les symptômes de dépression se manifestent souvent un peu avant l'apparition des problèmes de mémoire propres au stade initial de la démence et qu'ils pourraient même constituer les premiers symptômes de démence. Pour étudier ces liens de plus près, le groupe MIRAGE, qui se consacre à la recherche sur l'épidémiologie génétique de la maladie d'Alzheimer et auquel j'appartiens, a examiné près de 2 000 personnes atteintes de la MA et plus de 2 000 de leurs proches non atteints. L'étude a mis en évidence les liens entre la manifestation de symptômes dépressifs et l'apparition de la maladie d'Alzheimer. Les personnes ayant reçu un diagnostic de MA étaient deux fois plus susceptibles de présenter des symptômes de dépression dans l'année qui précédait leur diagnostic que les proches sans démence qui n'avaient pas reçu de diagnostic de MA. Plus étonnant encore, les signes de dépression qui se manifestent plus tôt (jusqu'à 25 ans avant l'annonce d'un diagnostic de MA) sont des signes avant-coureurs de la maladie. Au vu de ces observations, mes collègues ont conclu que la dépression était un facteur de risque annonciateur de la maladie d'Alzheimer, bien avant que celle-ci ne se déclare.

Dans le cadre d'une étude réalisée auprès de 500 personnes âgées résidant à Leyde, aux Pays-Bas, des chercheurs ont constaté que les symptômes de la dépression étaient plus marqués chez les personnes qui avaient des problèmes de mémoire et d'attention. Comme plusieurs autres études, ce projet visait à expliciter les liens entre les personnes qui ont des antécédents de dépression et celles qui sont amenées à développer plus tard la maladie d'Alzheimer.

Toutes ces études montrent que les personnes dépressives courent au moins 70 % plus de risques de contracter la maladie d'Alzheimer. Il est vrai que la maladie d'Alzheimer en soi peut prédisposer à l'isolement et aux états dépressifs, mais ces études s'appuient, il faut le rappeler, sur des observations de symptômes dépressifs *antérieurs* à la phase préclinique de la maladie d'Alzheimer.

Dans une récente étude de cohortes, on a constaté que la dépression doublait les risques de passage du TCL (trouble cognitif léger) à la démence. L'étude ne permet pas toutefois de déterminer si la dépression joue ou non un rôle dans le passage de l'état cognitif normal au trouble cognitif léger. Dans cette étude, réalisée à la clinique Mayo de Rochester (Minnesota), le groupe de recherche a suivi pendant 12 ans 840 personnes exemptes de démence ou de dépression en vue de valider l'hypothèse selon laquelle les personnes âgées dépressives sont plus susceptibles d'acquérir un TCL. Durant la période d'observation, 17 % des participants sont devenus dépressifs et 83 % n'ont pas changé d'état. Il se trouvait que les participants dépressifs étaient plus que deux fois plus susceptibles d'acquérir un TCL, une fois pris en compte des facteurs comme l'âge, le niveau d'études et le sexe. Le lien entre dépression et TCL était plus fort chez les hommes que chez les femmes, et les risques de TCL étaient plus élevés chez les porteurs de l'allèle e4. Ce qui est intéressant, c'est que les chercheurs n'ont relevé aucun lien entre la gravité des symptômes dépressifs et les risques de TCL.

Le groupe de la clinique Mayo a émis plusieurs hypothèses pour expliquer en quoi la dépression peut constituer un risque de déclin cognitif et de TCL. Selon lui, le TCL pourrait résulter des réactions chimiques que la dépression provoque dans le cerveau. Il se pourrait aussi que la dépression ne soit pas la seule cause de TCL, mais qu'elle se combine à un autre facteur de risque de nature génétique ou environnementale. On peut supposer aussi que les individus qui connaissent une forme ou une autre de déclin cognitif deviennent dépressifs du fait même qu'ils prennent conscience de leur déficit cognitif. Dernière hypothèse : une dépression ne peut conduire à un déclin cognitif qu'en présence d'une susceptibilité génétique ou un autre facteur de risque, hypothèse que tendrait à confirmer le lien entre la présence de l'allèle e4 et la dépression. Le lien entre TCL et dépression pourrait s'expliquer par plusieurs ou l'ensemble de ces hypothèses.

Les chercheurs commencent à peine à explorer les rapports entre les troubles de l'humeur et les possibilités de déclin cognitif. Les études générales sur les liens entre dépression et démence sont par conséquent peu nombreuses. Toutefois, l'étude sur les ordres religieux et l'étude longitudinale sur le vieillissement de Baltimore laissent toutes deux penser que les personnes dépressives sont plus vulnérables au déclin cognitif.

Un survol des recherches actuelles nous indique que la dépression semble annoncer un déclin cognitif. Encore peu élucidé, le lien entre dépression et démence semble toutefois assez solide pour mériter des recherches plus poussées.

N'oublions pas que la pathologie de la MA et de la démence naît bien longtemps avant que les symptômes ne se manifestent. Les résultats de l'étude MIRAGE laissent penser que les troubles de l'humeur pourraient également intervenir dans la maladie au stade préclinique. Si elle accroît les risques de développer la maladie d'Alzheimer, la dépression n'en reste pas moins éminemment traitable. De plus, les facteurs psychosociaux, tels que les réseaux de soutien affectif et social, et la réduction du stress favorisent la bonne santé cognitive et émotionnelle, comme le montrent de nombreuses études. Par conséquent, si vous observez des symptômes de dépression chez vous (ou un de vos proches), consultez un professionnel de la santé. En plus d'améliorer votre qualité de vie et plusieurs aspects de votre vie, le traitement des troubles de l'humeur pourrait peut-être vous épargner la maladie d'Alzheimer ou un déclin cognitif plus tard.

Les dangers de la boxe

Quand j'étais enfant, j'adorais assister à des matchs de boxe. La boxe est un sport qui remonte à la Grèce antique, où elle était une des disciplines des tout premiers Jeux olympiques. Les boxeurs sont des athlètes emblématiques. Cela dit, depuis que je pratique la neurologie cognitive, je ne peux voir des images de boxe qu'avec effroi, car je sais à quel point les blessures à la tête peuvent être dommageables pour le cerveau. Les lésions cérébrales font autant partie de la profession du boxeur que la pneumoconiose fait partie de celle du houilleur.

Nous savons depuis des dizaines d'années que la boxe provoque des lésions au cerveau. Ce qu'on appelle «la démence des boxeurs» était connu dès 1928. Le cerveau est extrêmement sensible aux coups portés à la tête. Ces coups, qui font partie intégrante des matchs de boxe, peuvent étirer les fibres et les cellules nerveuses et perturber ainsi le fonctionnement cellulaire normal. Assénés de manière répétée, ils peuvent aussi provoquer une série d'AVC microscopiques (microhémorragies) qui laissent des cicatrices au cerveau et bouleversent l'activité chimique du cerveau. Bref, la pratique de la boxe est tout simplement néfaste.

La démence des boxeurs a plusieurs appellations médicales: encéphalopathie traumatique des boxeurs, encéphalopathie traumatique chronique, démence traumatique ou encore *dementia pugilistica*. Plus les recherches se multiplient, plus nous accumulons de preuves contre cet ennemi de la fonction cognitive. De fait, il se trouve que 50 % des boxeurs professionnels souffrent de cette démence. Ce fut notamment le cas des champions

Joe Louis et Sugar Ray Robinson. La démence frappe 15 % des boxeurs dans un délai moyen de 16 ans à compter du début de leur carrière. Les facteurs de risque sont la pratique de longue date de la boxe avec grand nombre de combats, la retraite plus tardive du milieu de la boxe et le plus grand nombre de mises hors de combat.

Nous commençons seulement à comprendre pourquoi ces traumatismes se produisent. Dans une étude publiée en 2006, des chercheurs ont mesuré le liquide céphalo-rachidien de boxeurs amateurs aussitôt après un match de boxe et celui de non-boxeurs. Leurs mesures révélaient que les marqueurs du liquide céphalo-rachidien de la MA étaient immédiatement détectables et plutôt élevés chez les boxeurs, ce qui confirme les données selon lesquelles une lésion cérébrale peut se produire, même sur le plan cellulaire, avant que le boxeur ne présente des symptômes de perte de mémoire ou de démence.

Il semble que les lésions traumatiques chroniques que subit le cerveau au fil des combats de boxe prennent davantage la forme des symptômes de la maladie d'Alzheimer et de la démence que de ceux de la maladie de Parkinson. La boxe atteint gravement les régions du cerveau responsables de l'activité motrice, des fonctions cognitives et du comportement. Il peut s'ensuivre des problèmes moteurs (comme des difficultés d'élocution ou la lenteur et le manque de coordination des mouvements), des problèmes cognitifs (comme les difficultés de concentration, les pertes de mémoire et le ralentissement des facultés de traitement de l'information) et des problèmes comportementaux, fréquents chez les boxeurs (comme l'irritabilité, le manque de discernement et la paranoïa).

Des études montrent que les boxeurs qui possèdent l'allèle e4 présentent des lésions cérébrales plus graves que ceux qui n'ont pas cette prédisposition génétique. Par ailleurs, une étude rétrospective indique que les personnes atteintes de la MA qui ont subi une blessure crânienne avant l'âge de 65 ans présentent les symptômes cliniques de la maladie bien avant celles qui n'ont pas subi de blessure crânienne dans leur jeunesse.

L'exemple de la boxe que je prends ici est sans doute une des illustrations les plus extrêmes du lien entre traumatisme crânien et démence. Vous devez toutefois savoir que tous les traumatismes crâniens d'importance, y compris les commotions, peuvent considérablement accroître les risques de souffrir de démence plus tard. Certaines études indiquent que les lésions crâniennes avec perte de conscience peuvent doubler les risques de démence futurs.

Les blessures crâniennes répétées ne sont pas le propre de la boxe. C'est un risque qu'on rencontre dans tous les sports qui exposent l'individu à un choc crânien répété, comme le hockey sur glace, le soccer et le football américain. Une étude portant sur les joueurs de soccer révèle que les coups de tête utilisés pour lancer le ballon, qui sont des mouvements très fréquents dans ce jeu, exposeraient davantage à un déclin cognitif. De fait, les joueurs de soccer qui ont fréquemment recours aux coups de tête obtiennent des résultats plus médiocres aux tests cognitifs que les joueurs qui n'y ont pas recours. Les images de tomographies numériques montrent d'ailleurs les changements subtils, mais distincts, qu'entraînent ces blessures répétées.

Si nous ne pouvons pas totalement éliminer les risques de blessure à la tête (la vie n'est-elle pas elle-même un sport à haut risque?), nous pouvons du moins prendre certaines précautions et veiller notamment à porter un casque quand nous nous adonnons à des activités et des sports qui présentent des risques de traumatisme crânien intense et répété, comme le cyclisme, l'équitation, le soccer, le hockey sur glace et le football américain. Faites comme moi: n'oubliez jamais votre casque quand vous faites de la bicyclette.

Les méfaits de la cigarette

Vous savez déjà que la cigarette est nocive pour la santé. Vous pouvez désormais ajouter la maladie d'Alzheimer à la liste de ses méfaits.

Les liens entre tabagisme et maladie d'Alzheimer ont suscité beaucoup d'intérêt et donné lieu à de nombreuses études. Les toutes premières études sur le sujet laissaient entendre que la cigarette protégeait contre la maladie d'Alzheimer. Les études suivantes n'ont en rien confirmé cette hypothèse. Dans une étude canadienne sur la santé et le vieillissement (Canadian Study of Health and Aging), des chercheurs ont suivi un groupe de 258 personnes atteintes de la MA et un groupe témoin de 535 personnes pour évaluer le rôle de la cigarette dans la MA. Il en ressortait que la cigarette n'avait aucun effet protecteur. Dans une analyse de cas témoin du conseil de recherches médicales du Royaume-Uni (United Kingdom Medical Research Council), on a évalué 50 patients atteints de démence et 223 sujets témoins non assortis. L'étude conclut que, loin d'avoir un effet protecteur, la cigarette accroît les risques de MA de 40 % chez les fumeurs modérés (fumeurs consommant moins de 10 cigarettes par jour) et de 250 % chez les gros fumeurs (fumeurs consommant plus de 10 cigarettes par jour). La méta-analyse d'une série d'études réalisées auprès de populations européennes confirme que les risques de souffrir de démence et de MA sont plus élevés chez les fumeurs.

Des études plus récentes mettent en relief la toxicité de la cigarette. Dans une étude réalisée auprès de personnes âgées des Pays-Bas, la docteure Ann Ott et son équipe (qui sont rattachées à l'Université de Rotterdam) ont constaté que les risques de démence étaient deux fois plus élevés chez les fumeurs que chez les non-fumeurs et que cette proportion était même supérieure dans le cas de la MA. Dans une étude conjointe de l'Université du Kentucky et de l'Université d'Hawaii réalisée dans le cadre plus général de l'étude sur le vieillissement dans la population asiatique de Honolulu, la docteure Suzanne L. Tyas et son équipe ont constaté que les risques de MA augmentaient proportionnellement au nombre de cigarettes consommées.

Mes collègues et moi avons entrepris une étude pour déterminer dans quelle mesure la consommation chronique de cigarettes pouvait modifier les caractéristiques cliniques et pathologiques de la maladie d'Alzheimer. Nous avons observé que, de manière générale, les personnes qui fumaient au moment où la maladie s'est déclarée contractaient celle-ci huit ans avant les autres et qu'elles en décédaient également huit ans avant les autres. Ce phénomène n'était pas dû à la présence de l'allèle e4, car nous n'avions évalué que les personnes non porteuses de l'allèle. La quantité de cigarettes consommées, évaluée en paquets-année (soit le nombre de paquets par jour multiplié par le nombre d'années de consommation), pourrait influer sur la durée de la maladie. En d'autres termes, plus le sujet consomme de cigarettes, plus son décès des suites de la maladie d'Alzheimer sera précoce. En revanche, si les participants avaient cessé de fumer au moment de l'apparition des symptômes, leur «passé de fumeur» n'avait aucun effet sur la naissance, la durée, le phénotype ou le dénouement de la maladie.

Du strict point de vue de la maladie d'Alzheimer, les anciens fumeurs ne différaient pas des non-fumeurs. Notre étude rejetait l'hypothèse selon laquelle la cigarette pouvait protéger le cerveau contre les changements occasionnés par la MA et appuyait au contraire les études épidémiologiques indiquant que la cigarette pouvait contribuer au développement de la maladie d'Alzheimer. En résumé, la cigarette ne protège nullement de la MA et tend au contraire à la déclencher à un plus jeune âge.

Ce que vous pouvez faire

Aucun des facteurs de risque que nous venons de décrire n'entraîne à coup sûr la maladie d'Alzheimer, pas plus que l'absence de blessure à la tête ou le traitement de la dépression ne nous épargne forcément la démence. Ce chapitre visait essentiellement à vous présenter certains des éléments susceptibles de favoriser l'apparition de la maladie d'Alzheimer plus tard. Comment pouvez-vous vous protéger? Ne vous exposez pas inutilement à des matières toxiques. Portez un casque pour pratiquer les sports qui présentent un risque de traumatisme crânien ou de blessure à la tête, ou évitez-les tout à fait. Portez attention à votre bien-être, votre humeur et vos habitudes de sommeil. Informez-vous aussi des dernières nouvelles concernant la maladie d'Alzheimer de manière à préparer le meilleur plan de prévention possible.

DES RÉFLEXIONS ET DES RECOMMANDATIONS FINALES

- Évitez le contact prolongé avec les substances et les matières toxiques.

- Si vous observez chez vous ou chez un proche des symptômes que vous croyez reliés à l'apnée du sommeil, consultez un professionnel de la santé pour obtenir un diagnostic et un traitement.

- En cas de dépression, soignez-vous.

- Ne faites pas de boxe!

- Portez un casque pour faire de la bicyclette ou pratiquer des sports de contact afin d'éviter toute blessure à la tête.

- Ne fumez pas.

] 9 [

La tension artérielle
et l'hypertension

L a pression ou tension artérielle élevée (appelée hypertension par les
professionnels de la santé) est peut-être le problème de santé le plus
répandu dans la population adulte. Selon la Fondation des maladies
du cœur, « l'hypertension artérielle affecte une personne sur cinq au Canada.[13] » Elle provoque et accompagne souvent d'autres problèmes médicaux, comme les maladies cardiaques, les AVC et les maladies rénales. Ce
problème de santé est fort heureusement facile à contrôler et se soigne
relativement bien. Il existe une vaste gamme de médicaments sur ordonnance pour traiter l'hypertension.

Qu'est-ce que l'hypertension artérielle et pourquoi devez-vous vous en préoccuper ?

L'hypertension est la force qui s'exerce sur nos artères. Les artères sont en
quelque sorte des boyaux d'arrosage flexibles. Quand l'eau passe dans les
boyaux, ceux-ci se distendent et augmentent de diamètre pour contenir
l'eau. Quand l'eau cesse de passer, ils se contractent. Il se passe la même

---

13. www.fmcoeur.com

chose quand le cœur pompe le sang : les artères se distendent quand elles se remplissent de sang et se contractent quand le sang se retire. En présence d'hypertension artérielle, les artères perdent leur élasticité et deviennent rigides. Il s'ensuit que le cœur doit pomper plus fort pour pallier la rigidité des artères, qui perturbent de par leur résistance l'afflux de sang aux organes vitaux. Les parties du corps les plus éloignées du cœur, c'est-à-dire les extrémités, reçoivent alors moins de sang.

Les conséquences de l'hypertension sont énormes. Comme le cœur redouble d'efforts pour pomper le sang, il doit accomplir un véritable travail de musculation et finit par épaissir. Or, du fait que le cœur épaissit, les risques de crise cardiaque augmentent. Autre conséquence d'une hypertension mal ou non traitée : l'insuffisance rénale. À cet égard, l'hypertension est une des raisons les plus fréquentes de dialyse. En dernier lieu, l'hypertension mal ou non traitée constitue un important facteur de risque d'AVC.

La pression artérielle est jugée normale quand la pression systolique (chiffre le plus élevé correspondant à la force exercée sur les artères quand le cœur expulse le sang) est de 90 à 120 mmHg et que la pression diastolique (chiffre le plus faible correspondant à la pression exercée sur les artères quand le cœur se remplit de sang) est de 50 à 80 mmHg. On parle de pré-hypertension quand la pression systolique se situe entre 120 et 140 mmHg et la pression diastolique entre 80 et 90. On parle d'hypertension quand la pression systolique est supérieure à 140 et la pression diastolique supérieure à 90.

Quelle est la relation entre l'hypertension et la maladie d'Alzheimer ?

De nombreuses études générales d'envergure ont mis en évidence le lien entre pression artérielle élevée et déficit cognitif. L'hypertension pourrait accroître le risque de démence. Dans leur grande majorité, les données recueillies laissent croire que l'hypertension à mi-vie conduit à un déclin plus rapide des fonctions cognitives et accroît les risques de développer la maladie d'Alzheimer. Il a été établi que le taux de déclin cognitif d'un individu est directement associé à ses pressions systolique et diastolique, ainsi qu'à ses taux de cholestérol (voir chapitres 4 et 13). Vous devez savoir qu'un état de santé où se côtoient une tension artérielle élevée, un fort taux de cholestérol, le tabagisme et une maladie cardiaque ou un AVC quadruple les risques de contracter la MA.

L'hypertension a des conséquences étendues et durables. Dans une étude suédoise de 6 ans réalisée auprès de participants de 75 ans et plus, les chercheurs ont découvert que, non traitée, une pression artérielle élevée augmentait de 84 % le risque de démence et qu'une pression artérielle même modérée augmentait les risques de MA en particulier. Dans une autre étude longitudinale de 15 ans, également réalisée en Suède, les chercheurs ont découvert que les individus présentant de hautes pressions systolique et diastolique à mi-vie étaient plus susceptibles de souffrir de démence plus tard. Ces données sont confirmées par une étude de 2006 montrant que la pression systolique est un indice révélateur d'une éventuelle démence.

De son côté, une équipe dirigée par la docteure Lenore Launer, chercheuse à l'institut national d'études sur le vieillissement de Bethesda (Maryland), a montré qu'une pression systolique élevée à mi-vie est un signe annonciateur du déclin des fonctions cognitives et de la démence à un âge plus avancé. En examinant les résultats d'une étude qui avait suivi pendant plus de 20 ans un groupe d'Américano-Japonais de 71 à 93 ans vivant à Honolulu, les chercheurs se sont arrêtés aux participants qui avaient contracté la maladie d'Alzheimer ou une démence vasculaire durant la période d'observation et en sont venus à la conclusion que plus la tension artérielle systolique est élevée, plus le risque de démence augmente. Les participants qui faisaient partie du premier tiers (pression artérielle supérieure à 140 et 90) étaient plus susceptibles de souffrir de démence que ceux du dernier tiers (pression artérielle égale ou inférieure à 120 et 80. Cette occurrence semblait plus particulièrement marquée chez les participants qui n'avaient jamais fait traiter leur pression artérielle.

Ces données indiquent que le processus qui mène à la démence débute de nombreuses années avant l'annonce d'un diagnostic formel. La docteure Launer en déduit que la prévention et le traitement de l'hypertension à mi-vie pourraient jouer un rôle important dans la prévention de la démence à un âge plus avancé. Selon elle, la gestion et le traitement énergique de l'hypertension devraient avoir lieu le plus tôt possible.

Il est intéressant de constater que les personnes atteintes de la maladie d'Alzheimer ont une pression artérielle plus basse que les personnes non atteintes de démence. C'est que, comme l'ont montré Zhenchao Guo et ses collègues, chercheurs à l'institut Karolinska de Stockholm, la tension artérielle baisse à mesure que la démence gagne en gravité. Les raisons de ce phénomène sont encore obscures.

Les explications possibles

Le rôle de l'hypertension dans l'augmentation des risques de MA pourrait s'expliquer par l'action de l'enzyme de conversion de l'angiotensine (ECA). Cette enzyme sécrétée par les reins joue un rôle important dans la régulation de la pression sanguine et la métabolisation de l'amyloïde. Le blocage de cette enzyme entraîne une baisse de la tension artérielle. L'ECA n'est pas seulement responsable de l'hypertension. On croit aussi qu'elle endommage la paroi interne des vaisseaux sanguins. Il semble en outre que les mutations de l'ECA prédisposent aux maladies cardiovasculaires, qui constituent un autre des facteurs de risque de MA.

Une étude de l'Université de Pittsburgh montre que le débit sanguin dans le cerveau est moindre chez les patients souffrant d'hypertension, ce qui entraînerait une performance cognitive plus faible que celle des personnes dotées d'une tension artérielle normale. L'étude examine comment l'hypertension artérielle peut conduire à un déficit cognitif ou à une démence vasculaire et explique comment la régulation de la tension artérielle peut améliorer la performance cognitive et la santé cérébrale.

Autre éventualité: l'hypertension provoquerait un dommage ischémique cérébral (dommage subséquent au manque chronique d'oxygène et d'éléments nutritifs), ce qui favoriserait ou accélérerait l'apparition de la démence. Comme je l'ai fait observer au chapitre 7, nous disposons de plus en plus de données à l'appui d'un lien entre la santé cérébrovasculaire ou cardiovasculaire, d'une part, et l'état du cerveau et l'apparition de la démence, d'autre part. Nous savons entre autres qu'une tension artérielle élevée peut provoquer ou favoriser des lésions de la substance blanche (véhicule des connexions cérébrales) en la privant de sang, ainsi que des éclatements microscopiques des vaisseaux sanguins et des lésions cérébrovasculaires au cerveau – toutes indications pathologiques plus fréquentes dans le cerveau de personnes atteintes de démence ou de maladie d'Alzheimer que dans le cerveau de personnes sans démence.

Le stress oxydatif, qui accélère l'accumulation de bêta-amyloïde et la formation d'écheveaux neurofibrillaires, pourrait également intervenir dans le processus. Il est fort probable, toutefois, que le mécanisme par lequel la tension artérielle recoupe la maladie d'Alzheimer soit une combinaison d'une partie ou de la totalité de ces facteurs, ce qui complique considérablement la tâche du médecin.

Le traitement de la tension artérielle

Du fait que la majeure partie de la documentation médicale relie la baisse de la tension artérielle à mi-vie à la baisse des cas d'Alzheimer, les chercheurs doivent se demander si le seul fait de faire baisser la tension artérielle peut réduire les risques de MA et, dans ce cas, si seule une certaine classe de médicaments pourrait le faire. Les médicaments qu'on prescrit depuis de très nombreuses années pour faire baisser la tension artérielle sont aujourd'hui passés à la loupe pour déterminer s'ils peuvent aussi contrer la maladie d'Alzheimer.

Selon les chercheurs du projet Kungsholmen, à Stockholm, les médicaments contre l'hypertension réduisent l'incidence de la maladie d'Alzheimer chez les personnes âgées. En revanche, l'étude de Rotterdam, aux Pays-Bas, indique que ce type de médicaments réduit les taux de démence vasculaire, mais ne change rien aux risques de développer la maladie d'Alzheimer plus tard.

Le groupe d'études du comté de Cache, dans l'Utah, que dirige mon collègue et collaborateur le professeur John Breitner, directeur de département à l'école de médecine de l'Université de Washington, à Seattle, a étudié les taux d'incidence de la maladie d'Alzheimer pour déterminer si les risques de la contracter variaient selon les catégories de médicaments contre l'hypertension. À cette fin, l'équipe a fait un suivi auprès de plus de 3 000 personnes âgées qui avaient pris part à l'étude du comté de Cache, à la fin des années 1990. Près de la moitié des participants prenaient des médicaments contre l'hypertension au début de l'étude. Les médicaments en question étaient les bêtabloquants (propranolol, métoprolol, aténolol, nadolol et timolol), les inhibiteurs calciques (vérapamil, diltiazem, amlodipine, nifédipine et félodipine) et les diurétiques.

En examinant les données en fonction du type de médicaments, les chercheurs ont découvert que seuls les diurétiques et les bêtabloquants diminuaient les risques de MA. Après ajustement en fonction de l'âge, du niveau d'études, du nombre d'allèles e4 et d'autres facteurs concomitants, ils ont constaté que les bêtabloquants réduisaient de presque 50 % et les diurétiques de presque 40 % les risques de contracter la maladie d'Alzheimer. En poussant plus loin leur examen, ils ont observé que certaines sous-catégories de médicaments avaient un pouvoir protecteur encore plus grand. Les diurétiques d'épargne potassique comme le triamtérène, l'amiloride et la spironolactone étaient associés à une réduction de plus de 70 % des risques de MA. Un inhibiteur calcique particulier, la dihydropyridine, réduisait presque de moitié les risques. En résumé, l'étude montrait que les médicaments contre l'hypertension n'avaient pas tous le même effet protecteur et que les médicaments qui se distinguaient le plus par leurs propriétés protectrices étaient les diurétiques d'épargne potassique, les bêtabloquants et la dihydropyridine.

Plusieurs études antérieures vont dans le même sens. Une étude en particulier révélait que tout médicament contre l'hypertension était associé à une baisse de 36 % des incidences de MA. En revanche, le projet SHEP (Systolic Hypertension in the Elderly Project – étude de l'hypertension systolique chez les personnes âgées), l'essai du MRC (Medical Research Council – conseil des recherches médicales) et l'étude SCOPE (Study on Cognition and Prognosis in the Elderly – étude pronostique relative aux fonctions cognitives chez les personnes âgées) soulignent tous que les bêtabloquants, les diurétiques thiazidiques (qui n'appartiennent pas aux diurétiques d'épargne potassique) et les antagonistes des récepteurs AT1 de l'angiotensine II n'ont aucun effet sur les fonctions cognitives des personnes âgées.

L'essai SYST-EUR (Systolic Hypertension in Europe), qui se penche sur l'hypertension systolique en Europe, porte sur un type particulier de médicament contre l'hypertension : la nitrendipine. Il s'agit d'un inhibiteur calcique équivalent au vérapamil, à la nifédipine et au diltiazem commercialisé en Amérique du Nord[14]. L'étude révélait que les personnes hypertendues qui prenaient ce médicament pendant 2 ans réduisaient de 50 % leurs risques d'être atteints de démence. L'étude ayant été prolongée de deux ans, on a constaté que les risques continuaient de baisser avec le temps.

À partir des données de l'étude sur le vieillissement de la population américano-japonaise masculine à Honolulu, une étude de chercheurs a évalué les risques de démence et de déclin cognitif en fonction du nombre d'années de traitement de l'hypertension. À cette fin, elle a regroupé les participants en plusieurs groupes : jamais traités, traités depuis moins de 5 ans, traités depuis 5 à 12 ans, traités depuis plus de 12 ans. Les résultats montraient que chaque année de traitement additionnelle réduisait de 6 % le risque de démence. La durée du traitement contre l'hypertension serait donc associée à la réduction du risque de démence et de déclin cognitif, du moins chez les hommes. Nous ignorons actuellement si la durée du traitement de l'hypertension a les mêmes effets protecteurs chez les femmes.

Ce que nous ne savons pas

Nous nous attachons actuellement à comprendre pourquoi et comment les médicaments contre l'hypertension pris à mi-vie réduisent les risques de démence à un âge plus avancé. Pour l'instant, les effets protecteurs des diurétiques sont tout particulièrement flous puisque, contrairement aux inhibiteurs calciques, ils ne traversent pas la barrière entre le sang et le cerveau. Il sera également important de confirmer au moyen d'essais cliniques que les bêtabloquants et les diurétiques d'épargne potassique permettent effectivement de prévenir la maladie d'Alzheimer. Il faut craindre, toutefois, que ces études ne soient pas réalisées en raison du temps et des investissements qu'elles exigent.

Nous devons également déterminer si la réduction de la tension artérielle au moyen de simples changements apportés au mode de vie suffit pour réduire les risques de contracter la maladie d'Alzheimer ou si la prise de certains médicaments contre l'hypertension apporte des bienfaits additionnels sur le plan des fonctions et de la santé cognitives.

---

14. www.hc-sc.gc.ca/fniah-spnia/nihb-ssna/provide-fournir/pharma-prod/med-list/24-00-fra.php

Ce que vous pouvez faire

Voici ce que vous devez retenir pour l'instant : si votre tension artérielle est élevée (tension systolique supérieure à 130 et tension diastolique supérieure à 90) et que vous ne suivez pas de traitement pour la réduire, informez-vous sur les traitements possibles auprès de votre médecin. Si la prévention de la maladie d'Alzheimer est une de vos grandes priorités, demandez à votre médecin de vous prescrire les médicaments décrits dans ce chapitre, s'ils conviennent bien entendu à votre état de santé. En dernier ressort, réduire sa tension artérielle pour lutter contre la maladie d'Alzheimer ou pour prévenir une crise cardiaque ou un AVC revient strictement au même. Les recherches nous indiquent que le soin que nous apportons à notre santé à mi-vie a de profonds retentissements sur notre risque de contracter la maladie d'Alzheimer à un âge plus avancé.

DES RÉFLEXIONS ET DES RECOMMANDATIONS FINALES

- L'hypertension est un facteur de risque indépendant de la maladie d'Alzheimer. Ce risque est perceptible à mi-vie, même s'il ne se concrétise que des dizaines d'années plus tard.

- Les études montrent qu'un traitement rigoureux de l'hypertension réduit les risques de maladie d'Alzheimer.

- Dans la mesure du possible, votre pression systolique doit être inférieure à 130 et votre pression diastolique inférieure à 90. Votre cœur et votre cerveau ne s'en porteront que mieux.

- Les médicaments contre l'hypertension n'ont pas tous pour effet de réduire les risques de maladie d'Alzheimer. Les médicaments les plus efficaces en ce sens seraient les diurétiques thiazidiques, les bêtabloquants et certains inhibiteurs calciques, dont la nitrendipine (commercialisée en Europe).

- Demandez à votre médecin si ces médicaments peuvent vous convenir.

] 10 [

Les œstrogènes et le traitement hormonal de substitution

L e traitement hormonal de substitution est sans aucun doute la découverte la plus brillante des 10 dernières années dans le domaine de la médecine pour femmes. Autrefois considérées comme de simples hormones sexuelles, les œstrogènes se sont révélés d'une grande importance dans de nombreux processus comportementaux et biologiques.

Sur le plan médical, toutefois, l'éblouissante réputation des œstrogènes a été récemment ternie par une série de rapports accablants, issus tout particulièrement des essais d'un organisme dévolu à la santé des femmes, la Women's Health Initiative, qui montrent que les œstrogènes et le traitement hormonal de substitution (THS) sont moins fiables qu'on ne le croyait et que leurs méfaits pourraient bien éclipser leurs bienfaits pour la santé.

C'est en tout cas ce qui ressort des recherches sur la maladie d'Alzheimer et la démence. Une série d'études cas témoins et d'études épidémiologiques nous ont fait croire tout d'abord que les œstrogènes pouvaient avoir un effet salutaire sur la santé cognitive des femmes après la ménopause.

Cette assertion a été depuis réfutée par des études à grande échelle, plus nombreuses et plus poussées, qui ont prouvé que les œstrogènes n'avaient aucun effet protecteur sur le plan cognitif et qu'elles pouvaient même augmenter le risque de démence et de MA.

Dans ce chapitre, nous nous intéresserons à l'état actuel des recherches dans le domaine. Nous examinerons quelques hypothèses relatives à l'influence des hormones sur la pathologie de la démence et nous expliquerons pourquoi, dans l'état actuel des choses, il est préférable de mettre de côté le traitement hormonal de substitution.

Quelques hypothèses sur l'effet des œstrogènes sur le cerveau et leur rôle dans la protection contre la maladie d'Alzheimer

Pendant plusieurs dizaines d'années, les scientifiques croyaient que les œstrogènes étaient uniquement des hormones sexuelles responsables de la régularisation des états comportementaux et physiologiques des femmes. Les œstrogènes sont produits par un certain nombre de cellules et de tissus humains, dont les ovaires, le placenta, les tissus adipeux et le cerveau. Avant la ménopause, les ovaires sont les principales sources d'œstrogènes systémiques chez les femmes non enceintes. Après la ménopause, les ovaires cessent de produire des œstrogènes, qui deviennent tributaires d'autres sources de biosynthèse, dont les tissus adipeux, la peau, les os et le cerveau. Les conséquences à court terme de la perte d'œstrogènes sont les symptômes qui apparaissent à la ménopause : menstruations irrégulières, diminution de la fertilité, bouffées de chaleur, décharges vaginales, changements d'humeur, problèmes de sommeil, sueurs nocturnes et changements de l'apparence physique. Les conséquences à long terme de la baisse d'œstrogènes après la ménopause sont la perte osseuse, laquelle entraîne souvent l'ostéoporose et accroît les risques de maladies cardiovasculaires et de déficit cognitif.

Dans les essais de laboratoire, les œstrogènes font figure de médicaments miracles. Il a été montré qu'ils renforcent les effets des neurotransmetteurs (substances chimiques permettant aux neurones de communiquer entre eux) et qu'ils facilitent la croissance et le bon fonctionnement des cellules nerveuses. On sait aussi qu'ils ont un effet antioxydant et qu'ils favorisent la dégradation de la protéine précurseur amyloïde par l'alpha-sécrétase (ce qui, comme nous l'avons vu au chapitre 2, a pour conséquence bénéfique d'empêcher la production de la bêta-amyloïde toxique qui s'accumule dans le cerveau des personnes atteintes de la MA). De plus, les œstrogènes stimulent la croissance des cellules nerveuses qui produisent l'acétylcholine, substance chimique d'une grande importance pour la mémoire, et jouent un rôle important dans la croissance de cellules nerveuses en forme de branches appelées dendrites. Enfin, ils augmentent les facteurs de croissance, substances qui favorisent la guérison des cellules nerveuses, et contribuent à la bonne santé générale de celles-ci. Les œstrogènes pourraient même avoir un effet protecteur contre l'excitotoxicité (stimulation excessive des cellules provoquant leur mort).

Au vu des remarquables bienfaits que les œstrogènes exercent sur le cerveau, nous aurions toutes les raisons de penser que ces hormones pourraient nous aider à traiter ou en tout cas prévenir la maladie d'Alzheimer. À cela, il faut rappeler que les études dont il est question ici n'ont pas été réalisées auprès d'êtres humains. Dans les études ayant pour sujets des êtres humains, le rôle des œstrogènes est beaucoup moins reluisant.

Ce que nous savons

Les chercheurs étudient les liens entre les œstrogènes et la maladie d'Alzheimer depuis qu'ils savent que les femmes sont plus vulnérables à cette maladie que les hommes. Il y a une dizaine d'années, l'administration d'œstrogènes a commencé à être proposée comme traitement de la maladie d'Alzheimer, les chercheurs étant convaincus que l'administration d'œstrogènes combinée à un traitement hormonal de substitution pouvait réduire les risques de démence et de maladie d'Alzheimer chez les femmes. Cette découverte revêtait une extrême importance du point de vue de la santé publique.

Mais même en 1998, la communauté médicale était loin d'avoir atteint un consensus à ce sujet. Cette année-là, des chercheurs avaient entrepris une méta-analyse rétrospective des données de 10 études antérieures en vue de déterminer si les œstrogènes augmentaient, réduisaient ou n'influençaient pas les risques de démence. En 2000, une autre méta-analyse rigoureuse et approfondie indiquait que l'administration d'œstrogènes n'avait qu'un léger, sinon infime, effet positif sur la santé cognitive. Deux ans plus tard, une nouvelle méta-analyse concluait que, vu la manière problématique dont les études précédentes avaient été réalisées et interprétées, le lien entre THS et risque de démence devait être considéré comme incertain. L'étude épidémiologique du comté de Cache, en Utah, indiquait pour sa part que les œstrogènes réduisaient nettement l'incidence de la maladie d'Alzheimer chez les femmes qui suivaient une THS. Celles-ci étaient en effet deux fois et demie moins susceptibles de contracter la maladie d'Alzheimer que celles qui ne suivaient pas de THS. Ce que les chercheurs découvraient de plus frappant, c'est que tout effet bénéfique d'un THS disparaissait si le traitement commençait moins de 10 ans avant l'apparition de la maladie d'Alzheimer, ce qui revenait à dire que l'effet neurologique protecteur des œstrogènes n'existait probablement qu'au stade préclinique de la maladie d'Alzheimer.

Depuis quelques années, l'idée d'un effet protecteur du THS a été abandonnée au profit du point de vue complètement opposé : les résultats de plusieurs études réalisées dans le cadre des recherches sur la mémoire de la Women's Health Initiative indiquent que loin de réduire les risques de démence, le THS pourrait les accroître. Dans une étude portant sur l'association entre un THS combinant œstrogènes et progestines et les probabilités de démence, la docteure Sally Shumaker et ses collègues ont observé que les femmes qui suivaient ce THS combiné étaient deux fois plus susceptibles de développer une démence que les femmes du groupe placébo. Une étude ultérieure de la WHI sur l'usage d'œstrogènes chez les femmes ayant subi une hystérectomie devait montrer que l'incidence d'une démence probable était 49 % plus élevée chez les femmes qui suivaient un THS que chez les femmes du groupe placébo.

L'équipe a mis fin aux deux volets de l'essai clinique en juillet 2002 d'abord pour le THS combinant œstrogènes et progestines, et en février 2004 ensuite pour le THS aux seuls œstrogènes, en raison d'une hausse des maladies cardiovasculaires et des AVC dans la population étudiée et des préoccupations concernant les risques pour la santé, dont les risques de cancer du sein et de maladie cardiaque, que soulevait l'étude.

D'autres études cliniques ont été entreprises pour évaluer l'effet des œstrogènes sur le développement de la maladie d'Alzheimer. À l'issue de plusieurs études bien documentées, les chercheurs ont abouti à la conclusion que les œstrogènes n'avaient aucun bienfait d'importance sur les fonctions cognitives et la progression de la maladie d'Alzheimer chez les femmes après la ménopause. Une récente étude des chercheurs de la clinique Mayo, qui a été présentée dans le cadre d'un grand congrès de neurologie, montre aussi que, pris après la ménopause, un supplément d'œstrogènes (du type de celui que la plupart des femmes prennent pour réduire les symptômes comme les bouffées de chaleur) ne jouerait aucun rôle dans la prévention de la maladie d'Alzheimer. Les chercheurs ont analysé les données recueillies sur plus de 200 femmes en post-ménopause atteintes de la maladie d'Alzheimer et un nombre égal de femmes du même âge, également en post-ménopause, ne souffrant d'aucune démence. Si l'étude n'affirme pas que les œstrogènes augmentent les risques de MA, elle n'indique pas non plus qu'ils ont un quelconque effet protecteur.

Ce que nous ne savons pas

Au vu des risques évidents qu'il pose pour la santé, le THS soulève de nouvelles questions et exige des chercheurs qu'ils s'interrogent sur la période et le dosage relatifs au traitement. Quand une femme doit-elle entreprendre un THS et quels en sont les risques et les bienfaits pour sa santé?

Les toutes dernières données probantes indiquent que la ménopause est la période la plus indiquée pour suivre un THS. Repousser le traitement après la ménopause risque d'empirer ses effets sur les cellules nerveuses. Dans le cadre d'une étude australienne visant à évaluer les options d'amorçage et de durée d'un THS et leurs effets sur les fonctions cognitives, des chercheurs ont étudié l'historique de remplacement hormonal, le style de vie et les dossiers médicaux de 400 femmes âgées de 60 ans et plus. Les chercheurs ont fait passer aux participantes les tests habituels d'évaluation de la mémoire et de la dépression, lesquels tenaient compte des facteurs tels que l'âge, le niveau d'études, l'humeur, l'indice de masse corporelle, le tabagisme, la consommation d'alcool et les antécédents de maladie cérébrovasculaire. Ils ont constaté que les femmes ayant conservé un utérus et des ovaires intacts et ayant amorcé un THS avant 66 ans, ainsi que les femmes ayant subi une hystérectomie et une ablation des ovaires dans les 5 ans qui avaient suivi le début d'un THS obtenaient de meilleurs résultats aux tests d'évaluation des fonctions cognitives et du lobe frontal que les femmes qui avaient entrepris un THS plus tard. Plus l'administration du traitement commençait tôt, plus les résultats obtenus dans certains aspects des tests cognitifs étaient meilleurs. Les chercheurs notent toutefois qu'il sera nécessaire d'entreprendre une étude de plus grande envergure sur le moment et les modalités du traitement.

Dans une autre étude récente, des chercheurs de l'Université de la Californie à San Francisco ont voulu savoir si les femmes post-ménopausées sous estradiol transdermique (timbre transdermique d'œstrogènes) à très faible dose constataient une amélioration de leurs fonctions cognitives et de leur qualité de vie au bout de deux ans. Au suivi, les chercheurs ont conclu que la performance cognitive ne variait pas de manière statistiquement significative chez les femmes qui prenaient de l'estradiol et celles qui prenaient un placébo.

Outre le moment où le traitement doit être administré, les chercheurs se sont interrogés sur le choix du meilleur THS possible. Les œstrogènes à la base des THS actuels sont de diverses sortes. Il existe des dérivés d'œstrogènes synthétiques, des œstrogènes naturels et des œstrogènes bio-identiques. Les œstrogènes naturels sont fabriqués par l'être humain. Ils comprennent les œstrogènes conjugués (Premarin) et l'estradiol (Estrace, Estraderm et des marques génériques). L'œstrogène synthétique conjugué le plus connu est commercialisé sous la marque C.E.S. Les études portent essentiellement sur les patientes sous Premarin, avec ou sans progestérone. Premarin est un estrogène naturel dit équin (procuré par les juments).

Une étude scientifique bien conçue et bien exécutée fournit certaines des réponses que nous cherchons, mais ne répond pas toujours à toutes les questions et ne fait parfois que nous aiguiller vers de nouvelles avenues de recherche et d'étude. Dans le cas du THS, la question reste à savoir si un traitement hormonal de substitution administré aux premiers stades de la ménopause influe sur la progression et la pathologie de la maladie d'Alzheimer. Dans les années à venir, nous en saurons sans doute davantage sur le rôle que jouent les œstrogènes dans le casse-tête de la maladie d'Alzheimer.

Et les hommes ?

Comme nous l'avons mentionné, la prévalence de la maladie d'Alzheimer est légèrement plus élevée chez les femmes que chez les hommes. De ce point de vue, vous vous demandez peut-être en quoi les œstrogènes peuvent bien accroître ou réduire les risques de MA chez les hommes. Les choses sont plus complexes qu'elles ne le paraissent. En premier lieu, les hommes possèdent une réserve d'œstrogènes qui leur fournit peut-être une certaine protection contre les risques. Une infime partie de leur testostérone est en effet convertie en œstrogène. En deuxième lieu, les hommes peuvent également connaître une forme de ménopause (appelée andropause). L'andropause, dont l'existence est loin de faire l'unanimité parmi les scientifiques, se caractérise notamment par une baisse de la testostérone et, par voie de conséquence, de l'œstrogène présent dans l'organisme de l'homme. En dernier lieu, nos données actuelles sur la question sont encore incomplètes. Les scientifiques ne comprennent pas encore très bien la biologie des œstrogènes et le cerveau masculin dans leur rapport avec les risques et la prévention de la maladie d'Alzheimer.

Ce que vous pouvez faire

Tenez compte des mises en garde formulées dans ce chapitre et suivez les recommandations de Santé Canada : si votre médecin ne le juge pas essentiel, *ne prenez pas* d'œstrogènes de substitution. Si vous décidez de le faire, ne les prenez que pendant de courtes périodes et en aussi petites doses que possible. Toute consommation d'œstrogènes, d'hormones, d'hormones synthétiques ou d'hormones bio-identiques doit avoir lieu sous l'étroite supervision d'un professionnel de la santé. Pour l'instant, les œstrogènes ne doivent servir qu'à atténuer les symptômes de la périménopause et de la postménopause (bouffées de chaleur, saignements, etc.). Ne prenez pas d'œstrogènes de substitution dans le but précis de prévenir la maladie d'Alzheimer. Les données dont nous disposons actuellement ne justifient pas une telle utilisation.

DES RÉFLEXIONS ET DES RECOMMANDATIONS FINALES

- Les femmes sont plus prédisposées que les hommes à contracter la maladie d'Alzheimer.

- Les œstrogènes présentent d'étonnantes propriétés protectrices durant les essais en laboratoire, mais ces propriétés ne sont pas aussi discernables chez les êtres humains.

- Le traitement hormonal de substitution ne va pas sans certains risques pour la santé, y compris peut-être un risque accru de démence.

- Le traitement hormonal de substitution n'agit pas de manière efficace contre la maladie d'Alzheimer, une fois que les symptômes de celle-ci se sont déclarés.

- On recommande actuellement de ne prendre des œstrogènes ou de suivre tout autre THS que sur les conseils d'un médecin et uniquement pour apaiser les symptômes de la périménopause et de la post-ménopause, tels que les bouffées de chaleur. Ces médicaments ne doivent pas être pris dans le but précis de prévenir la maladie d'Alzheimer.

Partie III
Des recommandations

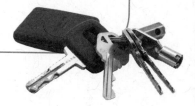

] 11 [

Des aliments sains contre la maladie d'Alzheimer

L a bonne alimentation ne sert pas seulement votre corps ; elle sert aussi votre cerveau. De fait, le régime alimentaire est une des composantes du style de vie qui pèse le plus dans les risques de contracter la maladie d'Alzheimer, composante qui doit d'autant plus retenir notre attention qu'elle est relativement facile à modifier. Le lien entre régime alimentaire et démence fait l'objet de recherches de plus en plus poussées. Une somme importante de données scientifiques émanant d'études menées auprès de la population générale et d'études sur des animaux de laboratoire montre déjà que la bonne (ou la mauvaise) alimentation joue un rôle déterminant dans la prévention de la maladie d'Alzheimer. En plus de réduire vos risques de contracter cette maladie, les recommandations que je formule dans ce chapitre peuvent considérablement réduire vos risques de maladie cardiaque et, de manière générale, améliorer votre santé.

Réduisez votre consommation de graisses saturées

Vous le savez déjà: les aliments riches en graisses saturées sont néfastes pour la santé. Les graisses saturées sont montrées du doigt dans une multitude de problèmes de santé, dont le taux élevé de cholestérol, l'obésité, les maladies cardiaques et le diabète de type 2. Les chercheurs ont désormais certaines raisons de croire que la présence de graisses saturées dans votre alimentation peut également altérer la mémoire et probablement accroître les risques de contracter la MA.

Les données dont nous disposons proviennent en grande partie d'études sur des animaux de laboratoire. Dans ces études, les chercheurs font suivre à des rats et des souris des régimes à diverses teneurs en graisses, puis les soumettent à des tests d'apprentissage et de mémoire. Dans tous les cas, les animaux nourris d'aliments riches en graisses saturées présentent des capacités d'apprentissage et de mémorisation inférieures à ceux qui sont nourris d'aliments pauvres en gras.

Dans une étude sur des rats de laboratoire, les chercheurs ont voulu savoir si ces effets néfastes étaient dus à la consommation des graisses en général ou des graisses saturées en particulier. Pendant huit semaines, un groupe de rats a été nourri à l'huile de noix de coco, huile à forte teneur en graisses saturées, tandis qu'un autre groupe de rats a été nourri à l'huile de soja, huile à faible teneur en graisses saturées et à forte teneur en graisses non saturées. Au bout de cette période, les rats nourris à l'huile de noix de coco présentaient un taux de triglycérides, un taux de cholestérol total et un taux de LDL (lipoprotéine de basse densité ou «mauvais» cholestérol) plus élevés. (Pour ces diverses notions, voir le chapitre 13.) Les résultats qu'ils obtenaient aux tests de mémoire et d'apprentissage étaient nettement inférieurs à ceux qu'obtenaient les rats nourris à l'huile de soja. Dans une autre étude réalisée par la faculté de médecine de la Caroline du Sud, des souris génétiquement modifiées pour développer la maladie d'Alzheimer ont été nourries d'aliments riches en graisses saturées et en cholestérol et ont été ensuite comparées à un groupe témoin de souris qui n'avaient pas été nourris d'aliments gras. Au bout de deux mois, on a fait faire à toutes les souris des tâches axées sur la mémorisation. Les souris nourries avec des aliments riches en graisses saturées étaient incapables de se souvenir des tâches alors que celles du groupe témoin pouvaient les exécuter. L'examen des cerveaux indiquait de plus que le taux de protéine bêta-amyloïde toxique était plus élevé dans le cerveau des souris nourries avec des éléments riches en graisses saturées. Ces données nous autorisent à penser qu'il y a un lien entre les régimes à forte teneur en graisses saturées et les changements qui se produisent dans le cerveau des personnes atteintes de la MA.

Bien entendu, les rats et les souris n'étant pas des êtres humains, il faut se garder de tirer de ces études des conclusions définitives sur la pathologie humaine, qui est plus complexe. Il est malheureusement impossible de faire de telles expériences avec des sujets humains sans soulever une multitude de questions biomédicales et bioéthiques. Nous ne pouvons donc que supposer qu'un régime alimentaire à forte teneur en graisses saturées influe sur la santé cognitive. Pour compliquer les choses, le régime alimentaire nord-américain est riche non seulement en graisses saturées, mais aussi en sucres. Les prédispositions génétiques, l'obésité, un taux de sucre élevé et de hauts taux de cholestérol sont autant de facteurs qui minent la santé cognitive, de sorte que les chercheurs doivent déterminer si la consommation de graisses saturées est seule responsable des difficultés de mémorisation et d'apprentissage que rencontrent les rats ou si ce sont les problèmes de santé qu'elle entraîne qui sont en cause.

Les chercheurs ont observé que les porteurs de l'allèle e4 (voir chapitre 4) qui avaient aussi un régime alimentaire riche en graisses saturées couraient plus de risques de contracter la maladie d'Alzheimer que les porteurs de l'allèle e4 dont le régime était moins riche en graisses saturées. En revanche, cette distinction ne valait pas entre les porteurs et les non-porteurs de l'allèle e4, la consommation de graisses non saturées ne semblant pas entrer en ligne de compte dans leurs probabilités de développer la maladie d'Alzheimer. Par ailleurs, l'étude sur la population de Rotterdam n'établit aucune association entre la consommation d'aliments riches en graisses saturées et les risques de démence, ce qui remet en question les conclusions très claires tirées des études sur les rats et les souris de laboratoire.

Ces découvertes sont prometteuses à plusieurs égards. Les nouvelles avenues de recherche qu'elles ouvrent nous permettront peut-être de démêler les liens complexes entre régime alimentaire riche en graisses saturées, cholestérol, obésité, gènes et maladie d'Alzheimer. Pour l'instant, elles nous invitent à faire une observation simple et claire : de très légers changements à notre alimentation (p. ex. remplacer le lard et les huiles partiellement hydrogénées par de l'huile d'olive ou une huile mono-insaturée ou polyinsaturée) nous permettent de réduire considérablement notre consommation de graisses saturées et d'augmenter notre HDL (« bon cholestérol »), ce qui ne peut qu'être bénéfique pour la santé, et nous sont probablement d'une grande aide pour améliorer nos fonctions cognitives.

Consommez plus d'oméga-3

Les acides gras oméga-3, qu'on appelle aussi acides gras n-3, forment une des sous-classes de graisses polyinsaturées que l'organisme mobilise pour régulariser la structure et les fonctions de nombreux organes et tissus. Ces acides gras sont notamment essentiels à la croissance et au maintien de nombreuses fonctions du système nerveux central (cerveau et moelle épinière). Les acides gras représentent environ 20 % du poids sec du cerveau, et 20 % de ces acides gras sont composés d'oméga-3 ADH (acide docosahexanoïque). Nous reviendrons longuement sur cet acide plus loin et au chapitre 18. L'ADH est en grande partie concentré dans les synapses (lieux de connexion entre neurones). Apparaissant comme la « queue » des neurones, ces synapses jouent un rôle vital dans la transduction du signal (c'est-à-dire la communication entre neurones). De plus, l'ADH possède des propriétés anti-inflammatoires dont un des effets pourrait être de bloquer ou de ralentir le développement de la maladie d'Alzheimer. Dans de nombreuses études contrôlées, les souris soumises à un régime alimentaire riche en acides gras oméga-3 (y compris en ADH) affichaient une supériorité marquée sur le plan de l'apprentissage et de la mémoire par rapport aux souris non nourries de ces substances.

L'ADH se trouve principalement dans les aliments que nous consommons. Parmi les bonnes sources d'ADH figurent les poissons gras (flétan, maquereau, saumon, truite, sardines et thon), les œufs et la volaille. Outre l'ADH, le poisson comprend une petite quantité d'un autre acide gras : l'acide alpha linolénique (ALA). Des études épidémiologiques sur l'apport alimentaire en acides gras oméga-3 que fournit la consommation de poisson montrent qu'un repas de poisson pris au moins une fois par semaine est associé à une réduction de 40 % à 60 % des risques de MA. Ces études nous permettent de conclure avec certitude qu'un bon apport alimentaire en acides gras oméga-3 est essentiel tant au développement neuronal et cognitif qu'au fonctionnement normal du cerveau. Les poissons riches en ADH semblent être associés à une plus grande réduction des risques. Des études ayant pour sujets des animaux âgés montrent également que l'ADH joue un rôle important dans la préservation des performances mémorielles. Autre acide gras important : l'acide oméga-3 EPA (acide eicosapentanoïque). Le tableau suivant présente les principales sources d'acides gras oméga-3.

DES ALIMENTS RICHES
EN ACIDES GRAS OMÉGA-3*

	EPA+ADH	ALA
Poisson (85 g cuit)		
Anchois	✔	
Flétan	✔	
Hareng de l'Atlantique	✔	
Hareng du Pacifique	✔	
Maquereau de l'Atlantique	✔	
Maquereau du Pacifique	✔	
Saumon de l'Atlantique**	✔	
Sardines	✔	
Truite arc-en-ciel	✔	
Thon blanc	✔	
Thon rouge frais	✔	
Abats (85 g cuits)		
Cervelle d'agneau	✔	
Cervelle de porc	✔	

	EPA+ADH	ALA
Autres aliments		
Caviar (29 g)	✔	✔
Fèves de soja (1/2 tasse, cuites)		✔
Épinards (1/4 tasse, cuits)		✔
Tofu ordinaire (1/2 tasse)		✔
Noix (1/4 tasse)		✔
Germe de blé (1/4 tasse)***		✔
Huiles (1 c. à soupe)		
Canola		✔
Foie de morue	✔	
Graine de lin		✔
Hareng	✔	
Huile de menhaden	✔	
Saumon	✔	
Sardine	✔	
Soja		✔
Noix		✔
Germe de blé		✔
Graines		
Lin (1 c. à soupe)		✔

Source: D'après les recommandations de l'USDA (2003) et Passeportsante.net.

* Aliments par portion procurant au moins 10 % de l'apport suffisant (AS) en ALA ou l'étendue des valeurs acceptable des macronutriments (ÉVAM) pour l'EPA et l'ADH (10 % de l'ÉVAM). L'AS est un apport quotidien moyen recommandé qui repose sur des approximations observées ou déterminées expérimentalement ou sur des estimations de l'apport nutritionnel d'un ou de plusieurs groupes de personnes apparemment en bonne santé, qui maintiennent vraisemblablement un état nutritionnel adéquat. Une étendue des valeurs acceptable des macronutriments

(ÉVAM) est un intervalle d'apports établi pour une source d'énergie précise, qui est associé à un risque réduit de maladies chroniques et qui permet des apports suffisants en nutriments essentiels. Cette étendue est établie en l'absence d'un apport nutritionnel recommandé (ANR).

** Le saumon d'élevage de l'Atlantique contient presque autant d'acides gras oméga-3 que le saumon sauvage de l'Atlantique et considérablement plus d'acides gras oméga-3 que le saumon sauvage du Pacifique.

*** Portion standard non établie.

Dans le cadre du projet CHAP (Chicago Health and Aging Project – projet sur la santé et le vieillissement de Chicago), des chercheurs se sont intéressés à la place des acides gras oméga-3 dans le régime alimentaire d'un segment spécifique de la population, soit plus de 800 résidents de Chicago âgés de plus de 65 ans et de deux races. Les participants devaient répondre à un questionnaire leur demandant à quelle fréquence ils consommaient les aliments figurant sur une liste de 139 articles différents, dont le thon, les bâtonnets de poisson, les galettes de poisson, les sandwichs de poisson, le poisson frais en plat principal, les crevettes, le homard et le crabe. Les chercheurs ont consigné les données sur la consommation hebdomadaire des participants et ont fait ensuite passer à ceux-ci des tests de mémoire simples au cours d'une période moyenne de quatre ans.

Les chercheurs ont constaté que la consommation hebdomadaire de poisson était associée au ralentissement du déclin de la fonction cognitive, ralentissement qui atteignait 10 % chez les participants qui consommaient du poisson une fois par semaine et 12 % chez ceux qui en consommaient plus d'une fois par semaine. Ce ralentissement était observé dans les modèles mixtes, même après ajustement en fonction de l'âge, du sexe, de la race, du niveau d'études, de l'activité cognitive, de l'activité physique, de la consommation d'alcool et de l'apport énergétique total. Toutefois, les bâtonnets de poisson ne semblaient pas avoir les mêmes effets protecteurs que les poissons gras.

Dans leurs conclusions, les chercheurs de l'étude CHAP indiquent que les propriétés protectrices de la consommation de poisson ne peuvent être distinguées de celles d'autres aliments bénéfiques, comme les fruits et les légumes, et qu'elles pourraient être moins fortes quand on prend en compte l'apport en graisses saturées et polyinsaturées et en gras trans. Le rôle de la consommation de poisson dans le ralentissement du déclin cognitif ne peut donc être déterminé avec une absolue certitude. Des études plus poussées seront nécessaires pour affirmer que la teneur en gras est le facteur alimentaire décisif du ralentissement du déclin cognitif. Pour l'instant, nous pouvons avancer que les consommateurs réguliers de poissons riches en acides gras oméga-3 connaissent effectivement une réduction du déclin cognitif et de la perte de mémoire.

D'autres études d'envergure menées auprès de la population générale confirment l'hypothèse selon laquelle la consommation de poisson aurait de considérables effets protecteurs dans diverses fonctions neurologiques. Une de ces études, axée sur un questionnaire sur les habitudes alimentaires dans lequel la consommation de poisson était quantifiée, a permis de constater que les hommes qui prenaient un repas de poisson par semaine connaissaient une réduction marginalement significative du déclin cognitif. Même si nous n'avons pas encore cerné le mécanisme biochimique précis par lequel la consommation régulière de poisson est bénéfique pour le cerveau, nous pouvons affirmer que la consommation d'un repas de poisson ou plus par semaine semble avoir des effets protecteurs contre un éventuel déclin cognitif.

Les données probantes selon lesquelles les acides gras oméga-3 auraient un effet protecteur sur le cerveau ne cessent de s'accumuler. Nous savons déjà que les patients qui ont reçu un diagnostic de maladie d'Alzheimer possèdent de moindres taux d'ADH et d'acides gras oméga-3. Je reviendrai plus longuement sur l'ADH au chapitre 18.

Autres sources d'acides gras oméga-3, et notamment d'ALA: les graines de lin. Vous trouverez aussi d'autres sources d'acides gras et d'ALA, moins riches, mais néanmoins bénéfiques, dans l'huile de cassis, l'huile de canola, l'huile de graine de moutarde, l'huile de soja, l'huile de noix, les épinards et le germe de blé. Pour la bonne santé du cerveau, privilégiez avant tout les aliments riches en ADH.

LES PLATS DE POISSON QUI NOURRISSENT LE CERVEAU ET CEUX QUI NE LE NOURRISSENT PAS

Ceux qui le nourrissent :	Ceux qui ne le nourrissent pas :
• Salade de thon (avec peu de mayonnaise, vu que la plupart des mayonnaises sont pleines de graisses saturées) • Sushis avec thon, saumon, hareng, maquereau, flétan ou truite • Steak de flétan • Saumon grillé et hamburgers au saumon • Lox et saumon fumé • Sardines • Plats contenant les types de poisson indiqués ci-dessus	• Majorité des poissons en bâtonnet vendus dans les supermarchés. Ils contiennent généralement de la morue, qui est faible en ADH. • *Fish and chips* (même raison) • Majorité des poissons panés à emporter ou servis dans les restaurants-minute (même raison)

Suivez un régime alimentaire riche en fruits et légumes colorés

Les fruits et les légumes de couleur foncé sont également d'excellents aliments pour préserver votre santé cognitive. De nombreux fruits et légumes sont connus pour leur action stimulante sur la santé cognitive. En voici quelques-uns :

DES FRUITS ET LÉGUMES BÉNÉFIQUES À LA SANTÉ DU CERVEAU

Légumes crucifères	Légumes non crucifères	Fruits
Brocoli	Aubergine	Bleuet
Chou	Épinard	Cerise
Chou de Bruxelles	Maïs	Fraise
Chou-fleur	Oignon	Framboise
Chou frisé	Poivron	Mûre
Chou vert		Orange
Cresson		Prune
Navet		Pruneau
Pak-choï (bok choy)		Raisin rouge
Radis		
Roquette		

Si ces fruits et légumes sont tout particulièrement bénéfiques pour la santé cognitive, c'est qu'ils regorgent d'antioxydants. Pour bien choisir vos produits, suivez cette règle très simple : plus leur couleur naturelle est vive, plus ils renferment d'antioxydants.

Antioxydants… Voilà un mot qui revient sur toutes les lèvres ! Que signifie-t-il exactement ? Qu'est-ce qu'un antioxydant et pourquoi joue-t-il un rôle si important dans notre santé ?

Les antioxydants : des composés à la défense de l'organisme

Les antioxydants réduisent le stress oxydatif. Les médecins appellent « stress oxydant » les dommages que certaines réactions chimiques font subir aux cellules animales ou végétales et, par voie de conséquence, aux organes et tissus qu'elles composent. Fruits de la combinaison de molécules de notre organisme avec l'oxygène que nous inhalons, ces réactions libèrent des sous-produits de l'oxygène, dont le superoxyde, l'oxygène singulet et le peroxynitrite, ou le peroxyde d'hydrogène, qui perturbent le fonctionnement normal des cellules. Quand il y a déséquilibre entre les pro-oxydants (composés qui favorisent la formation des sous-produits de l'oxygène et la destruction des cellules) et les antioxydants (composés fabriqués par l'organisme pour contrer l'action des oxydants) et que les premiers ne sont plus éliminés par les deuxièmes, les cellules commencent à se dégrader.

On croit (sans l'avoir formellement prouvé) que le stress oxydant serait responsable de maladies neurodégénératives, dont la maladie de Lou Gehrig (ou SLA – sclérose latérale amyotrophique), la maladie de Parkinson, la maladie d'Alzheimer et la maladie de Huntington. Le stress oxydant serait également une des principales causes de maladie cardiovasculaire, ainsi qu'un des éléments majeurs du processus de vieillissement.

Le stress oxydant subi par les neurones serait en outre responsable de la dégradation neuronale associée au développement de la démence et de la maladie d'Alzheimer. Des données de plus en plus convaincantes laissent penser que l'oxydation nocive causée par le peptide bêta-amyloïde dans la pathogenèse de la maladie d'Alzheimer serait transmise par le peroxyde d'hydrogène. Le stress oxydant a été détecté dans le cerveau, le liquide céphalo-rachidien et l'urine de personnes atteintes de la MA.

Dans la mesure où de multiples sources semblent confirmer l'hypothèse que les dommages consécutifs à l'oxydation jouent un rôle important dans la pathogenèse de la maladie d'Alzheimer, nous devons en toute logique adopter et suivre aussi régulièrement que possible un régime alimentaire riche en antioxydants. Plusieurs études épidémiologiques indiquent qu'un bon apport alimentaire en antioxydants réduirait les risques de MA et ralentiraient le déclin cognitif. Contrairement aux études montrant que les suppléments de vitamines C et E ne jouent qu'un rôle négligeable dans les risques de contracter la maladie d'Alzheimer, le projet sur la santé et le vieillissement de Chicago associe la prise de vitamine E à une réduction du déclin cognitif, notamment chez les porteurs de l'allèle e4. L'étude de Rotterdam laisse également penser que l'apport alimentaire à long terme de vitamines C et E a un effet bénéfique sur la santé cognitive. L'étude révélait que ces effets étaient tout particulièrement marqués chez les fumeurs, ce qui indique que ces suppléments contribuent à bloquer la pathogenèse de la démence due à la présence de radicaux libres dans l'organisme.

Tout comme les études sur les acides gras oméga-3 et les graisses saturées, ce sont les recherches sur les animaux de laboratoire qui nous fournissent la majorité des preuves de l'action protectrice des antioxydants alimentaires. Ces recherches montrent que les animaux nourris avec des aliments riches en antioxydants affichent des facultés mémorielles supérieures à celles de leurs équivalents témoins, en plus de réduire le stress oxydant et les changements étiologiques propres à la maladie d'Alzheimer.

Nous savons déjà que la consommation de fruits et de légumes est une des composantes essentielles d'un mode de vie sain du fait que ceux-ci fournissent à l'organisme des éléments nutritifs vitaux comme le bêta-carotène, les flavonoïdes, les caroténoïdes et les vitamines C et E. Ces éléments nutritifs sont des armes puissantes contre les AVC, l'insuffisance coronaire et plusieurs cancers. Les chercheurs du projet CHAP sur la santé et le vieillissement de Chicago ont constaté que, durant les quatre années que durait leur étude, la consommation de légumes était associée à une réduction des risques de MA. Les chercheurs ont noté une réduction statistiquement significative des risques de MA chez les participants qui consommaient trois portions de légumes par jour, comparativement à ceux qui n'en consommaient qu'une portion par jour. La consommation de tous les types de légumes (excluant les légumineuses comme les fèves, les pois chiches ou les lentilles) était également associée à une réduction très nette du déclin cognitif.

En d'autres mots, votre mère avait raison: les légumes sont bons pour la santé. Plus vous consommerez certains types de légumes, moins vous serez vulnérable au déclin cognitif. L'analyse individuelle de divers fruits et légumes révèle que plusieurs d'entre eux, dont la patate douce, la courgette, l'aubergine, le brocoli, la salade verte, le céleri, le chou et la pomme, contribuent à réduire le déclin cognitif. La même analyse montre que les personnes qui consomment le plus de légumes-feuilles sont aussi celles qui présentent le moins de risques de développer la maladie d'Alzheimer. Les chercheurs du projet CHAP en concluent que la consommation régulière et substantielle de légumes-feuilles, de légumes jaunes et de légumes crucifères (une à quatre portions par jour) exerce une action protectrice contre les changements cognitifs reliés au vieillissement.

La revue *Annals of Neurology* a publié les résultats d'une étude menée auprès de la population générale qui s'est étalée sur une période de 30 ans. L'étude montre que les femmes qui consommaient le plus de légumes-feuilles et de légumes crucifères durant la période de la recherche accusaient un déclin cognitif moindre que celles qui consommaient peu de légumes ou qui n'en consommaient pas du tout. Fait intéressant : dans cet échantillon de plus de 13 000 femmes, la consommation de fruits ne semblait pas influer sur le déclin cognitif ou réduire les risques de développer la maladie d'Alzheimer. Cette donnée peut s'expliquer par la plus grande abondance d'antioxydants qu'on trouve dans les légumes.

Cela dit, les études de laboratoire et les études épidémiologiques montrent unanimement que les bleuets possèdent de robustes propriétés antioxydantes. Les bleuets et autres aliments riches en antioxydants comme les épinards et les fraises bloquent ou ralentissent le déclin cognitif et la progression de la maladie d'Alzheimer de manière plus efficace encore que les antioxydants purs vendus sous forme de suppléments alimentaires.

Il semble bien que les jus de fruits et de légumes pourraient considérablement retarder l'apparition de la maladie d'Alzheimer. Les nombreux types de polyphénols, ces antioxydants propres aux végétaux qui figurent au tout premier rang des antioxydants alimentaires et qu'on trouve dans les jus de fruits, protègent davantage les cellules nerveuses contre le peroxyde d'oxygène que les antioxydants en supplément vitaminique. Dans une étude menée auprès de la population générale réunissant plus de 1 800 Américano-Japonais du comté de King, à Washington, des chercheurs ont voulu déterminer si la consommation de jus de fruits et de légumes, qui contiennent une forte concentration de polyphénols, faisait baisser les risques de maladie d'Alzheimer. Les participants, qui ne souffraient d'aucune démence au début de l'étude, ont été suivis pendant une période maximale de neuf ans. Les chercheurs ont découvert que, après la prise en compte de possibles facteurs concomitants, comme une maladie cardiaque, les risques étaient réduits de 76 % chez les participants qui buvaient des jus au moins trois par semaine, comparativement à ceux qui en buvaient moins d'une fois par semaine. La différence tendait à être plus marquée chez les porteurs de l'allèle e4 et les participants qui n'étaient pas physiquement actifs. Les chercheurs en ont conclu que les jus de fruits et de légumes contribuaient considérablement à retarder l'apparition de la maladie d'Alzheimer, surtout chez les personnes à risque. Nous ignorons actuellement si les jus de fruits frais sont plus bénéfiques que les jus de fruits congelés ou emballés.

Si vous décidez de consommer des fruits dans le cadre de votre plan de prévention de la maladie d'Alzheimer, je vous recommande de vous en tenir aux puissants antioxydants que sont les bleuets, les fraises et le jus de grenade.

Buvez du thé vert

L'épigallocatéchine-3-gallate (ou EGCG) est un flavonoïde qui semble avoir des propriétés fortement curatives. Les flavonoïdes sont de puissants antioxydants qui combattent les radicaux libres et piègent les molécules toxiques qui endommagent les cellules.

L'EGCG est abondamment présent dans le thé vert. Les études expérimentales sur l'animal et les études épidémiologiques prouvent avec force que la consommation régulière de thé vert exerce un effet bénéfique sur les fonctions cognitives. L'EGCG que contient le thé vert exerce en effet une action réparatrice sur les cellules nerveuses et facilite la dégradation de la protéine précurseur amyloïde, ce qui a pour double effet d'améliorer les fonctions cognitives et de combattre la maladie d'Alzheimer.

L'EGCG semble avoir des propriétés protectrices qui ont pour double effet de réduire la production de bêta-amyloïde toxique et d'accroître l'action cruciale de l'alpha-sécrétase, ce qui a pour conséquence d'empêcher la suractivité de la protéine précurseur amyloïde, qui est une des principales coupables de la détérioration des neurones qui se produit dans le cerveau des personnes atteintes de la maladie d'Alzheimer.

Dans une étude récente réalisée au Japon, des chercheurs ont suivi 1 000 personnes âgées (70 ans et plus) pour évaluer les effets du thé vert sur les fonctions cognitives. Les participants ont rempli un questionnaire autoadministré visant à déterminer la fréquence de leur consommation de thé vert. Les chercheurs ont ensuite évalué leurs fonctions cognitives en leur faisant passer un mini-examen de l'état mental, qui est un des tests d'évaluation de la mémoire les plus fréquemment utilisés. Leurs observations indiquent qu'une consommation élevée de thé vert est associée à une moindre prévalence de déficit cognitif. Du point de vue de la quantité consommée, les chercheurs ont noté que les participants qui buvaient deux tasses de thé vert par jour voyaient leur déficit diminuer de moitié par rapport à ceux qui en buvaient trois tasses par semaine. Ces effets protecteurs semblent être propres au thé vert et ne se retrouvent ni dans le thé noir ni dans le café. Les chercheurs en ont conclu que la consommation élevée de thé vert réduisait la prévalence de déficit cognitif chez les êtres humains.

Que choisir : aliments ou suppléments alimentaires ?

Les chercheurs qui ont tenté de dégager une relation causale entre certains éléments nutritifs et la santé cognitive sont parvenus à des conclusions différentes selon que les éléments nutritifs étaient ingérés sous forme d'aliments non traités ou sous forme de suppléments alimentaires. La plupart des données dont nous disposons portent à croire que l'apport alimentaire en antioxydants doit être déployé à long terme pour produire un quelconque bienfait. Les effets anti-Alzheimer de ces composés agissent très probablement avec le temps. En d'autres termes, les changements alimentaires à long terme sont plus profitables à la santé du cerveau que la prise de suppléments alimentaires à court terme. De plus, nous devons très souvent en savoir plus sur l'interaction biologique entre éléments nutritifs pour isoler en toute confiance leurs propriétés protectrices pour le cerveau. Il se peut d'ailleurs que ce soient à ces interactions subtiles et mystérieuses que nous devions en grande partie leurs bienfaits sur la santé.

Conclusion ? S'il faut choisir entre une carotte ou une capsule de bêta-carotène, choisissez la carotte.

Songez à adopter le régime méditerranéen

Le régime méditerranéen s'inspire des habitudes alimentaires des pays qui bordent la Méditerranée, comme la Grèce, l'Italie et la Turquie. Il a été démontré que ce régime protège contre un certain nombre de maladies et de problèmes de santé, dont l'obésité, les maladies cardiovasculaires, l'hypertension, les taux de cholestérol élevés et le cancer. Riche en légumes, fruits, grains entiers, noix et poisson, ce régime fait peu de place aux viandes rouges et aux produits laitiers, qui sont les principales sources de graisses saturées du régime alimentaire nord-américain. L'huile d'olive et le vin (en quantité modérée) sont également à la base de ce régime. Le régime méditerranéen se distingue du régime nord-américain ordinaire par sa plus faible quantité de graisses saturées et sa plus grande quantité de « bon gras », comme les acides gras mono-insaturés et polyinsaturés qu'on trouve dans le poisson, les noix et l'huile d'olive.

À ses bienfaits pour le cœur s'ajoutent désormais ses capacités de réduire les risques de MA. À New York, des chercheurs ont suivi plus de 2 200 individus sans démence pendant une période maximale de 13 ans (la moyenne de suivi étant de 4 ans). Après avoir consigné les antécédents médicaux et neurologiques de chaque participant, ils leur ont fait passer des examens physiques et neurologiques et des tests de mémoire, et leur ont demandé de répondre à un questionnaire détaillé sur leurs habitudes alimentaires. Les participants devaient donner un compte rendu précis de leur consommation de fruits, de légumes, de produits laitiers, de légumineuses, de céréales, de poisson et d'alcool. À partir des résultats du sondage, les chercheurs ont « noté » les participants de 0 à 9 en fonction de leur adhésion au régime méditerranéen. Plus les participants adhéraient à ce type de régime, plus leur note était élevée. Les participants étaient réévalués tous les 18 mois. Ceux et celles qui adhéraient au régime méditerranéen couraient légèrement moins de risques de développer la maladie d'Alzheimer (10 %). Cependant, plus leur note était élevée, plus le risque diminuait. Le premier tiers de participants qui avaient obtenu les notes les plus élevées voyaient leurs risques réduits de 40 % par rapport au dernier tiers de participants qui avaient obtenu les notes les plus basses. En plus de ralentir le développement de la maladie d'Alzheimer, l'adhésion au régime méditerranéen semblait liée à un ralentissement du déclin cognitif, même après ajustement en fonction de l'âge, du sexe, de l'origine ethnique, du niveau d'études, de l'apport calorique, de l'IMC et du génotype apo E.

Une étude de suivi réalisée quelques années plus tard auprès du même groupe de participants a permis de confirmer ces données. Les chercheurs ont constaté qu'une plus grande adhésion au régime méditerranéen était associée à une baisse de 24 % des risques de MA. Le premier tiers des participants qui continuaient à suivre le régime méditerranéen ont vu leurs risques de MA diminuer de 68 % par rapport au dernier tiers.

Cette étonnante action protectrice perdurait même après la prise en compte de facteurs comme le diabète, le cholestérol et l'hypertension. Les chercheurs en ont conclu que, «encore une fois», l'adhésion au régime méditerranéen était associée à un risque réduit de MA.

Ce que cette étude a peut-être de plus intéressant, c'est la crédibilité qu'elle confère à la théorie du régime «global». En gros, c'est la somme de tous les éléments qui composent le régime qui apporte la plus grande protection. Quand les chercheurs évaluaient isolément chacun des aliments qui composaient la consommation alimentaire quotidienne du participant, ils notaient qu'aucun d'entre eux n'influait de manière statistiquement significative sur les risques de MA ou le déclin cognitif. En revanche, quand ils évaluaient la somme de tous les aliments consommés, ils constataient une importante réduction des risques. Ces observations ont amené les chercheurs à conclure qu'une plus grande adhérence globale au régime méditerranéen était associée à de moindres risques de contracter la maladie d'Alzheimer, et confirmaient l'hypothèse selon laquelle la consommation combinée de tous les éléments du régime apporte des avantages pour la santé que ne peut procurer la consommation isolée des éléments sous forme naturelle ou sous forme de multivitamines.

Cette étude ne met nullement un point final aux recherches sur les liens entre le régime «global» et la maladie d'Alzheimer. Les résultats qu'elle livre sont toutefois prometteurs et semblent donner comme grand gagnant le régime méditerranéen, régime qui s'est déjà fait connaître pour ses effets bénéfiques et protecteurs, comme la réduction des taux de cholestérol et des graisses saturées dans l'organisme ou la santé vasculaire.

Si vous ne choisissez pas le régime méditerranéen pour votre tour de taille, choisissez-le pour votre cerveau !

À vos assiettes !

L'estomac et le cerveau ont-ils partie liée ? C'est ce que laissent penser les premières études consacrées au sujet. Chaque nouvelle étude suscite de nouvelles questions et de nouvelles mises en garde. En tant que médecin spécialisé dans le domaine de la démence, j'ai toujours accordé beaucoup d'importance au régime alimentaire de mes patients. Je suis donc ravi par l'intérêt croissant que mes collègues commencent à porter à la nutrition, qui a longtemps été considérée comme une science molle. Plus nous en apprenons, plus il nous paraît évident que le régime alimentaire influe sur l'état du cœur et du cerveau.

Ces observations ouvrent de toutes nouvelles avenues de recherche. Nous devons à présent démêler les mécanismes par lesquels des éléments nutritifs particuliers exercent leurs bienfaits sur la santé sur les plans cellulaire, génétique et moléculaire. Nous avons encore beaucoup à apprendre, mais nous savons que chacune de nos victoires rend notre travail de médecin plus gratifiant. Quand je recommande à un patient de consommer plus de poisson riche en acides gras oméga-3, je suis certain que, en plus d'accroître sa protection contre la maladie d'Alzheimer, cette habitude lui permettra de réduire son taux de cholestérol, son taux de triglycérides, son diabète et son athérosclérose. Quand je conseille à un patient de manger plus de légumes-feuilles ou de boire du thé vert et du jus de grenade, je fais peut-être plus que l'aider à régulariser la dégradation de l'APP.

Tout aussi important, les conseils de nutrition incitent les patients à prendre en charge leur propre santé. Je suis à peu près certain qu'aucun de mes patients ne me contredira si je dis qu'il est bien plus satisfaisant d'apprendre une nouvelle recette de salade au thon ou de remplir son réfrigérateur de délices méditerranéens que de faire la queue devant le comptoir d'une pharmacie.

Pour assurer la santé de notre corps et de notre esprit, optons pour la prévention!

• •

Une journée santé

Déjeuner : des oeufs accompagnés de bleuets frais, d'un verre de jus de grenade et de thé vert.

Dîner : sandwich au thon avec mayonnaise à faible teneur en gras et pain à neuf grains entiers, accompagné d'une salade d'épinards (sans trop de bacon) et de thé vert.

Souper : sangria en apéritif (excellent pour le cerveau – voir chapitre 12); bol de lentilles au curry en entrée (voir chapitre 18 pour les bienfaits du curry). Plat principal : saumon grillé arrosé d'huile d'olive et servi avec légumes crus ou cuits. Dessert : bol de bleuets et de raisins et thé vert.

• •

DES RÉFLEXIONS ET DES RECOMMANDATIONS FINALES

- Réduisez votre consommation d'aliments riches en graisses saturées et en cholestérol.

- Consommez au moins trois fois par semaine des poissons gras (saumon, maquereau, truite, flétan, sardines et thon), des œufs et de la volaille, qui sont riches en acides gras oméga-3 et notamment en ADH. Les bâtonnets et les galettes de poisson n'ont pas la même valeur nutritive.

- Consommez tous les jours trois portions des légumes présentés dans ce chapitre.

- Les fruits ont de nombreux effets bénéfiques sur la santé, mais seuls certains sont reconnus pour leurs bienfaits pour la santé cognitive. Tenez-vous-en aux bleuets et aux raisins rouges, et consommez-en à volonté. Les muffins aux bleuets n'ont pas les mêmes vertus nutritives.

- Buvez au moins deux tasses de thé vert par jour.

- Consommez des aliments bénéfiques pour le cerveau.

- Envisagez d'adopter le régime alimentaire méditerranéen.

] 12 [

Le vin rouge
et autres boissons alcoolisées

On affirme de plus en plus qu'il serait bon pour la santé de boire un verre de vin pendant les repas. Est-ce vrai? Avant de répondre à cette question, je voudrais formuler une mise en garde. L'alcool est partout présent autour de nous. Dans de nombreuses sociétés, il est tantôt glorifié, tantôt stigmatisé. C'est à la fois un symbole de joie et de célébration et une cause de mort et de chagrin. L'alcool fait figure de ciment social : c'est le bar de la série *Cheers*, où tous les clients s'interpellent joyeusement par leur prénom, mais c'est aussi la foule de millions de personnes qui se rendent aux réunions des AA pour lutter ensemble contre un mal dont elles ne peuvent venir à bout toutes seules. Des millions d'autres personnes souffrent de ses ravages dans la solitude et l'anonymat. L'alcool est aussi une des principales causes d'accident de voiture et une des grandes causes de violence familiale dans les rues et les foyers.

Si on omet ces considérations sociales, l'alcool est une substance chimique. Une fois ingéré, l'alcool est métabolisé par le foie qui le transforme en une molécule appelée aldéhyde. L'alcool et l'aldéhyde sont des toxines bien connues qui engorgent le cerveau, les muscles et les nerfs. Les risques que la consommation excessive d'alcool fait courir au cerveau sont bien documentés. Une trop grande quantité d'alcool entraîne une intoxication qui altère le jugement et la coordination. À très grandes doses, il épuise les réserves de thiamine (vitamine B1) de l'organisme et provoque un trouble neurologique grave appelé encéphalopathie de Wernicke, reconnaissable à des symptômes comme la confusion aiguë et des problèmes de vision, d'équilibre et de coordination. Non traité, ce trouble peut dégénérer en syndrome de Korsakoff, démence qui se caractérise par une perte des fonctions exécutives (capacité de planifier et d'exécuter des tâches) et une disparition de la mémoire à court terme accompagnée de fabulation (tendance à inventer des faits pour pallier les trous de mémoire).

Il a été également montré que la consommation excessive d'alcool altère les structures du cerveau, notamment le cérébellum et les corps mamillaires (partie du cerveau responsable de l'intégration des données sensorielles aux fonctions motrices). Comme si cela n'était pas suffisant, l'alcool a un effet toxique sur les nerfs et les muscles, provoque dans certains cas des problèmes chroniques d'équilibre et de marche et accroît les risques d'AVC hémorragique (AVC causé par un saignement à l'intérieur du cerveau) et d'épilepsie.

Depuis peu, les scientifiques cherchent à savoir si l'alcool n'aurait pas aussi ses bons côtés. La consommation modérée d'alcool pourrait-elle avoir sur le cerveau des effets protecteurs et thérapeutiques semblables à ceux qu'elle a sur la santé cardiovasculaire ? Les résultats préliminaires d'une série d'études de grande envergure menées auprès de la population générale nous incitent à répondre par l'affirmative. Comparativement aux personnes qui consomment régulièrement de grandes quantités d'alcool et à celles qui n'en consomment pas du tout, les personnes qui font un usage modéré d'alcool pourraient réduire leurs risques de démence et de déclin cognitif.

Dans l'étude Nurses Health Study, des chercheurs ont suivi 12 000 infirmiers et infirmières de 70 à 81 ans pendant plus de 20 ans dans le but d'évaluer leurs tendances relatives à l'alimentation, la santé et l'activité cognitive. Les participants qui buvaient jusqu'à 15 grammes d'alcool par jour (soit un verre de boisson alcoolisée par jour – voir l'encadré de la page 196), affichaient une performance cognitive nettement supérieure à ceux qui ne buvaient pas d'alcool du tout.

Les femmes qui consommaient un verre de boisson alcoolisée par jour voyaient leurs risques de déclin cognitif diminuer de 20 % par rapport à celles qui ne consommaient pas régulièrement de l'alcool. D'autres études ont associé une consommation supérieure à 15 grammes d'alcool par jour à une meilleure performance cognitive et mémorielle, mais dans l'étude qui nous intéresse, le nombre de femmes qui consommaient plus de 15 grammes d'alcool par jour n'était pas suffisant pour que les chercheurs puissent conclure à un effet similaire. Les chercheurs ajoutaient que ni le type d'alcool consommé ni la présence de l'allèle e4 n'influaient sur la performance cognitive.

Dans une série d'études de suivi étalées sur deux ans auprès des participants du sondage MoVies (Monongahela Valley Independent Elders Survey), les chercheurs ont constaté que les buveurs légers à modérés obtenaient de meilleurs résultats aux tests cognitifs et mémoriels que les non-buveurs. Ces conclusions confirment les données d'études précédentes selon lesquelles les buveurs modérés possédaient et conservaient avec l'âge une meilleure élocution verbale et une meilleure performance mémorielle que les non-buveurs.

Les chercheurs rattachés à l'étude de Rotterdam ont constaté que les participants qui faisaient un usage modéré d'alcool étaient moins exposés aux risques de démence vasculaire et non vasculaire que les non-buveurs. L'effet protecteur de l'alcool était particulièrement notable chez les porteurs de l'allèle e4. En revanche, une étude finlandaise a montré que les porteurs qui consommaient fréquemment de l'alcool étaient considérablement plus susceptibles de développer la maladie d'Alzheimer que les porteurs qui ne buvaient pas ou presque pas. À cet égard, il se peut que les porteurs de l'allèle e4 soient plus sensibles aux effets de l'alcool et du régime alimentaire. Les conclusions de ces deux études se contredisent. Cet écart laisse penser que l'interaction entre l'allèle e4 et la consommation d'alcool est plus complexe qu'on ne le croit et que, même si l'alcool consommé en quantité modérée peut être bénéfique, il ne fait pas forcément bon ménage avec l'allèle e4.

. . . .

Qu'est-ce qu'un petit verre entre amis ?

Quand on parle de consommation d'alcool, il faut soigneusement choisir ses mots. Les chercheurs s'accordent généralement
à dire qu'un verre équivaut à 8 à 12 grammes d'alcool.

Voici comment on peut mesurer les alcools les plus connus :

• Verre de vin de 120 ml (4 onces) = 14 grammes d'alcool

• Bouteille de bière locale de 355 ml (12 onces) = 11,5 grammes
d'alcool

• Verre de 45 ml (1,5 once) de spiritueux à 40 % d'alcool =
18 grammes d'alcool

. . . .

Restez dans les limites de la courbe en J

Ce que nous apprenons des rapports entre consommation d'alcool et santé
cognitive cadre avec un modèle médical assez connu qu'on appelle courbe
en J (ou parfois courbe en U.) La courbe en J repose sur le principe que la
non-consommation d'une substance donnée expose à plus de risques que sa
consommation minimale ou modérée et que dès que le niveau de consommation dépasse une certaine norme, le risque recommence à s'accroître.

Dans la figure ci-contre, le risque de déficit cognitif le plus faible se situe
au creux de la courbe en J, point que les chercheurs fixent à un à deux verres par jour (environ 15 grammes d'alcool). La figure montre que les individus qui ne boivent pas du tout et ceux qui boivent plus que la quantité
limite courent plus de risque de problèmes cognitifs et de démence. Au
risque de nous répéter, disons qu'une consommation modérée peut être
bénéfique, mais que toute consommation supérieure à la norme établie a
des effets néfastes sur le cerveau.

Il est intéressant de noter que le profil de consommation d'alcool et le taux
global de mortalité suivent une courbe en J très semblable, la consommation modérée d'alcool coïncidant avec la mortalité la plus basse, et les
risques de décès augmentent avec le nombre de verres consommés.

LA COURBE EN J REPRÉSENTANT LA CONSOMMATION D'ALCOOL PAR RAPPORT AUX RISQUES DE DÉCLIN COGNITIF

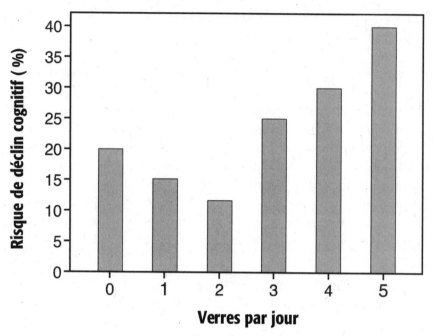

Tous les alcools ou seulement le vin rouge ?

Il est encore difficile de déterminer si le vin rouge est ou non le seul alcool qui procure des bienfaits pour la santé. La plupart des données proviennent de sondages de grande envergure qui se bornent à quantifier la consommation d'alcool et les risques de déclin cognitif ou de démence sans préciser quel type de boisson alcoolisée exerce l'action la plus efficace. Bien que leurs conclusions soient loin d'être définitives, la plupart des chercheurs estiment que tous les types d'alcool ont un effet protecteur, mais que le vin rouge est plus particulièrement bénéfique. On sait, par exemple, qu'un des ingrédients protecteurs que renferme l'alcool est le resvératrol. Or, cet ingrédient est surtout présent dans le vin rouge et le raisin qui sert à sa fabrication. Des études ont montré que le resvératrol aide à combattre la progression du myélome (tumeur caractéristique du cancer de la moelle osseuse) et qu'il bloque la formation des plaques qui apparaissent dans le cerveau des personnes atteintes de la maladie d'Alzheimer (voir chapitre 2).

Le resvératrol prévient ou réduit la croissance des cellules de myélome en provoquant ce qu'on appelle leur apoptose, ou mort cellulaire programmée. En ce qui concerne la maladie d'Alzheimer, une étude publiée dans le *Journal of Biological Chemistry* indique que le resvératrol réduirait de façon marquée les quantités de peptide amyloïde produites dans les différentes cellules en favorisant la dégradation de l'amyloïde. Le resvératrol a aussi pour propriété d'activer des complexes enzymatiques appelés protéasomes qui dégradent certaines protéines. Ce processus d'activation est intéressant du fait que la formation de plaques amyloïdes se produit de nombreuses années avant l'apparition des symptômes de la maladie d'Alzheimer. Le resvératrol absorbé à long terme et à titre préventif pourrait favoriser l'élimination de peptide amyloïde avant qu'elle ne prenne la forme de plaques, et prévenir du même coup l'apparition de la maladie d'Alzheimer.

Le vin rouge contient en outre de la quercétine, élément nutritif qu'on trouve aussi dans l'ail, l'oignon et la pelure de pomme. Il a été montré que la quercétine possède des propriétés anti-cancer et certaines études la relient à un moindre risque de déclin cognitif.

La hausse de HDL (lipoprotéines de haute densité) que la consommation modérée d'alcool produit dans le sang réduit également les risques de déclin cognitif en atténuant les facteurs de risques combinés comme les risques d'AVC et de crise cardiaque. Il s'agit peut-être là d'un autre mécanisme à l'œuvre dans ce processus, à moins que la consommation légère d'alcool n'améliore le débit sanguin, ce qui expliquerait son action bénéfique contre les maladies cardiovasculaires, les troubles cognitifs et l'AVC.

« Je ne bois pas beaucoup… Deux petits verres par jour, pas plus ! »

Il est important de quantifier sa consommation d'alcool. À Sun City, certains de mes patients m'affirment qu'ils ne boivent pas plus de deux verres par jour. Quand j'essaie d'en savoir plus, j'apprends que ces deux verres sont plutôt remplis et qu'ils contiennent plusieurs onces de boisson fortement alcoolisée. Dans ces conditions, les deux verres de vin qu'ils boivent n'ont plus rien de bénéfique pour la santé. Le nombre de verres bus n'est pas toujours équivalant au nombre d'onces d'alcool consommé.

Le jus de grenade : un substitut à l'alcool

Les bienfaits du jus de grenade attirent de plus en plus l'attention. Outre sa forte teneur en resvératrol, ce jus possède des polyphénols et exerce par conséquent une action antioxydante. La consommation régulière de jus de grenade a été associée à une réduction du taux de LDL (mauvais cholestérol) et à un blocage du durcissement des artères (cause bien connue de maladies et de crises cardiaques). Il se peut par conséquent qu'il réduise le risque de crise cardiaque.

Sangria pour la tête

Voici une recette de sangria qui fortifiera votre cerveau : mélangez 120 ml (4 onces) de vin rouge à 120 ml (4 onces) de jus de grenade pur et ajoutez des fruits rouges. Notez que le cabernet-sauvignon est le vin qui contient le plus de resvératrol. Ne consommez qu'une seule rasade de cette mixture par jour et ne prenez pas d'autre alcool en plus.

Dans une étude réalisée par l'Université Loma Linda, l'autopsie de souris génétiquement modifiées pour développer la maladie d'Alzheimer auxquelles on a administré du jus de grenade révèle une réduction des quantités de protéine bêta-amyloïde toxique dans le cerveau. Au vu de toutes ces découvertes, il semble bien que le jus de grenade protège autant le corps que le cerveau.

Buvez à votre santé !

Les chercheurs n'ont pas encore déterminé si c'est le resvératrol, la quercétine (présente dans le vin rouge) ou l'éthanol (présent dans les spiritueux) qui est responsable au premier chef de l'action bénéfique de l'alcool sur les fonctions cognitives. Ce qui est certain, par contre, c'est que l'alcool doit être consommé en quantités modérées pour avoir un quelconque effet. Repensons à la courbe en J : les risques d'AVC, de crise cardiaque et de démence sont au plus bas quand la consommation d'alcool gravite autour d'un ou deux verres. Si vous vous en tenez à ces limites, vous pouvez boire en toute tranquillité à votre santé.

DES RÉFLEXIONS ET DES RECOMMANDATIONS FINALES

- La consommation quotidienne d'alcool en quantité modérée pourrait avoir des effets bénéfiques sur les fonctions cognitives et réduire les risques de contracter la maladie d'Alzheimer. Il a été également montré qu'elle réduit les risques d'AVC et de maladie cardiaque.

- Le plus est l'ennemi du bien. Une consommation supérieure à 2 verres d'alcool par jour a des effets néfastes sur le cerveau et peut provoquer une démence alcoolique ou même un AVC.

- Comparativement aux autres alcools, le vin rouge a des effets bénéfiques sur la santé, mais les chercheurs ne savent pas encore s'il protège mieux contre la maladie d'Alzheimer.

- Plusieurs mécanismes peuvent expliquer pourquoi l'alcool diminuerait les risques de déclin cognitif. Le plus admis est la présence d'éthanol ou de resvératrol, ingrédients qui protègent spécifiquement contre la maladie d'Alzheimer et qu'on trouve dans le vin rouge et le jus de grenade.

] 13 [

La réduction des taux de cholestérol et de lipides

Les chapitres suivants vous auront convaincu, je l'espère, que vous pouvez prendre des initiatives concrètes pour réduire vos risques de développer la maladie d'Alzheimer. Dans ce chapitre, nous verrons pourquoi la gestion dynamique des taux de cholestérol doit faire partie de tout plan de prévention.

Les chercheurs ont établi depuis assez longtemps un lien entre taux de cholestérol élevés et maladie cardiaque, ainsi qu'entre maladie cardiaque et démence vasculaire (due aux AVC). Ils s'efforcent maintenant de déterminer s'il existe un lien entre taux de cholestérol élevés et maladie d'Alzheimer et cherchent notamment à savoir si une classe de médicaments appelés statines (utilisés pour faire baisser les taux de lipides) peut contribuer à prévenir la maladie d'Alzheimer. Cette théorie est prometteuse, mais les données dont nous disposons sont encore complexes et obscures. Plusieurs études d'envergure ont montré que les statines jouaient un rôle important dans la santé cognitive et la réduction des risques de MA ; d'autres études réalisées auprès de la population générale montrent au contraire qu'elles n'ont absolument aucun effet protecteur. Quelques études ont même associé les statines à un plus grand risque de développement de la MA.

Dans ce chapitre, je décrirai en détail ces études, y compris celle que mes collègues et moi-même avons réalisée au Sun Health Research Institute. J'étudierai aussi les mécanismes biologiques du cholestérol et de l'hyperlipidémie (taux élevé de lipides dans le sang) et j'expliquerai en quoi les statines pourraient devenir un outil complémentaire dans le vaste plan de prévention de la MA que nous sommes en train de mettre sur pied.

Ce que nous savons

Le lien entre cholestérol et risque de MA n'est pas fortuit. Il existe des preuves épidémiologiques et des études scientifiques à l'appui de cette affirmation. Ce lien permet d'envisager un traitement de la maladie d'Alzheimer au moyen de médicaments contre le cholestérol.

Un taux élevé de cholestérol pourrait être un facteur de risque de MA

Les données dont nous disposons apportent certaines preuves qu'un taux élevé de cholestérol peut accroître les risques de développer la maladie d'Alzheimer. Des études récentes montrent que les individus ayant un fort taux de cholestérol sont plus prédisposés à développer la maladie d'Alzheimer que les individus ayant un taux de cholestérol normal. Ces études ont incité les chercheurs à étudier et à confirmer les liens entre la maladie cardiaque due à l'athérosclérose et le risque de contracter la maladie d'Alzheimer. Leurs conclusions indiquent que le taux élevé de lipides chez les personnes souffrant d'une maladie du cœur est effectivement un signe annonciateur de la maladie d'Alzheimer d'apparition tardive et du trouble cognitif léger.

La plupart de nos données sur les liens entre le cholestérol et la maladie d'Alzheimer proviennent de trois sources. Il y a d'abord les études épidémiologiques, qui sont réalisées auprès de personnes sans démence ou atteintes de la maladie d'Alzheimer pour dégager les liens entre les taux de cholestérol et de lipides et les statines. Quand ils en savent plus sur la maladie, les chercheurs reviennent aux données d'études menées auprès de la population générale pour les réexaminer sous un autre angle et poser des questions différentes de celles qui ont été posées au moment des études, ce qui leur permet de faire parfois de nouveaux rapprochements entre la maladie d'Alzheimer, les facteurs de risque et le cholestérol. En dernier lieu, les chercheurs entreprennent des études sur des animaux de laboratoire en vue de clarifier les possibles mécanismes biologiques qui interviennent dans les liens entre le cholestérol et la pathologie de la maladie d'Alzheimer.

C'est ainsi que dans l'étude finlandaise réalisée auprès de 1 300 personnes dont nous avons parlé précédemment, les chercheurs ont revu les données et découvert que, comme le montre l'évaluation de suivi de 1998, un taux de cholestérol total élevé à mi-vie est associé à un plus grand risque de contracter la maladie d'Alzheimer. Cette association était établie indépendamment de la présence de l'allèle e4. À cet égard, il se trouvait que le risque de MA était plus élevé en présence de l'allèle e4 et d'un fort taux de cholestérol qu'en présence soit de l'allèle e4, soit d'un fort taux de cholestérol. Autrement dit, un taux de cholestérol élevé conjugué à la présence de l'allèle e4 doublait les risques de contracter la maladie d'Alzheimer.

Un groupe de chercheurs a montré que les femmes souffrant d'une maladie coronarienne établie (blocage des vaisseaux sanguins alimentant le cœur qui peut, dans les cas graves, provoquer une crise cardiaque) étaient plus vulnérables au TCL quand leurs taux de cholestérol total et de LDL (lipoprotéines de basse densité) étaient plus élevés. Quand, à l'issue d'un traitement de quatre ans, leur taux de cholestérol total et de LDL baissait, leur risque de déclin cognitif baissait pratiquement de moitié. Les fonctions cognitives générales s'étaient également améliorées, indépendamment de la présence ou l'absence de l'allèle e4.

Certaines études indiquent que la baisse de HDL (lipoprotéines de haute densité ou « bon » cholestérol) est un agent central du développement de la maladie d'Alzheimer. En comparant les taux sériques de HDL de patients atteints de la maladie d'Alzheimer avec ceux de patients qui n'en étaient pas atteints, les chercheurs ont constaté que la gravité des symptômes de la MA était étroitement reliée à un faible taux de HDL. Plus le taux de HDL était bas, plus la maladie d'Alzheimer gagnait en gravité.

Nous disposons désormais de données probantes concernant l'effet protecteur des HDL sur la fonction cognitive. Une étude récente ayant pour sujets près de 140 nonagénaires et centenaires a permis de mettre en évidence une corrélation statistiquement significative entre le taux de HDL et les résultats obtenus au mini-examen de l'état mental, ce qui indique que plus le taux de HDL est élevé, meilleurs sont les résultats obtenus aux tests d'évaluation générale des capacités mémorielles.

Les explications possibles

Bien que le lien entre taux de cholestérol élevé et maladie d'Alzheimer fasse encore l'objet de sérieuses interrogations, une grande partie du milieu médical se rallie autour d'un modèle expliquant comment l'hypercholestérolémie (taux de cholestérol élevé) peut provoquer la pathologie de la maladie d'Alzheimer. Sur le plan cellulaire, le cholestérol déclenche une sécrétion excessive de protéine bêta-amyloïde toxique. Or, comme vous le savez, l'accumulation de cette protéine est un des facteurs biochimiques centraux de la pathologie de la maladie d'Alzheimer.

Des études de laboratoire réalisées sur des souris confirment ces réactions en chaîne. Plusieurs études ont montré que la hausse de cholestérol dans le régime alimentaire des animaux de laboratoire accélérait les amas de bêta-amyloïde, alors que la réduction du cholestérol (au moyen d'un changement de régime alimentaire ou de médicaments) inversait le processus. Autre théorie : l'accumulation de cholestérol accélère l'oxydation, ce qui prédispose aux lésions vasculaires et favorise de ce fait l'apparition de la maladie d'Alzheimer.

Ce que nous ne savons pas

Un mystère reste à être élucidé relativement au rapport entre cholestérol et maladie d'Alzheimer : est-ce que le « mauvais » cholestérol a un effet distinct sur la pathologie de la maladie d'Alzheimer (comme l'accumulation de bêta-amyloïde dans l'organisme) ou est-ce que celle-ci se ressent plutôt des effets cumulatifs du cholestérol sur la santé vasculaire et, par conséquent, sur la fonction cérébrale ?

Les statines ont-elles un double effet ?

Sans qu'on puisse l'affirmer avec certitude (les études qui s'y rapportent sont récentes et loin de faire l'unanimité), il semble que les statines (classe précise d'hypocholestérolémiants utilisés pour faire baisser le taux de cholestérol) aient également pour effet de réduire les risques de MA. La première étude qui allait dans ce sens a été publiée en 2000. L'examen transversal de dossiers médicaux avait alors permis aux chercheurs de noter une baisse importante de l'incidence de MA chez les patients qui prenaient des statines (appelées aussi inhibiteurs de la HMG-CoA réductase).

Plusieurs études épidémiologiques confirment ces observations. Dans le cadre d'une évaluation de dossiers médicaux, des chercheurs britanniques ont examiné des individus âgés d'au moins 50 ans et répondant à l'une des trois conditions suivantes :

1. être traité au moyen d'au moins une statine ou un autre agent hypocholestérolémiant ;

2. avoir des taux de cholestérol élevés sans être traité ;

3. ne pas avoir de taux de cholestérol élevés et ne pas prendre d'hypocholestérolémiant.

L'analyse des données montre que les personnes qui prenaient des statines couvraient 75 % moins de risques d'être atteintes de démence ou de contracter la maladie d'Alzheimer.

Au Canada, des chercheurs ont passé en revue les données issues de l'étude canadienne sur la santé et le vieillissement (Canadian Study of Health and Aging) pour déterminer si la démence et les agents hypocholestérolémiants pouvaient être interreliés. L'étude initiale portait sur environ 1 300 individus suivis pendant plus 5 ans. Au cours de la période d'observation, presque 500 d'entre eux avaient vu leur état cognitif évoluer vers la maladie d'Alzheimer ou une autre forme de démence, le reste des participants ne montrant de signe de démence ni au début de l'étude ni pendant le suivi. Les chercheurs ont constaté que la prise de statines était associée à un moindre risque de démence et de maladie d'Alzheimer dans le cas des individus âgés de moins de 80 ans. Au-delà de cet âge, toutefois, l'effet protecteur des statines semblait disparaître.

Partant des données tirées de l'étude sur la santé cardiovasculaire (Cardiovascular Health Study), dont nous avons brièvement parlé aux chapitres 6 et 7, des chercheurs ont passé en revue les dossiers de patients et ont pu constater que ceux qui prenaient des statines à la première visite médicale étaient moins susceptibles de développer la maladie d'Alzheimer ou une autre démence. À la visite de suivi, qui avait lieu de 10 à 11 mois après la visite initiale, les patients qui prenaient des statines obtenaient de meilleurs résultats aux tests de mémoire. De l'échantillon initial, 25 % des participants assistaient à la visite de suivi. Cette association entre statines et meilleure performance aux tests d'évaluation générale des capacités mémorielles est importante, car elle montre que les statines ont le potentiel de retarder ou même stopper le déclin cognitif.

Les données épidémiologiques dont nous disposons indiquent massivement que l'administration de statines peut aussi réduire le risque de développer la maladie d'Alzheimer à long terme. Depuis la première évaluation épidémiologique de l'effet des statines sur les risques de contracter la MA à long terme, il y a eu 10 autres études. Huit d'entre elles font état des bienfaits d'un traitement de réduction du cholestérol. Les conclusions discordantes des deux autres études s'expliquent en partie par le fait qu'un autre rapport de l'étude sur la santé vasculaire montrait que l'utilisation de statines ne réduisait pas de manière notable les risques de contracter la maladie d'Alzheimer. Les chercheurs des deux études n'excluent pas toutefois la possibilité que la prise de statines à long terme apporte certains bienfaits.

Directeurs du groupe d'étude MIRAGE à l'Université de Boston, les docteurs Farrer et Green se sont intéressés au rôle que jouent les statines dans la prévention de la maladie d'Alzheimer. Le groupe a suivi près de 900 personnes atteintes de la MA et quelque 1 500 frères et sœurs de ces derniers qui ne présentaient aucun signe de démence. Ils ont observé que les personnes qui prenaient des statines réduisaient d'environ 40 % leurs risques de développer la maladie d'Alzheimer. Les médicaments contre le cholestérol autres que les statines n'étaient pas associés à un moindre risque de MA, même après la prise en compte de facteurs comme la présence de l'allèle e4, d'une maladie cardiaque, du diabète, du tabagisme, d'une hypertension ou d'un AVC. Ces données nous autorisent à penser que les statines ont des propriétés distinctes qui interviennent dans la protection des fonctions cognitives.

Hormis quelques rares exceptions, les données dont nous disposons indiquent que les statines procurent certains bienfaits, tant pour réduire les risques de contracter la MA à long terme que pour traiter les patients déjà atteints.

• •

Questions-réponses à propos des hypocholestérolémiants (médicaments destinés à faire baisser les taux de cholestérol)

Est-ce que toutes les statines sont des hypocholestérolémiants?
Oui.

Est-ce que tous les hypocholestérolémiants sont des statines?
Non.

Que sont les statines? Les statines sont des médicaments qui inhibent une enzyme intervenant dans la production de cholestérol: l'HMG-CoA réductase (3-hydroxy-3méthylglutaryl-coenzyme A).

Comment agissent les statines? Les statines permettent de réduire de manière très efficace le cholestérol total et surtout le mauvais cholestérol en bloquant l'étape cruciale de production du cholestérol par l'organisme.

Quels sont les médicaments qui entrent dans la catégorie des statines? Les statines comprennent l'atorvastatine (Lipitor), la pravastatine (Pravachol), la rosuvastatine (Crestor), la lovastatine (Mevacor), la simvastatine (Zocor) et la fluvastatine (Lescol). Dans certains cas, les statines sont combinées à d'autres médicaments. C'est le cas de l'ézétimibe (médicament commercialisé sous la marque Ezetrol [au Canada] qui a pour fonction de bloquer l'absorption du cholestérol). Autre exemple : le Caduet, qui combine l'amlodipine (médicament contre l'hypertension artérielle) et l'atorvastatine (Lipitor).

La prise de statines nécessite-t-elle un suivi ? Oui. Dans de rares cas, la prise de statines peut provoquer des problèmes musculaires et hépatiques. Votre médecin doit par conséquent vérifier régulièrement l'état de votre foie au moyen d'un test sanguin appelé test de la fonction hépatique et surveiller également les signes d'affaiblissement musculaire au moyen d'un test mesurant le taux de créatine phosphokinase (CPK). Quand les mesures de la fonction hépatique et de la CPK sont trop élevées, votre médecin doit envisager un changement de médicaments ou l'arrêt de la prise de statines.

À quoi servent les statines ? Les statines sont indiquées pour réduire le taux de cholestérol des personnes souffrant d'hypercholestérolémie. Il a également été montré que ces médicaments réduisaient les risques de maladie cardiaque et d'AVC.

Quels sont les autres hypocholestérolémiants ? Les autres hypocholestérolémiants sont le fénofibrate (Lipidil ou un générique), l'acide nicotinique (Niacine ou un générique), le gemfibrozil (Lopid), la cholestryramine (Questran) et l'ézétimibe (Ezetrol).

Les hypocholestérolémiants autres que les statines protègent-ils contre la maladie d'Alzheimer ? Nous ne le savons pas encore.

• •

Comment agissent les statines ?

On sait que le cholestérol intervient dans le processus d'accumulation de la protéine bêta-amyloïde dans le cerveau. Selon certains chercheurs, il interagirait avec l'enchaînement d'événements qui mènent à la formation des plaques amyloïdes. Les chercheurs tentent en ce sens de mettre au point des médicaments qui modifieraient le métabolisme du cholestérol.

Ils ont ainsi découvert que la simvastatine (Zocor) freinait la production de liquide céphalo-rachidien et réduisait l'accumulation de protéine bêta-amyloïde dans les tissus cérébraux.

Pour revenir à la maladie d'Alzheimer, les statines pourraient exercer leurs bienfaits en influençant un certain nombre de mécanismes. En premier lieu, elles pourraient tout simplement agir en réduisant les taux de cholestérol. Comme on le sait, le cholestérol favorise le dépôt de protéine bêta-amyloïde en empêchant le clivage normal de l'APP (la molécule mère de la protéine bêta-amyloïde). Il se forme alors des sous-produits bêta toxiques au lieu de sous-produits alpha bénins. En deuxième lieu, les statines pourraient réduire l'inflammation. Nous avons vu précédemment que les réactions inflammatoires sont en partie responsables des lésions neuronales observées dans le cerveau des personnes atteintes de MA. L'action antioxydante et anti-inflammatoire qu'exercent les statines dans le cas des maladies cardiaques pourrait avoir un effet tout aussi bénéfique dans le cas des réactions inflammatoires liées à la maladie d'Alzheimer. Elle pourrait en effet réduire l'activation de cellules détritivores appelées microglies, qui se nourrissent des débris de neurones décimés par la maladie d'Alzheimer. D'autres mécanismes seraient également à l'œuvre.

La prochaine étape

Au Sun Health Research Institute, un groupe que dirige le docteur Larry Sparks et auquel j'appartiens, a réalisé le premier essai clinique contrôlé, randomisé et à double insu pour étudier les effets de l'atorvastatine (Lipitor) dans le traitement de la maladie d'Alzheimer. On a administré aux participants soit du Lipitor, soit un placébo. Ni les patients ni les médecins ne savaient qui prenait du Lipitor et qui prenait le médicament placébo. Les patients, qui avaient reçu un diagnostic de maladie d'Alzheimer légère à modérée, ont continué à prendre du donépézil (Aricept), de la rivastigmine (Exelon) ou de la galantamine (Reminyl/Razadyne), selon le cas, tout au long de l'essai. La principale mesure utilisée pour mesurer les résultats était le test de mémoire de 45 minutes requis par la Food and Drug Administration pour les essais cliniques portant sur la maladie d'Alzheimer. Il s'agit du test ADAS-cog (échelle d'évaluation des fonctions cognitives des personnes atteintes de la maladie d'Alzheimer).

Nous avons constaté que les fonctions cognitives des personnes atteintes de la maladie d'Alzheimer s'étaient stabilisées. Six mois à peine après le début de l'étude, nous avons observé que les fonctions cognitives du groupe placébo (représenté dans le graphique ci-dessous par un cercle) suivaient une courbe descendante (ce que nous avions prévu), alors que celles du groupe qui prenait le Lipitor (représenté par un triangle) ne bougeaient pas. Il n'y avait pas d'amélioration, mais il n'y avait pas de déclin non plus. Cette découverte est loin d'être négligeable, car elle laisse espérer que nous pouvons effectivement ralentir la progression de la maladie. Comme le montre ce graphique, le même phénomène a pu être observé au douzième mois de la période de suivi.

LES EFFETS DE L'ATORVASTATINE (LIPITOR) PAR RAPPORT À CEUX DU MÉDICAMENT PLACÉBO

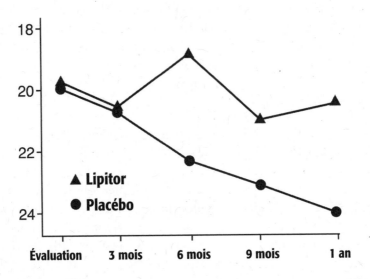

Différences des résultats aux tests cognitifs entre les personnes atteintes qui prennent du Lipitor et celles qui prennent un placébo.

Si les statines protègent vraiment contre la maladie d'Alzheimer, nous devons nous poser un certain nombre de questions : Quelles statines devons-nous privilégier ? Est-ce que toutes les statines combattent la MA de la même manière ? Et si elles améliorent la fonction cognitive, offrent-elles toutes le même type de protection ?

Ces questions font l'objet de débats intenses dans les milieux de la recherche. En Europe, un essai ouvert (dans lequel le patient et le chercheur savent tous deux quel médicament est administré) a montré que les personnes atteintes de la maladie d'Alzheimer qui prenaient des simvastatines (Zocor) connaissaient un ralentissement du déclin cognitif au bout de six mois à peine de traitement. Les statines autres que les simvastatines et les atorvastatines étaient exclues de cette étude.

Autre question à laquelle nous devons répondre : est-ce la baisse du taux de cholestérol ou un autre effet secondaire dû aux statines qui explique les effets de cette classe de médicaments sur la maladie d'Alzheimer ? Les données fournies par l'étude MIRAGE montrent que ce sont les statines et non d'autres hypocholestérolémiants qui ont des effets protecteurs contre la maladie d'Alzheimer. Dans ce cas, le ralentissement de la maladie doit-il être attribué aux propriétés anti-inflammatoires des statines ? Une étude après autopsie du cerveau de personnes atteintes de MA montre que les cellules responsables des réactions inflammatoires (microglies) sont moins activées chez les personnes qui prennent régulièrement des statines que chez celles qui n'en prennent pas.

Nous ne savons pas non plus si la baisse du taux de cholestérol par d'autres moyens (comme un régime alimentaire rigoureux et un programme d'exercices) peut réduire les risques de MA et si de tels moyens peuvent remplacer la prise de statines.

Voilà certaines des questions que soulèvent les dernières études axées sur la population générale. Les chercheurs doivent tenter d'y répondre au moyen d'essais cliniques rigoureux, tels que celui que notre institut a réalisé à propos des liens entre le Lipitor et la maladie d'Alzheimer. Nous savons que, selon toute vraisemblance, les statines stabilisent les changements cognitifs reliés à la maladie, mais nous ne pourrons déterminer avec certitude si elles préviennent ou retardent vraiment l'apparition de la maladie d'Alzheimer que lorsque nous disposerons d'un plus grand nombre d'études cliniques.

Ce que vous pouvez faire

Si elles ne font pas l'unanimité des chercheurs, les recherches relatives aux effets des statines et d'un régime alimentaire faible en cholestérol sur le cerveau n'en sont pas moins prometteuses.

Il vous sera sans doute très facile de vous motiver pour faire vérifier régulièrement vos taux de cholestérol et suivre au besoin un traitement pour faire baisser votre taux de LDL et de cholestérol total (voir chapitre 4). Vous savez depuis longtemps que ces tests de routine sont essentiels pour la santé cardiaque. Que les futures recherches révèlent ou non un lien indépendant entre cholestérol, statines et maladie d'Alzheimer, nous savons d'ores et déjà que le cœur et le cerveau sont beaucoup plus proches que nous le croyons. En tant que neurologue, je vous encourage très fortement à faire vérifier vos taux de cholestérol et, s'il y a lieu, à suivre un traitement (de préférence à base de statines) pour faire baisser votre taux de lipides. Certains médecins recommandent même aux patients qui ont des antécédents familiaux de maladies cardiaques de prendre des statines à titre prophylactique, même si leurs taux de cholestérol sont normaux. Comme ces médicaments sont livrés sur ordonnance, vous devez prendre ce genre de décision de concert avec votre médecin. Ne rejetez pas l'idée que les statines pourraient également être bénéfiques pour votre cerveau.

DES RÉFLEXIONS ET DES RECOMMANDATIONS FINALES

- Surveillez votre cholestérol comme si vous suiviez un traitement contre une maladie cardiaque.

- Votre taux de cholestérol total doit être inférieur à 5,2 mmol/l (200 mg/dl).

- Votre taux de HDL («bon» cholestérol) doit être supérieur à 1,5 mmol/l (50 mg/dl).

- Votre taux de LDL («mauvais» cholestérol) doit normalement être inférieur à 3,3 mmol/l (130 mg/dl) (et idéalement inférieur à 2,6 mmol/l, ou 100 mg/dl).

- Votre taux de triglycérides ne doit pas dépasser 1,7 mmol/l (150 mg/dl).

- La prise de statines semble réduire jusqu'à 70% les risques de contracter la maladie d'Alzheimer. Il n'a pas été démontré que les autres médicaments destinés à faire baisser les taux de cholestérol procuraient les mêmes bienfaits que les statines.

- Vous devez discuter avec votre médecin des objectifs énumérés ci-dessus et des traitements nécessaires pour les atteindre.

] 14 [

La prévention
par l'exercice physique

De récentes données laissent penser qu'une activité physique énergique et soutenue stimule le cerveau. Nous pouvons en dire autant de l'exercice mental, mais ce point sera abordé au prochain chapitre. L'exercice et l'entraînement réguliers ne sont pas seulement bénéfiques pour les muscles, les os, l'énergie, le tour de taille et l'humeur (ce qui serait déjà amplement suffisant). Tout indique qu'ils pourraient aussi procurer à votre cerveau les armes nécessaires pour combattre la maladie d'Alzheimer et la démence.

Une raison de plus pour faire de l'exercice

Essentiel à une bonne circulation sanguine, l'exercice physique réduit les risques de contracter certaines des maladies les plus meurtrières des pays industrialisés, notamment les crises cardiaques, les AVC et le diabète. Je n'omets jamais de rappeler que ces problèmes de santé sont des facteurs aggravants dûment établis de déclin cognitif. Les chercheurs ont récemment entrepris un certain nombre d'études pour déterminer si l'activité physique en soi protégeait également contre le déclin cognitif, et ils ont conclu dans de nombreux cas qu'elle avait effectivement un effet protecteur. Est-ce parce que l'exercice réduit les risques d'AVC ou pour une raison que nous ignorons encore? Une réponse nous sera peut-être fournie par les essais cliniques en cours, qui évaluent l'exercice physique comme moyen d'intervention possible contre le déclin cognitif.

En Finlande, une étude consacrée au vieillissement et à la démence a été réalisée auprès d'un échantillon de population générale de 1 500 personnes. L'étude montre que les personnes à mi-vie qui s'adonnent à une activité physique de loisir au moins 2 fois par semaine courent 50 % moins de risques d'être atteintes de démence et 60 % moins de risques de contracter la maladie d'Alzheimer que celles qui ont un mode de vie sédentaire. Cet écart pouvait être observé dans l'ensemble de la population échantillonnée, mais était plus marqué chez les porteurs de l'allèle e4, ce qui laisse supposer que l'exercice recèle un facteur de protection encore indéterminé qui ferait obstacle à la pathologie latente de la maladie d'Alzheimer.

Au Canada, l'étude prospective canadienne Canadian Study of Health and Aging, qui suit 4 600 personnes âgées depuis les années 1990, a montré que, dans l'échantillon féminin de la population étudiée, plus l'exercice physique était intense et fréquent, plus le risque de contracter la maladie d'Alzheimer ou un autre type de démence diminuait. Un rapprochement analogue a été observé dans une autre étude consacrée à l'ostéoporose. Axée sur des questionnaires sur la santé remplis par 6 000 femmes au début de l'étude, puis 6 et 8 ans plus tard, l'étude indiquait que près du quart des femmes qui faisaient les plus courtes marches connaissaient un déclin cognitif, comparativement à seulement 17 % des femmes qui faisaient les plus longues marches. Sur le plan des calories brûlées, les chercheurs ont constaté que le pourcentage de participantes qui évoluaient vers un déclin cognitif était plus élevé chez les femmes qui brûlaient le moins de calories que chez les femmes qui brûlaient le plus de calories. L'activité physique était mesurée au moyen d'une auto-évaluation faisant état des distances parcourues à pied et du nombre de kilocalories brûlées par semaine.

En d'autres termes, les risques de MA étaient réduits d'un tiers chez les femmes qui parcouraient les plus grandes distances et qui consommaient le moins de calories comparativement à celles qui parcouraient les plus courtes distances et consommaient le plus de calories. D'un point de vue statistique, cet écart est énorme. Il est assez facile de comprendre en quoi l'activité physique peut être bénéfique pour le cœur. Ce qui est réjouissant, c'est d'apprendre qu'elle réduit tout autant les risques de maladie d'Alzheimer et de démence qui nous guettent avec le vieillissement. Là encore, les styles de vie que nous choisissons ne profitent pas seulement à notre cœur, nos os et notre système vasculaire, mais aussi à notre cerveau.

Dans une autre étude prospective américaine sur la démence, des chercheurs ont évalué 2 000 résidents et résidentes âgé(e)s de Seattle durant 6 ans. Durant cette période, 158 personnes ont été atteintes de démence, dont 107 de la maladie d'Alzheimer. Après ajustement des risques en fonction de l'âge et du sexe, les chercheurs ont découvert que les personnes qui faisaient de l'exercice au moins trois fois par semaine couraient presque 40 % moins de risques de développer la maladie d'Alzheimer. Cette étude était axée sur une auto-évaluation et touchait une population qui comptait déjà un pourcentage relativement élevé de personnes actives. Toutefois, des études auprès de personnes physiquement inactives ont conduit à des conclusions analogues. Le fait que l'exercice puisse retarder l'apparition de la démence et de la maladie d'Alzheimer est d'une importance inestimable pour les personnes âgées.

ÉTUDE DE CAS

Une femme active

Beverly, qui a souscrit au programme de don de corps et de cerveau du Sun Health Research Institute, est l'exemple même de la femme active. Enseignante retraitée, cette veuve de 78 ans vit aujourd'hui seule. Ses antécédents familiaux en matière de maladie d'Alzheimer sont assez chargés : sa sœur, son père et des grands-parents en ont été victimes.

C'est pourtant une de nos participantes les plus dynamiques. Elle fait de l'exercice 200 minutes par semaine (surtout de la marche rapide), appartient à plusieurs organismes sociaux comme le club Kiwanis et le club Rotary. Elle a décidé d'être physiquement et mentalement active, à la fois pour réduire ses risques de MA et pour améliorer sa qualité de vie.

Malheureusement, il n'y a pas ou presque pas de sujet de recherche qui fasse l'unanimité dans le milieu médical. J'ose dire d'ailleurs que je douterais quelque peu de mes données si elles ralliaient tous les chercheurs. Je dois donc admettre que les recherches entreprises dans ce domaine ne font pas toutes état de liens statistiquement significatifs entre l'exercice physique et la réduction des risques de MA.

Ces divergences peuvent avoir plusieurs explications. En premier lieu, les spécialistes savent qu'à l'instar des régimes alimentaires, les programmes d'exercice les plus efficaces sont ceux qui s'étalent sur plusieurs années, et non quelques mois. Or, de par leur nature même, les études sont limitées dans le temps, cette limite étant tout particulièrement problématique lorsque les études portent sur un segment particulier de la population des personnes âgées. Il est donc difficile de circonscrire convenablement les mécanismes et les résultats d'un programme d'exercice à long terme. En d'autres termes, un essai ou une étude d'observation clinique à court terme ne permet pas de dégager l'effet protecteur d'une activité comme l'exercice, vu que ces études sont brèves et que les bienfaits de l'exercice ne peuvent se manifester qu'au bout de plusieurs années, voire de dizaines d'années.

Il est aussi tout à fait possible que la protection des fonctions cognitives varie selon le type d'exercice et qu'il faille davantage expliciter des notions comme «activité physique» ou «exercice régulier» pour donner plus de validité aux résultats. Il faudrait, par exemple, que ces études précisent quelle fonction cognitive particulière interagit avec quel exercice physique particulier. Si certaines études n'établissent pas de lien entre exercice et fonction cognitive, c'est peut-être aussi parce qu'elles croient parler de la fonction cognitive en général, alors qu'elles n'évaluent qu'une ou deux mesures de la cognition. Nous devons donc définir nos propres termes et nous poser de nouvelles questions: quel type d'exercice faut-il faire? Comment de temps doit durer une séance régulière d'exercice physique pour avoir un quelconque effet sur la santé du cerveau?

Une étude réalisée par le docteur Arthur Kramer et son équipe, à l'Université de l'Illinois, montre à quel point ces questions sont importantes. Après avoir passé une série de tests destinés à mesurer leurs aptitudes cognitives de base, 120 personnes âgées de 60 à 75 ans qui ne pratiquaient aucun exercice physique ont été arbitrairement réparties en 2 groupes.

Les chercheurs ont demandé au premier groupe de faire de la marche (exercices aérobiques) et au second groupe de faire des exercices de musculation et d'étirement (exercices anaérobiques). Les participants ont été réévalués six mois plus tard.

Les chercheurs ont constaté une amélioration de la performance reliée à la fonction exécutive (planification, tri des tâches) dans le groupe «aérobique», mais non dans le groupe «anaérobique». Il n'y avait aucune différence entre les deux groupes pour les tâches moins dépendantes de la fonction exécutive.

Les études semblent également indiquer que les résultats ne dépendent pas seulement de la fréquence avec laquelle nous faisons de l'exercice; la nature et la durée de l'exercice jouent un rôle tout aussi important. Une analyse de 18 études à long terme sur les rapports entre exercice et démence a montré que la durée et l'éventail des exercices (c'est-à-dire le nombre d'activités physiques différentes auxquelles s'adonne régulièrement un individu) font varier l'effet protecteur de l'exercice sur la fonction cognitive. Dans les 18 études, les activités étaient divisées en 3 catégories : aérobie, mélange d'aérobie et de musculation et aucun exercice. L'analyse montrait que, dans l'ensemble, les personnes âgées qui s'adonnaient à une activité physique plus intense (mélange d'aérobie et de musculation) voyaient leurs aptitudes cognitives s'améliorer par rapport à celles qui ne faisaient pas d'exercice. Une comparaison générale entre les groupes qui faisaient de l'exercice et les groupes témoins révélait que, même si la fonction cognitive avait progressé dans les deux groupes qui faisaient de l'exercice, les programmes combinés étaient plus bénéfiques que les programmes limités aux exercices d'aérobie. Les séances d'exercice d'une durée inférieure à 30 minutes n'avaient aucun effet statistiquement significatif sur la performance cognitive. Autrement dit, la durée de l'entraînement doit être supérieure à une demi-heure pour exercer un quelconque bienfait sur le cerveau.

Une activité physique modérée à intense peut prolonger votre vie, même si vous avez des problèmes de santé comme le diabète ou une maladie cardiaque. L'analyse de la célèbre étude de Framingham (qui a suivi plus de 5 000 participants pendant plusieurs dizaines d'années) révèle que les personnes qui s'adonnent à une activité physique modérée peuvent prolonger leur vie de 2,3 années par rapport aux personnes sédentaires et que ce chiffre grimpe à 4 années ou plus chez les personnes qui s'adonnent à une activité physique intense.

Les explications possibles

Les scientifiques espèrent que l'observation des souris transgéniques (souris génétiquement modifiées pour développer la maladie d'Alzheimer) les aidera à comprendre comment la musculation ou le cyclisme peut armer le cerveau contre la maladie d'Alzheimer. Dans une étude, le nombre de plaques amyloïdes et d'écheveaux neurofibrillaires qui caractérisent la maladie d'Alzheimer (voir chapitre 2) avait diminué dans le cerveau de souris qui avaient eu accès à une roue tournante pendant cinq mois, comparativement au groupe de souris témoins qui n'y avaient pas eu accès. Plus encore, les souris qui disposaient d'une roue tournante assimilaient plus rapidement et plus facilement les nouvelles tâches que les souris qui ne jouissaient pas des bienfaits de l'exercice. Cette observation va dans le sens des théories de scientifiques selon lesquelles les animaux élevés dans un milieu riche en stimuli se familiarisent et s'adaptent plus rapidement aux changements qui se produisent dans leur environnement.

De fait, la protéine bêta-amyloïde est moins présente dans le cerveau des rongeurs qui s'exercent. Cela dit, comment l'exercice peut-il effectivement modifier le cerveau? Première possibilité: l'exercice régularise le traitement de l'APP (protéine précurseur amyloïde – voir chapitre 2) et empêche la production de la protéine toxique. Deuxième possibilité: l'exercice accroît, du moins chez les animaux, l'activité du facteur neurotrophique dérivé du cerveau (BDNF), une substance chimique aux propriétés thérapeutiques bien connues. Ces découvertes laissent croire que l'exercice ne se contente pas d'améliorer la circulation sanguine, et qu'il agit de manière spécifique contre la maladie d'Alzheimer.

Donnez du muscle à votre matière grise

Si vous ne faites pas encore d'exercice, donnez-vous comme priorité absolue de vous entraîner au moins 30 minutes par jour. Intégrez à votre activité physique une composante cardiovasculaire. À moins qu'un problème de santé ne vous permette pas de faire de l'exercice sans courir de risques (et vous devez dans tous les cas consulter votre médecin avant d'entreprendre tout programme d'exercice), n'hésitez pas à vous entraîner. Sachez que l'activité physique modérée est un véritable médicament miracle pour le cœur, la circulation sanguine, la prévention de l'AVC, le maintien d'un bon poids, et qu'elle a aussi de merveilleux effets secondaires, comme le tonus musculaire et la bonne humeur. À cette longue liste s'ajoutent désormais ses bienfaits pour le cerveau. Les scientifiques y croient de plus en plus. Et vous ?

Des exercices faciles aux bienfaits optimaux (au moins 30 minutes par jour)

• Marche rapide (à l'extérieur ou sur tapis roulant)

• Bicyclette (à l'extérieur ou sur appareil stationnaire)

• Course/jogging

• Natation

• Aérobie

• Danse (rapide)

• Arts martiaux (sans vous blesser)

• Marche d'exercice/exerciseur elliptique

DES RÉFLEXIONS ET DES RECOMMANDATIONS FINALES

- Soyez actif : marchez ou pratiquez régulièrement une activité physique modérée pendant au moins 30 minutes par jour. L'aérobie semble procurer le plus de bienfaits. Un mélange d'aérobie et de musculation sera encore plus bénéfique pour le cerveau.

- Fixez-vous des objectifs concrets. Astreignez-vous à faire de l'exercice comme vous prendriez un médicament. Donnez-vous pour objectif de faire des exercices de type aérobie pendant 30 minutes par jour. Un programme d'exercice régulier et soutenu procure plus de bienfaits qu'un programme intense, mais irrégulier.

- La plupart des études indiquent que l'exercice diminue les risques de contracter la maladie d'Alzheimer.

- L'exercice réduit les changements occasionnés par la maladie d'Alzheimer chez les souris génétiquement modifiées pour développer la maladie.

] 15 [

Des exercices mentaux pour éveiller l'esprit

N os habitudes de vie jouent un rôle aussi important que nos prédispositions génétiques dans l'apparition de la maladie d'Alzheimer. L'activité mentale vigoureuse, par exemple, est un moyen puissant de contrer le déclin cognitif. De nouvelles données montrent que les loisirs, et plus particulièrement les activités qui stimulent les fonctions cognitives, occupent une place de première importance dans la prévention de la maladie d'Alzheimer. Ces activités semblent en effet réduire les risques de contracter la maladie d'Alzheimer et ralentir le déclin cognitif.

Faites marcher votre cervelle !

Dans le cadre d'une récente étude, des chercheurs ont analysé les données étalées sur 20 ans de presque 500 personnes âgées ayant participé à l'étude sur le vieillissement du Bronx (Bronx Aging Study). Au cours de ces 20 ans, 1 participant sur 4 a développé une démence. Parmi les personnes qui ne souffraient pas de démence et qui avaient obtenu les meilleures notes aux tests de la fonction cognitive et autres mesures de l'activité cérébrale, de nombreux participants indiquaient qu'ils s'intéressaient aux jeux de société, jouaient d'un instrument de musique, faisaient des casse-têtes et aimaient la lecture. Dans cette étude, la danse était la seule activité physique liée à un moindre risque de démence. Les effets en présence étaient « reliés à la dose », c'est-à-dire que les probabilités de développer une démence étaient inversement proportionnelles à l'intensité des activités mentales et sociales des participants. Les sujets appartenant au premier tiers (soit ceux qui s'adonnaient aux activités mentales les plus stimulantes) couraient 54 % moins de risques de développer un trouble cognitif léger (syndrome pré-Alzheimer – voir chapitre 1) que les sujets appartenant au dernier tiers.

Les diplômes et la démence : l'éducation en question

De nombreuses études, dont une publiée en 2006, mettent en évidence le lien constant entre niveau d'études et démence ou déclin cognitif. Il apparaît que plus un individu est scolarisé, moins il est susceptible de développer une démence. À l'inverse, il se peut qu'un faible niveau d'instruction favorise l'apparition plus précoce de la démence (plutôt qu'il n'en accroît les risques). Cela dit, le niveau d'études n'est pas une armure préventive contre la maladie. Une fois que les symptômes de la maladie d'Alzheimer se déclarent, et quand d'autres facteurs de risque concourent à les déclencher, le déclin cognitif est plus rapide chez les personnes plus instruites.

À l'instar de nombreuses études sur la démence, les liens entre niveau d'études et démence sont complexes et entremêlés. Il est possible que les personnes instruites soient moins portées à développer la maladie d'Alzheimer pour des raisons non directement reliées à leur niveau d'études. Selon la théorie de la « réserve cognitive », la scolarisation nécessiterait un plus grand nombre de connexions entre neurones et renforcerait ainsi la fonction intellectuelle. Les réseaux neuronaux ainsi formés sont nécessaires pour poursuivre des études avancées. La résolution de problèmes et l'analyse de grandes quantités de données sont des aptitudes qu'apportent des études rigoureuses et qui sont ensuite entretenues grâce à l'exercice d'une profession exigeante.

Le principe que sous-tend la théorie de la réserve cognitive est le suivant : une fois qu'un réseau de connexions riches et complexes a été formé et qu'il continue d'être nourri par les neurones, il peut faire obstacle aux dommages générés par les signes pathologiques de la démence qui s'accumulent dans le cerveau avec le temps. L'existence de ces connexions si étroitement imbriquées les unes aux autres fait qu'une quantité considérable de tissus doit être détruite avant que le système global ne soit compromis et que l'individu présente les signes cliniques de la maladie. Il s'ensuit que, malgré la fonction apparemment protectrice de l'instruction, les dommages se sont accumulés en plus grand nombre chez les individus scolarisés quand la maladie a suffisamment progressé pour être formellement diagnostiquée. Le déclin cognitif se produit alors beaucoup plus rapidement.

À la lumière de la théorie de la réserve cognitive, que défend le docteur David Snowdon, chercheur à l'Université du Kentucky, on a examiné un groupe de religieuses du Midwest américain de leur vivant et après autopsie. À l'autopsie, on a constaté que le cerveau d'un grand nombre d'entre elles (surtout les plus instruites et les plus actives intellectuellement) qui n'avaient manifesté aucun signe de déclin cognitif de leur vivant présentait suffisamment de changements pour justifier un diagnostic de maladie d'Alzheimer. Le docteur Snowdon attribue cette disjonction au haut niveau d'activité cognitive des religieuses (lecture, écriture, enseignement, etc.).

De leur côté, le docteur David A. Bennett et ses collègues de l'Université Rush, à Chicago, ont pratiqué les autopsies de membres du clergé qui avaient participé à l'Étude sur les ordres religieux. Ils ont découvert que les membres éduqués du clergé, qui présentaient pourtant des signes pathologiques de la maladie d'Alzheimer à peu près identiques à ceux que présentaient les membres du clergé moins éduqués, avaient moins souffert de déficit cognitif de leur vivant. Nous pouvons supposer là encore que les dommages causés par la maladie d'Alzheimer sont mieux tolérés par le cerveau de personnes dont la fonction et l'activité cognitives ont été forgées par leurs années d'études.

Des chercheurs de l'Université Columbia, à New York, ont voulu évaluer la relation entre le niveau d'études et le rythme de déclin qui se produit dans la maladie d'Alzheimer. Dans le cadre d'une étude regroupant plusieurs milliers de résidents new-yorkais âgés de 65 ans et issus de différentes ethnies, 312 patients ayant reçu un diagnostic de maladie d'Alzheimer ont été suivis pendant 6 ans, en moyenne. Les participants ont passé des tests cognitifs, à l'issue desquels les chercheurs ont constaté que les personnes qui possédaient une plus grande scolarité connaissaient un déclin cognitif relativement accéléré par rapport aux autres participants. Ils en ont conclu que les patients éduqués qui sont atteints de la maladie d'Alzheimer subissent un déclin cognitif plus rapide. Ces résultats semblaient confirmer l'hypothèse des chercheurs selon laquelle les individus éduqués tolèrent plus longtemps les contraintes que la maladie impose à leur cerveau, mais qu'ils y cèdent plus brusquement quand ils ne parviennent plus à pallier ces déficits. De manière générale, ces études tendent à montrer qu'un haut niveau d'instruction protège les individus contre l'apparition de la MA, mais qu'il ne les protège plus (ou, pire, les rend plus vulnérables) une fois que la maladie s'est déclarée.

Autre explication : l'effet protecteur de l'éducation serait le fruit d'une grande intelligence. Dans une étude publiée dans une importante revue de gériatrie, des chercheurs ont examiné les dossiers scolaires de 400 personnes âgées et ont découvert que, plus le QI était élevé et les activités sociales nombreuses, plus les taux de maladie d'Alzheimer étaient bas. Chaque déviation standard (équivalant à une hausse d'environ 10 points) diminuait de moitié le risque de démence et de TCL. De plus, les sujets qui s'adonnaient à deux activités intellectuelles ou plus par année voyaient leurs risques diminuer de 67 % par rapport à ceux qui n'avaient aucune activité intellectuelle.

Dans une étude américaine, des chercheurs ont mesuré l'activité mentale de 193 personnes atteintes de la maladie d'Alzheimer et de 358 personnes sans démence pour dégager les liens entre leur vivacité mentale à mi-vie et leurs risques de développer la maladie d'Alzheimer à un âge tardif. Après avoir réuni des données sur 26 activités non professionnelles (jouer d'un instrument de musique, faire du bénévolat, lire, écrire, s'adonner à un travail de création, etc.) que les participants avaient pu pratiquer au jeune âge adulte (vingtaine et trentaine) et à l'âge adulte moyen (quarantaine et cinquantaine), les chercheurs ont constaté que les personnes non atteintes de la maladie d'Alzheimer avaient participé à ce genre d'activités durant leurs années de mi-vie. Dans l'ensemble, les individus non atteints de démence avaient consacré plus de temps aux activités intellectuelles (lire, écrire et apprendre) que les personnes atteintes de la maladie d'Alzheimer. Les sujets de l'étude qui avaient intensifié leurs activités intellectuelles entre le jeune âge adulte et l'âge adulte moyen tendaient aussi à se retrouver davantage dans le groupe des personnes sans démence. Ces observations ont amené les chercheurs à se demander si la participation à des activités cognitives (bien avant qu'une démence ne survienne) ne renflouait pas la réserve cognitive.

Un des meilleurs moyens de confirmer la pertinence d'un risque ou d'une réaction protectrice donnée est d'étudier des jumeaux génétiquement identiques, car cela permet aux scientifiques d'observer comment les facteurs externes côtoient les facteurs génétiques. Dans une étude étalée sur 20 ans, des chercheurs ont étudié 107 paires de jumeaux ou jumelles de même sexe composées d'un individu atteint de démence et d'un individu non atteint de démence. Les chercheurs ont évalué la durée et la fréquence avec lesquelles chacun des individus d'une paire de jumeaux ou de jumelles s'adonnait à des activités mentalement stimulantes. Les individus des paires de jumeaux (mais plus encore des paires de jumelles) qui prenaient part à un plus grand éventail d'activités couraient moins de risques d'être atteints de démence. L'évaluation initiale avait eu lieu plus de 20 ans avant un diagnostic de démence, ce qui indique que ce ne sont pas des symptômes de démence précoce qui auraient poussé les personnes atteintes à abandonner un loisir.

Dans une autre étude destinée à mesurer les degrés d'activité d'individus âgés, on a divisé 2 800 personnes âgées de 65 à 94 ans en 4 groupes. Trois des groupes ont suivi un «entraînement cérébral» axé sur la mémoire, le raisonnement et la rapidité de pensée. Le quatrième n'en a suivi aucun. Les chercheurs ont constaté que la fonction cognitive des groupes qui suivaient l'entraînement s'était améliorée, mais uniquement sur le plan de la rapidité de pensée. Malgré des résultats encourageants, rien n'indique encore que l'exercice de la mémorisation améliore la fonction cognitive globale ou qu'il retarde l'apparition d'une démence.

La plupart de ces études ont été réalisées en Europe occidentale et aux États-Unis auprès de populations majoritairement blanches. Or, la Chine vient de nous fournir des données à l'appui de l'effet protecteur de l'activité intellectuelle contre le déclin cognitif dans des populations non blanches. L'étude sur le vieillissement de l'Université de Chongqing est une étude longitudinale axée sur la population générale et ayant pour sujets 5 437 citadins chinois de plus de 55 ans. Les sujets ont répondu à plusieurs questions concernant la fréquence de leur participation à six activités cognitives, quatre activités physiques et deux activités sociales, dont on a tiré des scores composites, ainsi que la fréquence avec laquelle ils regardaient la télévision. Il est apparu que chaque augmentation d'un point du score d'activité cognitive diminuait d'environ 5 % le risque de souffrir d'un déficit cognitif. Ce résultat était surtout dû à la pratique de jeux de société (notamment le mah-jong, jeu traditionnel chinois) et à la lecture. Aucun lien n'a été établi entre l'activité physique ou l'activité sociale et le déficit cognitif.

Fait intéressant : l'écoute de la télévision augmentait d'environ 20 % le risque d'apparition d'un déficit cognitif. Les liens établis étaient robustes et demeuraient significatifs, même après la prise en compte de problèmes de santé concomitants et l'exclusion des personnes qui avaient développé un déficit cognitif au cours de la première année de suivi.

Toutes ces études tendent à confirmer qu'un changement de style de vie, et plus précisément une plus grande pratique des activités qui stimulent les fonctions cognitives, pourrait réduire les risques de déficit cognitif dans la vieillesse. L'information dont nous disposons indique qu'une activité mentale entière et soutenue rend le cerveau plus résistant au déclin qui peut se produire plus tard dans la vie. C'est peut-être une des protections les plus puissantes contre le vieillissement du cerveau.

Ce que nous ne savons pas

Le mécanisme par lequel certaines activités mentales apparaissent comme protectrices demeure encore mystérieux. Il se peut que les personnes qui adoptent un style de vie actif choisissent aussi de faire de l'exercice et de suivre un régime alimentaire sain.

Des preuves indirectes de plus en plus nombreuses semblent confirmer que l'instruction et la stimulation des fonctions cognitives déjouent jusqu'à un certain point les symptômes du TCL ou de la maladie d'Alzheimer en leur opposant une « réserve cognitive » qui arme le cerveau contre les signes pathologiques de la démence.

Une étude réalisée sur des rats abonde dans ce sens. Dans cette étude, des chercheurs ont placé deux groupes de rats dans deux environnements distincts. Le premier groupe de rats a été placé dans un environnement riche en stimuli (jouets, roues et divers objets) et le second dans un environnement sans stimuli. Les chercheurs ont découvert que la densité des connexions synaptiques (connexions entre neurones) était plus élevée chez les rats du premier groupe que chez les rats du second groupe. Cela dit, la théorie de la réserve cognitive a beau être intuitive et séduisante, aucune preuve scientifique tangible n'en a encore établi l'existence comme mécanisme neurologique.

Les scientifiques ont longtemps affirmé que le cerveau était statique et qu'il ne pouvait ni créer de nouveaux neurones ni remplacer ceux qui meurent. Des données de plus en plus crédibles nous autorisent à penser aujourd'hui qu'il existe un processus de neurogénèse (c'est-à-dire une capacité du cerveau de régénérer et de guérir), et que ce processus peut même se déclencher à un âge relativement avancé. Une plus grande densité des synapses en serait peut-être la cause.

Toutefois, une grande partie des recherches sur la maladie d'Alzheimer et la démence se heurte à des questions irrésolues sur le plan des relations causales. Par exemple, doit-on penser que la pratique d'activités mentales et sociales comme le fait de suivre des cours, de jouer d'un instrument de musique ou de faire régulièrement des mots croisés permet de prévenir le développement de la démence et de renforcer la fonction cognitive? Ou doit-on penser que les personnes déjà dotées d'une intelligence et d'une fonction cognitive évoluées choisissent de s'adonner à ce genre d'activités dans leur vieillesse, alors que celles qui ont franchi l'étape subclinique de la démence se désintéressent de ces activités en réaction (consciente ou inconsciente) à l'apparition du déficit cognitif? Les deux explications sont possibles, et même probables.

Quelles sont les activités propices à la bonne santé du cerveau ?

- Activités sociales : voyage, bénévolat, clubs sociaux.

- Activités mentales : jeux de société, mots croisés, création artistique, éducation permanente, lecture, écriture, apprentissage de nouvelles langues, jeux de cartes, mah-jong, sudoku, pratique d'un instrument de musique, travaux d'artisanat nécessitant des aptitudes intellectuelles et de l'attention, comme le tricot et le matelassage (qui demandent de la mémoire, du calcul et une bonne perception géométrique).

Ce que vous pouvez faire

Même s'ils n'ont pas totalement élucidé la question, les spécialistes nous encouragent presque unanimement à pratiquer des activités stimulantes au sein de notre communauté ou à troquer de temps en temps notre télécommande contre un jeu de cartes ou un jeu de société. Rien ne nous interdit de miser sur ces activités, disent-ils, si elles peuvent protéger d'une manière ou d'une autre nos fonctions cognitives. Aucun risque ne viendra contrecarrer les bienfaits que vous en tirerez pour le corps et l'esprit et, au vu de l'escalade du prix des médicaments, des activités comme la danse, la lecture, le travail sur ordinateur ou la pratique de jeux de société sont peu onéreuses. Si ce genre de «traitement» vous semble trop laborieux, tournez-vous vers les jeux vidéo. Les fabricants de jeux vidéo proposent désormais des jeux exclusivement destinés aux personnes âgées qui veulent exercer leur activité mentale comme le font leurs enfants et leurs petits-enfants. Les chercheurs sont catégoriques : des jeux comme *Brain Age* et autres casse-têtes destinés aux personnes âgées sont d'heureux moyens de faire travailler les fonctions cognitives. De nouvelles études sont en cours pour déterminer les relations entre exercice mental et maladie d'Alzheimer. En attendant, songez à renouveler votre carte de bibliothèque et à faire réserve de sudokus. Vous pouvez même vous exercer aux jeux vidéo de votre petit-fils. Il acceptera bien de vous les prêter si vous lui dites que c'est pour votre santé !

ÉTUDE DE CAS

• •

La stimulation mentale ou la simple chance ?

Lucille est une des résidentes de Sun City qui a souscrit au programme de don de corps et de cerveau de notre institut. Elle a 81 ans. Malgré de sérieux antécédents familiaux en matière de maladie d'Alzheimer, elle fait preuve d'une énergie et d'une vivacité d'esprit étonnantes. Elle est présente à toutes les études de recherche auxquelles son emploi du temps très chargé lui permet de participer. En plus de jouer au bridge toutes les semaines et de dévorer livre sur livre, elle assume de hautes responsabilités dans plusieurs associations féminines régionales.

Malgré les facteurs de risque qui la menacent (âge, sexe, antécédents familiaux), Lucille est une femme tout à fait normale sur le plan cognitif. Chance, hasard ou fruit d'une constante stimulation mentale ?

DES RÉFLEXIONS ET DES RECOMMANDATIONS FINALES

- Adonnez-vous à des activités qui stimulent le travail mental : jeux de société, mots croisés, création artistique, cours d'éducation permanente, lecture, écriture, apprentissage de nouvelles langues, jeu de cartes, mah-jong, sudokus et pratique d'un instrument de musique. L'exercice mental est peut-être plus important encore que l'exercice physique. Prenez des cours dans un collège communautaire. Inscrivez-vous à une bibliothèque. Apprenez à vous servir d'un ordinateur. Comme la plupart des bibliothèques publiques mettent à votre disposition des ordinateurs pour accéder à Internet ou faire du traitement de texte, cela ne vous coûtera pas un sou.

- Optez pour l'apprentissage à vie.

- Astreignez-vous à pratiquer une activité mentale au même titre que vous prendriez des médicaments.

] 16 [

Les anti-inflammatoires

A vez-vous déjà pris des anti-inflammatoires pour soulager une migraine, des douleurs ou des raideurs arthritiques ? Si oui, sachez que certains des médicaments destinés à soigner vos douleurs articulaires peuvent également être bénéfiques pour votre cerveau. Dans ce chapitre, j'étudierai les liens entre la prise régulière d'anti-inflammatoires et les risques de développer la maladie d'Alzheimer.

Ce que nous savons

Comme je l'ai mentionné dans les premiers chapitres de ce livre, le cerveau des personnes décédées des suites de la maladie d'Alzheimer présente invariablement à l'autopsie des lésions dues à des réactions inflammatoires. L'inflammation est une réaction de l'organisme aux blessures. Elle peut provoquer des enflures et surgir dans presque n'importe quelle partie du corps. Il s'agit d'une réaction physiologique normale, qui peut toutefois amplifier les lésions déjà présentes. L'inflammation est présente dans toutes sortes de problèmes de santé, dont l'arthrite et divers autres troubles rhumatologiques, ainsi que dans des maladies neurologiques comme la sclérose en plaques. Les chercheurs ont récemment décelé son influence dans les maladies cardiovasculaires.

Il est généralement admis, dans la communauté médicale, que l'inflammation complique ou même provoque les principaux changements pathologiques qui se produisent dans le cerveau des personnes atteintes de la maladie d'Alzheimer. Les scientifiques ont montré que, étant perçue comme indésirable par le cerveau, la protéine bêta-amyloïde est attaquée par des cellules nerveuses appelées glies et microglies qui tentent de l'éliminer. Pour ce faire, elles sécrètent de nombreuses substances chimiques, dont des compléments, des cytokines et des interleukines, qui suscitent une réaction inflammatoire. Révélé il y a une vingtaine d'années, ce processus est une des toutes premières découvertes qui ont permis de comprendre la biologie de la maladie d'Alzheimer. Cette découverte a amené les chercheurs à envisager l'utilisation d'anti-inflammatoires pour traiter la maladie. Mais commençons par donner un aperçu général des anti-inflammatoires…

Que sont les AINS ?

Les anti-inflammatoires, qu'on appelle aussi AINS (anti-inflammatoires non stéroïdiens), sont utilisés pour traiter toutes sortes de problèmes de santé, dont la fièvre, l'arthrite, les douleurs articulaires, les maux de dos et l'inflammation. On peut en faire un usage ponctuel (pour les problèmes soudains et temporaires, comme les entorses et les fractures) ou permanent (pour les problèmes chroniques comme la polyarthrite rhumatoïde).

Il existe plusieurs types d'anti-inflammatoires : l'ibuprofène (Advil, Motrin), le naproxène (Anaprox, Naprosyn, Naprelan et marques génériques), le flurbiprofène (Froben ou Apo-FLURBIPROFEN), le diclofénac (Voltaren, Arthrotec, Cataflam), l'indométhacine (Indocin), le célécoxib (Celebrex), la sulfasalazine (Salazopyrine ou Apo-Sulfasalazine), l'oxaprozine (Daypro), le salsalate (Disalcid), le diflunisal (Dolobid), le kétorolac (Toradol), l'étodolac (Lodine), le méloxicam (Mobicox), le kétoprofène (Orudi) et la nabumétone (Relafen). L'anti-inflammatoire d'origine que tout le monde connaît est évidemment l'aspirine. L'aspirine est aujourd'hui beaucoup plus utilisée comme anticoagulant pour réduire les risques de crise cardiaque ou d'AVC que comme AINS. Ses effets sur le cerveau sont négligeables. La plupart des anti-inflammatoires nécessitent une ordonnance, mais des médicaments comme l'ibuprofène et le naproxène peuvent être achetés avec ou sans ordonnance. Certains AINS comme le rofécoxib (Vioxx) ou le valdécoxib (Bextra) ont été interdits à la vente en raison des complications médicales qu'ils entraînaient. Sachez toutefois que même les AINS dits « sûrs » peuvent endommager les reins et l'estomac lorsqu'ils sont utilisés de manière prolongée. L'utilisation chronique d'AINS est une des principales causes d'ulcère de l'estomac. Soyez prudent.

Les liens entre les AINS et la maladie d'Alzheimer

Les AINS ont attiré beaucoup d'attention en raison de données probantes indiquant qu'ils pouvaient jouer un rôle important dans la prévention ou le traitement de la maladie d'Alzheimer. D'imposantes études menées auprès de la population générale ont en effet mis en évidence un lien entre la prise d'AINS et la diminution des risques de MA. Partant des données de l'étude de Rotterdam, des chercheurs ont pu montrer que l'utilisation d'AINS pendant au moins deux ans réduisait les risques de MA. L'étude du comté de Cache est parvenue à des conclusions analogues en 2002 : les participants qui prenaient des AINS pendant plus de deux ans couraient moins de risques de contracter la maladie d'Alzheimer. Les AINS n'avaient pas d'effet préventif quand ils étaient pris de manière intermittente[15].

Un survol de la documentation consacrée au sujet montre que, selon plus de 25 études épidémiologiques d'envergure axées sur la population générale, certains AINS réduisent les risques de maladie d'Alzheimer, retardent l'apparition de la démence, ralentissent la progression de la maladie et atténuent la gravité des symptômes de déficit cognitif. De ces méta-analyses (étude de plusieurs études), il ressort que la consommation régulière d'anti-inflammatoires réduit de moitié les risques de contracter la maladie d'Alzheimer. Par ailleurs, une étude génétique réalisée en 2004 montre que les personnes qui prenaient des anti-inflammatoires couraient

---

15. www.neurology.org/content/59/6/880.abstract

36 % moins de risques de développer la maladie que les membres de leur famille qui n'en prenaient pas. Ces bienfaits étaient tout particulièrement évidents chez les porteurs de l'allèle e4. Signalons toutefois que dans la majorité des études analysées, les AINS n'avaient aucun effet (favorable ou défavorable) sur les risques de MA lorsqu'ils étaient pris moins de deux ans avant l'apparition des premiers symptômes de démence, ce qui laisse supposer qu'il faut choisir avec grand soin le moment précis où des anti-inflammatoires doivent être prescrits.

Cette série de preuves épidémiologiques a suscité beaucoup d'intérêt pour les AINS utilisés comme médicaments contre la maladie d'Alzheimer, et plusieurs médicaments ont été testés dans ce but, dont l'indométhacine (Indocin), le diclofénac/misoprostol (Arthrotec), le rofécoxib (Vioxx) et la prednisone.

L'optimisme du milieu médical à l'égard des AINS comme moyens de traiter la maladie d'Alzheimer a été toutefois refroidi par les résultats d'études cliniques indiquant que le rofécoxib, le naproxène, le nimesulide et le diclofénac n'avaient *aucun* effet favorable dans le traitement de la maladie d'Alzheimer ou du trouble cognitif léger. Dans deux des essais, le rofécoxib semblait même accélérer le déclin cognitif. Ces conclusions s'expliquent peut-être par le fait que la période de traitement doive être beaucoup plus longue pour révéler les effets favorables de ces médicaments.

Les explications possibles

D'importantes données de laboratoire indiquent que les AINS pourraient protéger contre la maladie d'Alzheimer. On sait par exemple que les inhibiteurs de la cyclo-oxygénase-2, plus couramment appelés inhibiteurs de la COX-2 (tels que le célécoxib, commercialisé sous la marque Celebrex), empêchent l'activation des microglies. Comme beaucoup de défenses biochimiques et cellulaires de l'organisme, les microglies ont de précieuses fonctions. Elles sont entre autres programmées pour éliminer la protéine amyloïde et se trouvent d'ailleurs toujours à proximité des plaques qui abritent celle-ci. Par contre, les microglies libèrent des cytokines, qui peuvent aggraver les réactions cellulaires et inflammatoires en:

- précipitant la mort cellulaire programmée («suicide» des cellules ou apoptose);
- favorisant l'accumulation d'amyloïde et la formation de plaques;
- inhibant la guérison neuronale dans l'hippocampe (siège du stockage de la mémoire);
- provoquant une stimulation excessive des cellules nerveuses (excitotoxicité).

Les inhibiteurs de la COX-2 peuvent précisément atténuer ces dommages en supprimant la chaîne des réactions inflammatoires déclenchée par les microglies.

D'autres anti-inflammatoires procurent une protection supplémentaire contre la maladie d'Alzheimer. L'ibuprofène, l'indométhacine, le diclofénac, le fénoprofène, le méclofénamate, le piroxicam, le sulindac et le flurbiprofène pourraient en effet réduire les changements qui se produisent dans le cerveau des personnes atteintes de la MA en freinant l'action de l'enzyme gamma-sécrétase (voir chapitre 2). La gamma-sécrétase est une des deux enzymes responsables de la production de bêta-amyloïde et le principal élément constituant des plaques amyloïdes.

Certains médicaments apparentés aux anti-inflammatoires ont des effets distincts contre la maladie d'Alzheimer. Leurs particularités n'ont évidemment pas échappé aux sociétés biotechnologiques et pharmaceutiques. À Salt Lake City (Utah), la société Myriad a mis au point une variante de l'AINS R-flurbiprofène dans le but précis de prévenir la maladie d'Alzheimer. Ce médicament visait à contrer l'action de la gamma-sécrétase sans provoquer les effets indésirables que d'autres classes d'anti-inflammatoires ont sur les reins et l'appareil gastro-intestinal.

La société, qui avait obtenu des résultats encourageants à l'issue des deux premières phases déployées aux États-Unis et en Grande-Bretagne, a cependant découvert au cours de la phase 3 (étude sur 1 000 patients atteints de MA d'intensité légère) que le médicament à l'étude n'était pas plus efficace que le placébo.

Ce que nous ne savons pas

Les essais cliniques relatifs à l'utilisation des AINS pour le traitement de la maladie d'Alzheimer n'abordaient pas l'éventuel aspect préventif des anti-inflammatoires. Le projet ADAPT (Alzheimer's Disease Anti-inflammatory – Essai clinique sur les anti-inflammatoires utilisés comme outils de prévention de la maladie d'Alzheimer) a été mis sur pied pour combler cette lacune. Amorcé en janvier 2001, le projet, dont le Sun Health Research Institute était site participant, visait à tester l'efficacité de certains anti-inflammatoires dans le cadre d'une stratégie de prévention. L'étude réunissait 2 500 participants de 70 ans et plus ayant au moins un parent de premier degré (mère, père, sœur ou frère) atteint de la maladie d'Alzheimer. Les participants ont été répartis en trois groupes : un premier auquel on a administré du célécoxib à haute dose, un deuxième auquel on a administré du naproxène à forte dose et un troisième auquel on a administré un placébo.

En décembre 2004, les responsables ont décidé d'interrompre le projet en partie à cause des risques pour la santé que révélaient des rapports sur le rofécoxib. Même s'il ne s'agissait pas d'un des AINS utilisés pour l'étude, les participants ne souhaitaient plus prendre du célécoxib, qui faisait partie de la même famille que le médicament incriminé. Le projet ADAPT visait à valider l'hypothèse selon laquelle le célécoxib ou le naproxène réduisait l'incidence de la maladie d'Alzheimer. Les résultats préliminaires montraient que ces médicaments n'avaient aucun effet à cet égard, du moins durant la brève période de l'étude. Tout ce qu'il nous est permis de dire pour l'instant, c'est que ni le naproxène ni le célécoxib n'empêche le développement de la maladie d'Alzheimer chez les sujets d'âge avancé ou immédiatement après les premiers signes de perte de mémoire.

Il reste à éclaircir quels AINS (ibuprofène, indométhacine, diclofénac, fénoprofène, méclofénamate, piroxicam, sulindac ou flurbiprofène) procurent la plus grande protection. On sait, par exemple, que la dose d'ibuprofène nécessaire pour ralentir les effets de la gamma-sécrétase est de 2 400 mg par jour. Par ailleurs, les médecins ne sont pas disposés à recommander une posologie et une durée de traitement susceptibles d'optimiser les effets des AINS contre la démence au risque de provoquer des problèmes gastro-intestinaux. Toutes les études indiquent que les AINS ne sont efficaces que s'ils sont pris pendant de longues périodes et plusieurs années avant l'apparition des symptômes, exactement comme certaines personnes prennent de l'aspirine pour prévenir les maladies cardiaques. Les AINS n'ont aucune efficacité quand la maladie d'Alzheimer s'est déjà propagée dans le cerveau et perdent leurs effets protecteurs deux ans avant l'apparition des symptômes.

Pour élucider ces questions, il faut entreprendre d'autres essais cliniques comparables au projet ADAPT. Il sera peut-être difficile de trouver le financement et les participants nécessaires pour mener de telles études, vu que les sociétés pharmaceutiques ne tireront aucun profit de découvertes reliées à de vieux AINS non brevetés et que la population reste, à juste titre, préoccupée par les risques que présentent certaines classes d'anti-inflammatoires.

Ce que vous pouvez faire

Ce qu'il faut retenir avant tout, c'est que les AINS doivent être utilisés avec prudence. Ces médicaments attaquent les reins et l'estomac quand on les consomme à fortes doses et de manière prolongée (quelques mois à quelques années). Comme je l'ai mentionné précédemment, les AINS figurent parmi les principales causes d'ulcère de l'estomac. Il est probable que, bien avant qu'ils ne préviennent la maladie d'Alzheimer, ces médicaments auront infligé des lésions irréparables à l'estomac et aux reins. Par ailleurs, l'étude ADAPT a révélé que la prise de naproxène à fortes doses augmente légèrement, mais de manière significative, les risques d'AVC et de crise cardiaque. Des effets similaires ont été associés au célécoxib (Celebrex).

Vu que les AINS ne semblent pas tous avoir les mêmes effets thérapeutiques, choisissez ceux qui pourraient régler vos problèmes inflammatoires à court terme en faisant le pari qu'ils auront aussi des effets protecteurs contre la maladie d'Alzheimer. Les AINS ayant ces possibles effets protecteurs sont l'ibuprofène, l'indométhacine, le diclofénac, le fénoprofène, le méclofénamate, le piroxicam, le sulindac ou le flurbiprofène. Vous pourrez ainsi soulager vos douleurs pressantes (douleurs arthritiques, par exemple) et peut-être améliorer du même coup vos fonctions cognitives.

Avant toute chose, poursuivez votre traitement analgésique en cours et n'oubliez pas de consulter votre médecin avant d'apporter un quelconque changement à votre prise d'anti-inflammatoires.

DES RÉFLEXIONS ET DES RECOMMANDATIONS FINALES

- L'inflammation est un des changements les plus notables qui se produit dans le cerveau des personnes atteintes de MA et aggrave très probablement les ravages causés par la maladie.

- La consommation d'anti-inflammatoires à long terme pourrait réduire les risques de maladie d'Alzheimer, à condition que ces médicaments soient pris plus de deux ans avant l'apparition des symptômes, sans quoi ils n'ont pas d'effet protecteur contre la maladie d'Alzheimer et peuvent même être nocifs.

- Les anti-inflammatoires ne semblent pas être d'une quelconque utilité une fois que les symptômes de la MA se sont déclarés.

- Certains anti-inflammatoires (ibuprofène, indométhacine, diclofénac, fénoprofène, méclofénamate, piroxicam, sulindac et flurbiprofène) pourraient avoir des effets spécifiques contre la maladie d'Alzheimer.

] 17 [

Les vitamines
sont-elles utiles?

Les propriétés des vitamines suscitent de plus en plus l'attention du milieu médical et des consommateurs. Les étagères de magasins débordent de bouteilles de vitamines de toutes sortes et bon nombre d'entre elles atterrissent dans les armoires à pharmacie de citoyens qui désirent se protéger contre ces grandes maladies du siècle que sont le cancer ou la maladie d'Alzheimer. Si la consommation de vitamines est aussi répandue, c'est aussi parce qu'elle figure parmi les premiers gestes concrets que posent les consommateurs pour prendre en charge leur mieux-être quand ils ne parviennent pas à se défaire de leurs choix alimentaires, de leur style de vie ou de leurs habitudes de santé. De nombreux rapports mettent en évidence les bienfaits généraux de la consommation de vitamines, même lorsque ces bienfaits ne sont pas confirmés par de rigoureuses études cliniques ou scientifiques. Propulsé par la consommation quotidienne de vitamines, le marché du bien-être réalise un chiffre d'affaires de 16 milliards de dollars aux États-Unis. On prévoit que ce chiffre d'affaires augmentera considérablement au cours des 10 prochaines années, favorisé en cela par une sensibilisation croissante à la prévention des maladies et à l'importance de la santé.

Dans ce contexte favorable, il serait fort à propos que ces produits si allègrement consommés par la population puissent contribuer à prévenir la maladie d'Alzheimer. De nombreuses vitamines ont été déjà été étudiées dans l'optique particulière de la prévention et du traitement de la maladie d'Alzheimer. Les vitamines les plus étudiées sont les vitamines B, C et E. Il reste encore beaucoup à faire pour déterminer si ces vitamines et d'autres vitamines peuvent vraiment améliorer la santé cognitive. Dans ce chapitre, je me contenterai de présenter ce que nous savons et ce que nous ne savons pas sur les vitamines et leur relation avec le sujet qui nous intéresse.

Les vitamines B (B1, B3, B5, B6 et B12) et l'acide folique

Le complexe de vitamines B (B1, B3, B5, B6 et B12) est essentiel à la fonction du système nerveux. Prises sous forme de suppléments, les vitamines B stimulent certains aspects de la fonction cognitive. L'acide folique, qui est souvent combiné à ces vitamines, a ses propres qualités protectrices. Les vitamines B sont solubles dans l'eau et sont par conséquent évacuées par l'urine. Elles atteignent très rarement des seuils toxiques, car elles ne sont jamais stockées en grande quantité dans l'organisme.

• •

Recommandations formulées dans ce chapitre et apports quotidiens recommandés (AQR)

L'Agence canadienne d'inspection des aliments publie une liste des AQR en vitamines[16]. Ces directives visent à encourager la consommation équilibrée de vitamines et à prévenir les déficits nutritifs. Vous trouverez les AQR sur toutes les bouteilles de vitamines et presque toutes les boîtes de céréales. N'oubliez pas que les aliments sont aussi source de vitamines. De nombreux aliments sont enrichis de vitamines et plusieurs autres, comme les légumes foncés et feuillus, regorgent de vitamines naturelles.

---

16. www.inspection.gc.ca/francais/fssa/labeti/guide/ch6f.shtml (point 6.3.2 et suivants)

L'alimentation quotidienne est d'ailleurs le moyen d'ingestion de vitamines le plus fréquent. Dans ce chapitre, je ferai des recommandations personnelles sur la consommation de diverses vitamines dans les doses que j'estime souhaitables. Dans la plupart des cas, les doses que je recommande sont supérieures aux AQR et ne correspondent pas, par conséquent, aux apports conseillés par le gouvernement. Cela dit, les doses recommandées ici se sont généralement avérées sans risques.

La vitamine B1

La vitamine B1, ou thiamine, intervient directement dans les fonctions métaboliques du cerveau. Elle accroît le temps de réaction et l'énergie mentale. La brusque carence en thiamine, généralement causée par une consommation excessive d'alcool, peut provoquer de la confusion, des troubles de la vision et des problèmes d'équilibre et de marche (ensemble de trois symptômes auquel les médecins donnent le nom d'encéphalopathie de Wernicke). Quand la carence en thiamine devient chronique, elle donne naissance à une démence appelée syndrome de Korsakoff (voir chapitre 12). La dose recommandée pour la santé cognitive est de 50 mg par jour.

La vitamine B3

La vitamine B3, ou niacine, joue un rôle important dans le métabolisme du glucose et s'est avérée efficace pour améliorer la circulation sanguine et réduire le cholestérol. Les chercheurs, qui savaient déjà qu'une grave carence en niacine pouvait entraîner la démence, ont récemment voulu déterminer si l'apport alimentaire en niacine jouait un rôle quelconque dans le processus dégénératif relié au vieillissement ou le développement de la maladie d'Alzheimer. Les évaluations cliniques et les questionnaires sur les habitudes alimentaires réalisés dans le cadre du projet CHAP (Projet sur la santé et le vieillissement de Chicago) ont permis aux chercheurs de faire des rapprochements entre l'incidence de maladie d'Alzheimer ou de déclin cognitif chez les participants et les concentrations de niacine que ceux-ci ingéraient sous forme d'aliments ou de suppléments.

Les chercheurs ont constaté que la quantité de niacine consommée avait effectivement des répercussions favorables sur la santé cognitive : les participants qui consommaient le plus de niacine étaient moins susceptibles de développer la maladie d'Alzheimer, l'apport alimentaire en niacine étant également relié au ralentissement du déclin cognitif. La dose recommandée est de 20 mg par jour.

· ·

Unités de mesure

Les unités de mesure sont infinitésimales.

Les vitamines sont généralement exprimées en milligrammes, microgrammes ou unités internationales. Un microgramme équivaut à un millième de milligramme ou un millionième de gramme. L'unité internationale est une norme adoptée par les scientifiques.

· ·

La vitamine B5

La vitamine B5, ou acide pantothénique, sert de nombreuses fonctions vitales. Essentielle au métabolisme des protéines, des carbohydrates et des corps gras, elle intervient aussi dans la production de l'acétylcholine, neurotransmetteur d'une importance capitale dans le processus d'apprentissage et le travail de la mémoire. Cette substance disparaît progressivement chez les patients atteints de la maladie d'Alzheimer. La dose recommandée est d'au moins 5 mg par jour.

La vitamine B6

La vitamine B6, ou pyridoxine, maintient l'équilibre nécessaire entre le sodium et le potassium. Elle est nécessaire à la production de neurotransmetteurs cruciaux, dont la sérotonine, la dopamine, la noradrénaline et l'adrénaline. La dose recommandée est de 25 à 50 mg. Il est fortement déconseillé de dépasser 100 mg, une surdose de vitamine B6 pouvant endommager les extrémités nerveuses des pieds et entraîner une affection appelée neuropathie périphérique.

La vitamine B12

La vitamine B12, ou cyanocobalamine, est une vitamine indispensable au bon fonctionnement des neurones. Elle intervient dans la formation des gaines de myéline qui entourent certaines cellules nerveuses. Il a été montré que la carence en vitamine B12 est étroitement liée à la dégénérescence des nerfs et de la moelle épinière, à la perte de la mémoire et à la démence. Un traitement à base de fortes doses de vitamines B12 contribue à réduire les incidences de crise cardiaque, d'AVC et de décès. Une étude axée sur la population générale publiée en 2005 dans la revue *Stroke* révèle que les participants qui absorbaient les doses les plus élevées de vitamine B12 étaient nettement moins susceptibles d'être frappés d'une crise cardiaque ou d'un AVC, ce traitement réduisant d'un cinquième les risques d'AVC et les incidences de décès.

Les carences en vitamine B12 sont assez fréquentes chez les alcooliques chroniques et les personnes âgées. Selon certaines études, 17 % à 20 % des personnes âgées auraient une carence en vitamine B12. Les personnes qui subissent une chirurgie bariatrique (chirurgie visant une réduction de poids au moyen d'une réduction de l'estomac, comme le pontage gastrique ou le cerclage par anneau gastrique) souffrent souvent d'une carence en vitamine B12 du fait que celle-ci ne peut plus être absorbée par la muqueuse gastrique qui l'absorbait jusqu'alors. Quand un patient se plaint d'une perte du sens proprioceptif (insensibilité des pieds, des jambes et des articulations), de réflexes accrus et d'une difficulté à marcher, une des premières choses que le médecin vérifie est une forme de carence en vitamine B12 appelée dégénérescence combinée subaiguë. De trop faibles concentrations de B12 dans le sang peuvent avoir de graves effets neurologiques sur le cerveau et la moelle épinière. Si vous faites partie d'un de ces groupes à risque, faites vérifier votre taux de vitamine B12. Un simple test sanguin vous renseignera à ce sujet (voir chapitre 4).

Fort heureusement, il est facile de détecter la vitamine B12 dans l'organisme et tout aussi facile de pallier son absence au moyen de suppléments. Des études montrent que des injections de vitamine B12 (à raison de 1 000 mcg deux fois par mois) ou des comprimés de vitamine B12 à fortes doses (à raison de 1 000 mcg par jour) peuvent remédier jusqu'à un certain point aux pertes de mémoire. De nombreux résidents de Sun City reçoivent régulièrement des injections de vitamine B12 pour stimuler leur énergie et leur vivacité mentales, même lorsque leurs concentrations sanguines de B12 sont normales.

La vitamine B12 est mieux absorbée par injection que par voie orale. Les suppléments peuvent néanmoins augmenter graduellement les concentrations de ces vitamines dans le sang. La dose recommandée pour la santé cognitive est de 1 000 mcg par jour.

L'acide folique

L'acide folique, qu'on appelle parfois folate (bien que l'acide folique soit contenu dans les aliments, et le folate dans les suppléments), est une vitamine hydrosoluble souvent administrée conjointement à la vitamine B12 (cyanocobalamine) et à d'autres vitamines B sous forme de « Super B Complexe », « Complexe B50 » ou « Complexe B100 ». La documentation scientifique montre que l'acide folique est une des rares vitamines dont l'apport alimentaire total, pris isolément, est fortement associé à un moindre risque de maladie d'Alzheimer. De ce fait, les scientifiques estiment que des suppléments de folate pourraient procurer une certaine protection contre la maladie d'Alzheimer. Dans l'étude longitudinale de Baltimore sur le vieillissement, les participants qui avaient pris de l'acide folique en doses égales ou supérieures à l'AQR (400 mcg par jour) voyaient leurs risques de contracter la MA diminuer de 55 %. Une étude réalisée à New York confirme les effets protecteurs de l'acide folique. Dans cette étude, le groupe qui affichait le taux d'acide folique le plus élevé courait 50 % moins de risques que celui qui avait le taux le moins élevé. Aux fins de cette étude, la dose la plus élevée d'acide folique correspondait à plus de 480 mcg par jour.

Des scientifiques ont étudié les répercussions de la fortification en acide folique sur des personnes âgées de la communauté hispanique pour déterminer les liens entre folate et fonction cognitive[17]. Les participants, qui ont passé des tests cognitifs et mémoriels approfondis, ne présentaient que très rarement une carence en folate. Les niveaux de folate étaient étroitement corrélés aux résultats obtenus aux tests de mémoire, même après avoir tenu compte des taux d'homocystéine, de vitamine B12 et de créatinine, des variables démographiques et des symptômes de dépression. Les chercheurs ont également constaté que les risques relatifs de déficit cognitif et de démence diminuaient proportionnellement à l'augmentation des concentrations de folate dans les globules sanguins.

Certaines études sont toutefois venues tempérer l'enthousiasme que suscitent les bienfaits des vitamines B et de l'acide folique. Les résultats d'un essai clinique de deux ans que vient de publier le *New England Journal of Medicine* indiquent que la diminution des taux d'homocystéine au moyen de vitamine B6, de vitamine B12 et d'acide folique n'entraînait aucune amélioration notable de la fonction cognitive chez les personnes âgées. Les chercheurs ont suivi pendant 2 ans près de 300 participants de plus de 65 ans qui présentaient un taux élevé d'homocystéine. La moitié des participants a été traitée au moyen de suppléments vitaminiques et l'autre moitié au moyen d'un placébo. À l'issue de tests cognitifs administrés au bout d'un et de deux ans, les chercheurs n'ont noté aucune différence entre les deux groupes.

La carence en acide folique est chose rare en Amérique du Nord du fait que cette vitamine est systématiquement ajoutée aux céréales vendues dans le commerce. Depuis 1998, les pains et céréales commercialisées au Canada sont enrichis d'acide folique[18]. Cette mesure de prévention simple et peu coûteuse a permis de réduire de manière significative les carences en folate et les cas d'hyperhomocystéinémie au pays.

---

17. www.phac-aspc.gc.ca/publicat/faaf/index-fra.php

18. www.gazette.gc.ca/archives/p2/1998/1998-11-25/html/sor-dors550-fra.html

L'acide folique est abondamment disponible sous forme de vitamine seule, de multivitamines ou de complexe de vitamines B. Vous trouverez la plupart des marques d'acide folique (Personnelle, Sisu, Genuine Health, Natural Factors, etc.) dans les magasins de produits naturels et les pharmacies (toutes les marques maison en ont). Il est courant de prendre de l'acide folique sous forme de multivitamines pour obtenir l'apport alimentaire recommandé. Je préfère toutefois la stricte combinaison acide folique-vitamine B12. La dose d'acide folique normale est de 400 mcg par jour, mais on recommande de 800 à 1 600 mcg par jour pour la santé cognitive. La prise d'acide folique ne présente aucun risque.

Des explications possibles concernant les effets de l'acide folique sur la fonction cognitive

Comme je l'ai mentionné précédemment, il existe une corrélation entre taux d'homocystéine élevé et risques de maladie d'Alzheimer et de crise cardiaque. Des données cliniques mettent également en évidence les liens solides entre homocystéine et démence, la hausse des taux d'homocystéine étant associée au déclin cognitif et à l'atrophie du cerveau.

L'acide folique est bien connu pour ses fonctions de régulation de l'homocystéine. En supplément, il peut réduire les taux d'homocystéine sanguins de 25 %. Cette action est sans doute due au fait que l'acide folique et la vitamine B12 sont tous deux cofacteurs du cycle de méthylation/déméthylation. Ce cycle joue un rôle déterminant dans le bon fonctionnement des neurones, car il régularise les niveaux d'homocystéine, qui est un métabolite toxique, et assume plusieurs autres fonctions, dont la transcription des gènes, l'activité enzymatique et la neurotransmission. Le maintien des taux d'homocystéine à faible niveau résulte de deux processus : conversion en méthionine au moyen d'un mécanisme nécessitant l'action de la vitamine B12 ou déméthylation de la méthionine produisant de la cystéine[19]. L'inhibition de l'absorption du folate ou de la vitamine B12 freine la régénération de la méthionine, réduit le substrat des réactions de méthylation et accroît les taux d'homocystéine.

---

19. http://professeurpetzouille.pagesperso-orange.fr/homocysteine.htm

Le dérèglement du cycle de méthylation subséquent à l'appauvrissement des réserves de folate et de vitamine B12 a été associé à une dégénérescence précipitée du cerveau et de la moelle épinière, ainsi qu'à des malformations congénitales telles que le spina bifida (développement anormal de la colonne vertébrale et de la moelle épinière au début de la formation du fœtus). D'autre part, le faible taux de folate a été directement associé à la hausse des taux d'homocystéine, l'accumulation de bêta-amyloïde et la présence d'anomalies de la structure de l'ADN chez des souris transgéniques présentant une surexpression de l'APP. On a en outre constaté que, dans des modèles expérimentaux de type Alzheimer, la carence en acide folique et les taux élevés d'homocystéine bloquaient la réparation de l'ADN dans les neurones de l'hyppocampe (cellules nerveuses régissant la mémoire) et rendaient ceux-ci plus vulnérables à la toxicité de l'amyloïde.

Ce que nous ne savons pas encore sur l'acide folique

En 2006, le *New England Journal of Medicine* a publié les résultats de l'étude HOPE, étude qui devait déterminer dans quelle mesure la vitamine B et l'acide folique pouvaient ou non réduire les risques de maladie cardiaque et d'AVC. Les chercheurs ont découvert que l'utilisation thérapeutique de l'acide folique ne réduisait pas les risques de maladie cardiovasculaire, mais qu'elle faisait baisser les taux d'homocystéine et diminuait les risques d'AVC. La vitamine B6 administrée à fortes doses était associée à un plus grand risque d'événements cardiovasculaires. D'autres recherches sont nécessaires pour déterminer si cet effet défavorable est relié à la dose.

Un essai clinique a été réalisé pour évaluer la pertinence de l'administration d'acide folique à fortes doses pour traiter la maladie d'Alzheimer. Dans le cadre de cet essai, 700 personnes réparties en 2 groupes égaux ont reçu soit 5 mg d'acide folique, soit un produit placébo pendant 18 mois. Résultat: l'acide folique n'a pas permis de ralentir la progression de la maladie d'Alzheimer.

Les vitamines C et E

La vitamine C, ou acide ascorbique, est probablement une des vitamines les plus consommées. On la trouve dans une multitude d'aliments, dont les jus de fruits, les fruits et les légumes. La vitamine C, dont le célèbre chimiste Linus Pauling fut le plus ardent défenseur, est la vitamine vers laquelle tout le monde se tourne pour soigner des infections ou rester en forme. Plusieurs études ont mis en évidence ses propriétés antioxydantes, antiathérogéniques (elle prévient le blocage des artères), anticancérogènes (elle combat le cancer), antihistaminiques et antivirales. Efficace pour réduire la tension, elle est également recommandée pour pallier les carences en fer. La vitamine C étant soluble dans l'eau, ses excédents sont évacués par l'urine et ne sont pas toxiques pour l'organisme. Une trop grande consommation de vitamine C peut toutefois provoquer chez certaines personnes des dérangements d'estomac et de la diarrhée.

Le rôle de la vitamine C dans la fonction cognitive et l'intelligence a récemment fait l'objet d'études approfondies. Dans le cadre d'une célèbre étude où ils ont suivi les participants de la maternelle à l'université, les chercheurs ont constaté que le QI des étudiants augmentait en moyenne de près de 4 points quand la prise de vitamine C en suppléments était accrue de 50 %.

Le lien entre consommation de vitamine C et amélioration de la fonction cognitive est mis en relief par plusieurs études localisées, mais n'est pas constant dans toutes les études, très probablement en raison de différences méthodologiques. Dans une étude publiée dans la revue *Health Nutrition and Aging*, les chercheurs ont analysé les liens entre vitamine C et fonction cognitive chez 544 résidents de logements communautaires âgés de 65 ans et plus qui participaient aux études CHS (Cardiovascular Health Study) et CLUE II. Parmi les sujets de l'étude, 3 % avaient de faibles taux de vitamine C dans le sang (moins de 40 mg/dl) et 15 % consommaient une quantité totale peu élevée de vitamine C (moins de 60 mg/jour). La plupart des participants (96,7 %) affichaient une fonction cognitive normale. À l'analyse des notes obtenues aux tests d'évaluation de la fonction cognitive et de l'attention, les chercheurs ont constaté que les participants du premier quintile ayant les plus grandes concentrations de vitamine C dans le sang avaient obtenu des notes significativement supérieures à celles qu'avaient obtenues les participants appartenant au dernier quintile ayant les plus faibles concentrations de vitamine C dans le sang, même après prise en compte de diverses variables. L'analyse stratifiée en fonction du sexe révélait que plus la prise de vitamine C était élevée, plus les notes obtenues au mini test de l'examen mental étaient élevées chez les hommes (mais non les femmes).

Une étude multicentrique de l'Université Johns Hopkins et de l'Université de l'Utah vient ajouter un nouvel élément à ces données. Parmi les 4 740 personnes qui participaient à l'étude, celles qui prenaient un supplément nutritif contenant de 500 à 1 000 mg de vitamine C et jusqu'à 1 000 IU de vitamine E révélaient un fait intéressant: quelque chose, dans la combinaison vitamine C/vitamine E semblait réduire les risques de contracter la maladie d'Alzheimer.

Dans l'ensemble, ces résultats mitigés ne fournissent pas de preuves suffisamment solides pour conclure à un lien entre les concentrations ou la prise de vitamine C et la fonction cognitive. Malgré tout, cette vitamine devrait faire partie de votre consommation quotidienne de multivitamines en raison de ses propriétés antioxydantes bien connues. L'élément qui revient le plus souvent dans ces données est que les AQR ne sont pas suffisants pour procurer une quelconque protection. De fait, l'étude de l'Université John Hopkins montrait que l'effet protecteur n'était visible que lorsque les participants absorbaient *sept fois* l'apport nutritionnel recommandé de vitamine C. Pour tirer un profit optimal des bienfaits antioxydants de la vitamine C, prenez-en 1 500 mg par jour.

Apport nutritionnel recommandé:
• Hommes: 75 mg par jour (14 à 18 ans); 90 mg par jour (plus de 18 ans)
• Femmes: 60 mg par jour (14 à 18 ans); 75 mg par jour (plus de 18 ans)

Comme je l'ai déjà mentionné, les lésions dues au stress oxydatif sont présentes dans plusieurs maladies graves, dont la maladie coronarienne et le cancer. Plusieurs évidences nous autorisent à penser que les dommages cellulaires dus au stress oxydatif sont en partie responsables des changements qui se produisent dans le cerveau des victimes de la maladie d'Alzheimer. Les antioxydants fonctionnent de diverses manières. Ils peuvent soit atténuer l'oxydation en neutralisant les radicaux libres de l'oxygène, soit restaurer au moins en partie le fonctionnement normal des tissus attaqués par les radicaux libres de l'oxygène.

Les vitamines antioxydantes ont donc été évaluées de manière approfondie au regard de la prévention du cancer et des maladies cardiovasculaires. Parce qu'elles combattent les radicaux libres et stimulent les fonctions cognitives, les vitamines C et E suscitent aussi beaucoup d'intérêt dans le milieu médical du fait qu'elles pourraient contribuer à prévenir la maladie d'Alzheimer. En attendant d'autres données probantes, les essais de laboratoire montrent déjà que ces deux vitamines semblent effectivement freiner la cascade amyloïde caractéristique de la maladie d'Alzheimer[20].

La vitamine E est liposoluble, c'est-à-dire qu'elle est stockée dans les graisses après ingestion. Le terme «vitamine E» désigne en fait un groupe de composés appelés *tocophérols*. Bien qu'absente des aliments, la forme la plus active et la plus consommée de vitamine E est l'alpha-tocophérol. Les essais de laboratoire montrent que la vitamine E a de puissantes propriétés oxydantes, améliore la fonction des cellules endothéliales, réduit l'athérosclérose et freine la multiplication de certaines cellules indésirables. La dose habituelle de vitamine E en supplément est de 400 UI. Au-delà de 2 000 UI, elle accroît les risques de saignement, surtout quand elle est ingérée conjointement à un anticoagulant ou même de l'aspirine.

En dépit de leur réputation, les vitamines C et E ne sont pas toujours reconnues pour leurs effets protecteurs contre la maladie d'Alzheimer ou la démence. Toutes les études ne les associent pas forcément à une réduction des risques de MA ou de démence. Dans trois études prospectives, les taux de vitamine E présents dans la nourriture et le plasma étaient inversement associés à l'incidence de maladie d'Alzheimer, mais cette association ne semblait pas exister entre la maladie d'Alzheimer et l'alpha-tocophérol, qui est pourtant la forme la plus puissante et la plus communément consommée en supplément de la vitamine E.

Dans une importante étude réalisée aux Pays-Bas, des chercheurs ont suivi pendant environ 6 ans 5 500 personnes sans démence âgées de 55 ans et plus pour étudier leur consommation de vitamines et de suppléments. Les chercheurs ont constaté que les risques de développer la maladie d'Alzheimer diminuaient de 18 % chez les sujets qui absorbaient de fortes doses de

---

20. www.meotis.fr/maladie_A.php

vitamines C et E. Ces effets protecteurs perduraient même après la prise en compte de facteurs comme l'âge, le sexe, le tabagisme, le poids et le niveau d'études. Les bienfaits de ces vitamines étaient plus prononcés chez les fumeurs.

Les mêmes effets ont été observés dans une étude prospective réalisée auprès de personnes âgées de l'Utah. En gros, la combinaison de vitamines C et E en suppléments réduisait de presque 80 % les risques de développer la maladie d'Alzheimer. La réévaluation qui a eu lieu trois années plus tard a confirmé ces effets protecteurs : l'utilisation combinée de vitamine C et de vitamine E en suppléments réduisait de 64 % les risques de MA. Prise isolément, la vitamine C ou E ne semblait pas avoir les mêmes effets protecteurs.

À l'opposé, après dépouillement de données recueillies auprès de résidents new-yorkais, un groupe scientifique très respecté n'a pas observé d'effets protecteurs de ces deux vitamines contre la maladie d'Alzheimer. Près de 1 000 résidents de Manhattan âgés de 65 ans et plus avaient été choisis au hasard aux fins de cette étude. Un quart d'entre eux souffraient de la maladie d'Alzheimer. Les chercheurs n'ont pu établir aucune association entre les risques de maladie d'Alzheimer et l'apport en vitamines C et E par voie de régime alimentaire ou de suppléments. De même, l'étude de Honolulu dont j'ai parlé plus haut, a montré que l'utilisation combinée de vitamines C et E réduisait les risques de démence vasculaire, mais non de maladie d'Alzheimer.

Les chercheurs rattachés à l'étude CHAP de Chicago ont observé que les personnes qui consommaient la plus grande quantité de vitamine E étaient 70 % moins susceptibles de développer la maladie d'Alzheimer que celles qui en consommaient les plus faibles quantités, mais ne sont pas parvenues à des conclusions équivalentes quand il s'agissait de vitamine C, de bêta-carotène ou d'autres suppléments alimentaires. Dans une autre partie de l'étude, les chercheurs ont noté que la vitamine E était associée à un ralentissement du déclin des personnes déjà atteintes de la maladie d'Alzheimer.

Les chercheurs doivent s'attaquer à la tâche difficile de convertir les données issues des études (menées auprès de la population générale et axées sur les sondages) en résultats cliniques pouvant déboucher sur l'esquisse d'un traitement. L'idéal serait de corréler les études axées sur la population générale et les essais cliniques, mais ce serait faire une grosse erreur. Ce n'est pas parce qu'une étude axée sur la population générale révèle les propriétés bénéfiques d'une substance donnée que nous pouvons nous servir de ses conclusions pour établir un traitement ou en évaluer l'issue possible. *Le traitement des personnes déjà atteintes de la maladie d'Alzheimer est bien différent de la prévention de la maladie chez les personnes non atteintes.*

Un essai clinique au moins laisse penser que l'antioxydant alpha-tocophérol (vitamine E) ralentirait la progression de la maladie d'Alzheimer. Les chercheurs, qui voulaient étudier l'effet de hautes doses de vitamine E (2 000 UI) chez les patients parvenus à un stade avancé de la maladie, ont défini les trois possibilités susceptibles de se présenter à l'issue de l'étude : décès, placement dans un centre d'hébergement ou soins complets à domicile. Suivis pendant deux ans, les participants devaient prendre soit de la vitamine E, soit une combinaison vitamine E/sélégiline (médicament contre la maladie de Parkinson possédant aussi des propriétés antioxydantes), soit encore un placébo.

Les participants qui prenaient de fortes doses de vitamine E (2 000 UI) ont vu le dénouement de leur maladie repoussé de 270 jours (ou 9 mois) par rapport à ceux qui prenaient un placébo. La différence était de taille. Enthousiasmés par les résultats de l'essai clinique, les neurologues et les cliniciens spécialisés dans le traitement de la maladie d'Alzheimer ont commencé à prescrire, dès 1997, 2 000 UI d'alpha-tocophérol à leurs patients.

Depuis, l'époque a changé, et nos approches ne sont plus les mêmes. La vitamine E n'est peut-être pas ce remède à tous les maux que nous espérions. Deux études remettent en question la pertinence de prescrire de fortes doses de vitamine E pour traiter ou même prévenir la maladie d'Alzheimer.

Une méta-analyse portant sur les liens entre prise de suppléments de vitamine E et risque de mortalité a révélé que de fortes doses de vitamine E pourraient *accroître* les risques de décès subséquents à des événements cardiovasculaires.

Ces conclusions résonnent comme une mise en garde contre l'utilisation de suppléments de vitamine E pour prévenir la maladie d'Alzheimer. Elles soulignent aussi la nécessité d'entreprendre des recherches cliniques et fondamentales sur le rôle du stress oxydatif dans la maladie d'Alzheimer et d'autres démences neurodégénératives liées au vieillissement. Ayant suscité beaucoup d'attention, cette analyse pourrait bien modifier l'opinion favorable du milieu médical à l'égard de la vitamine E.

Une autre étude publiée en 2005 a montré que de fortes doses de vitamine E (2 000 UI) ne ralentissaient pas le passage du trouble cognitif léger à la maladie d'Alzheimer. D'autres études non reliées à la maladie d'Alzheimer ont également dévoilé que la prise de suppléments de vitamine E (400 UI) à long terme (jusqu'à 7 ans) ne prévenait ni le cancer ni les principaux événements cardiovasculaires. L'essai HOPE montre même que la vitamine E pourrait accroître les risques d'insuffisance cardiaque congestive.

Étant donné que les études axées sur la population générale indiquent que la consommation de vitamines C et E aurait un effet protecteur contre la maladie d'Alzheimer, mais que les essais cliniques nous mettent en garde contre l'utilisation de vitamine E pour *traiter* la maladie d'Alzheimer, un essai de prévention devient nécessaire pour déterminer si cette vitamine peut être utilisée en toute sécurité pour *prévenir* la MA. Pour l'instant, la dose recommandée aux fins de santé générale et de prévention ne doit pas dépasser 400 UI.

Cet essai de prévention est d'ailleurs en cours. Intitulé PREADVISE (Prevention of Alzheimer's Disease by Vitamin E and Selenium – Prévention de la maladie d'Alzheimer au moyen d'une consommation de vitamine E et de sélénium), ce projet fait partie du plus vaste essai clinique SELECT (Essai de prévention du cancer au moyen d'une consommation de sélénium et de vitamine E). Le projet SELECT vise à déterminer si la prise de vitamine E ou de sélénium peut contribuer à prévenir le cancer de la prostate. Les hommes qui ont accepté de participer au projet ont également consenti à passer un test de mémoire à intervalles réguliers. Les résultats de cet essai clinique rigoureux nous diront si la vitamine E est vraiment efficace contre le développement de la maladie d'Alzheimer.

DES RÉFLEXIONS ET DES RECOMMANDATIONS FINALES

- La carence en acide folique est fortement liée à la baisse de la performance cognitive et à la démence chez les personnes âgées.

- Une dose d'au moins 800 mcg d'acide folique par jour semble procurer un effet protecteur contre le déclin de la fonction cognitive. L'apport quotidien en acide folique doit être complété par un apport en vitamine B12 à 1 000 mcg par jour. Des doses plus fortes d'acide folique pourraient réduire les risques de MA.

- Certaines vitamines B assurent un meilleur fonctionnement des neurones, mais on ne peut affirmer avec certitude qu'elles contribuent à prévenir la maladie d'Alzheimer. Les types et doses recommandées de vitamines B sont présentés dans ce chapitre.

- Malgré ses liens avec les mécanismes antioxydants et les propriétés cognitives, la vitamine C n'est pas spécifiquement reconnue comme substance anti-Alzheimer. Les recommandations actuelles sont de 500 mg par jour. La dose cible peut atteindre 1 500 mg par jour.

DES RÉFLEXIONS ET DES RECOMMANDATIONS FINALES

- La vitamine E ne semble pas avoir les propriétés protectrices que nous lui avons longtemps prêtées. La dose recommandée aux fins de la prévention ne doit pas dépasser 400 UI par jour. Des essais cliniques sont en cours pour déterminer si la vitamine E est efficace pour prévenir la maladie d'Alzheimer.

- Demandez à votre médecin quelles sont les vitamines qui vous conviennent le mieux et que vous pouvez utiliser en toute sécurité.

] 18 [

Les suppléments :
qualités ou promesses ?

L es suppléments connaissent une énorme popularité auprès des consommateurs, qui en achètent souvent en grandes quantités pour soigner toutes sortes de maux. Dans de nombreux cas, des preuves biologiques et des études scientifiques solides justifient leur utilisation. Dans d'autres cas, aussi sinon plus nombreux, les données dont nous disposons ne sont pas assez convaincantes pour en recommander l'utilisation. Ce n'est pas parce que Santé Canada autorise la vente libre des suppléments que ceux-ci sont automatiquement inoffensifs et efficaces. N'oublions pas que même les suppléments botaniques peuvent agir comme des médicaments et qu'ils sont parfois allergènes ou incompatibles avec certains médicaments d'ordonnance.

Ce qui me préoccupe, ce sont les allégations tapageuses que font de nombreux fabricants sans jamais s'appuyer sur des données scientifiques solides. Des allégations qui prennent la forme de formules creuses comme « des études cliniques prouvent… », « les médecins recommandent… » ou encore « des études scientifiques révèlent… » Dans de nombreux cas, ces suppléments n'ont pas fait l'objet d'études scientifiques rigoureuses ou n'ont pas passé le test ultime de l'essai clinique. Si on excepte le Ginkgo biloba et l'ADH, aucun supplément n'a été soumis à des essais cliniques qui en auraient montré les bienfaits spécifiques contre la maladie d'Alzheimer. Or, ce sont les essais cliniques qui donnent aux suppléments leur seule caution scientifique.

Dans ce chapitre, je passerai en revue les données qui nous permettent de recommander les suppléments qui peuvent avoir des effets bénéfiques sur le cerveau et ceux qui ne peuvent être recommandés faute de preuves scientifiques suffisantes. Rappelons qu'il n'existe ni directives consensuelles ni opinions d'expert concernant l'utilisation de suppléments pour prévenir la maladie d'Alzheimer. Les recommandations qui suivent ne sont donc que des opinions tirées de ma propre analyse critique de la documentation médicale dont nous disposons. Rappelons également que si ces produits sont en vente au Canada, c'est que Santé Canada a approuvé leur mise en marché, contrairement aux États-Unis où la FDA n'exige pas de preuve d'innocuité ou d'efficacité avant d'accorder cette autorisation.

Des suppléments visant la santé cognitive

→ **Les suppléments dont les qualités protectrices s'appuient sur des preuves convaincantes :**
- Acides gras oméga-3 (ADH)
- Curcumine
- Huperzine A
- Phosphatidylsérine (PS)

→ **Les suppléments dont les qualités protectrices s'appuient sur des preuves moins solides**
- DHEA
- Ginkgo biloba
- Choline
- Phosphatidylcholine (lécithine)
- DMAE
- Extrait de pépins de raisin et quercétine
- Acétyl-L-carnitine (ALC)

- Vinpocétine
- Resvératrol

Je me guiderai sur cette liste pour décrire en premier lieu les suppléments dont les bienfaits pour la santé cognitive s'appuient sur des preuves fiables et, en deuxième lieu, ceux qui se targuent de procurer des bienfaits que la science n'a pas encore prouvés.

Les suppléments dont les qualités protectrices s'appuient sur des preuves convaincantes

Il serait si simple de prendre des suppléments pour améliorer nos fonctions mémorielles et cognitives ou tout simplement prévenir la maladie d'Alzheimer ! Malheureusement, les possibles effets de nombreux suppléments suscitent le doute du fait qu'ils n'ont pas fait l'objet d'études scientifiques rigoureuses ou qu'ils n'ont pas passé les tests que les médecins et chercheurs jugent fiables. Les suppléments suivants sont ceux qui possèdent la plus grande validité scientifique du point de vue de la santé cognitive.

Les acides gras oméga-3

Dans le chapitre 11, j'ai mentionné les effets protecteurs des acides gras oméga-3 sur la santé cognitive, notamment ceux de l'acide eicosapentanoïque (EPA) et de l'acide docosahexanoïque (ADH). Consommés dans le cadre d'un régime alimentaire riche en poissons, ces acides sont associés à une réduction des risques de démence et de MA, ainsi qu'au maintien général des fonctions cognitives. L'acide alpha-linoléique (ALA), qui est un acide gras oméga-3 d'origine végétale, ne présente pas les mêmes propriétés que l'ADH et l'EPA, qu'on trouve dans les poissons gras comme le saumon et le maquereau. L'ALA procure d'importants bienfaits thérapeutiques (il a notamment des propriétés anti-cancer, anti-inflammatoires, laxatives et émollientes), mais, contre le déclin cognitif, ne semble pas avoir les effets protecteurs de l'ADH et de l'EPA.

Les effets protecteurs sont dus en majeure partie à l'ADH. Pour étudier les effets de l'ADH sur le cerveau des personnes atteintes de MA, des chercheurs ont nourri à l'ADH des souris génétiquement modifiées pour développer la maladie et ont constaté que cette substance réduisait la production de protéine bêta-amyloïde toxique dans le cerveau.

Toutefois, les personnes qui souhaiteraient prendre de l'ADH pour se protéger contre les risques de MA doivent prendre connaissance des conclusions d'un récent essai de traitement de la maladie d'Alzheimer au moyen d'ADH. Dans cette étude, plus de 200 personnes ont pris pendant 6 mois soit 1 700 mg d'ADH (avec 600 mg d'EPA) par jour, soit l'équivalent placébo. Les résultats de l'étude ont montré que l'ADH n'était d'aucun secours pour les personnes atteintes de la maladie d'Alzheimer. Une analyse méticuleuse des données révèle toutefois que l'ADH procurait un léger bienfait aux personnes qui souffraient d'une forme plus modérée de la maladie. Cela dit, il faut faire remarquer que l'étude n'a duré que six mois, alors que les véritables effets protecteurs d'un traitement ne se manifestent qu'au bout de plusieurs années. À cet égard, les NIH (National Institutes of Health – Instituts américains de la santé) parrainent actuellement ce genre d'essai clinique à long terme. Dans cet essai clinique, les personnes atteintes de la maladie d'Alzheimer prendront soit de fortes doses d'ADH, soit les doses équivalentes d'un placébo pendant 18 mois. Les chercheurs ont concentré le gros de leurs recherches sur l'ADH comme agent de traitement de la MA. Toutefois, en raison des nombreuses études épidémiologiques qui révèlent avec force les bienfaits de la consommation de poisson et d'acides gras oméga-3, c'est plutôt comme agent de prévention de la MA que ce composé aurait des effets optimaux.

La plupart des suppléments d'acides gras oméga-3 contiennent beaucoup d'EPA et d'ADH. Choisissez un supplément d'oméga-3 ayant une forte concentration d'ADH. La dose cible d'ADH est de 1 000 à 1 500 mg par jour.

La curcumine

Mettez du cari dans vos aliments ! Il se pourrait que vous réduisiez du même coup vos risques de développer la maladie d'Alzheimer... Intrigués par des études épidémiologiques montrant que l'Inde était un des pays qui affichaient la plus faible prévalence des cas d'Alzheimer dans le monde, plusieurs chercheurs ont fait enquête sur le rôle que pourrait jouer la consommation de cari dans la lutte contre la maladie d'Alzheimer. Les informations suivantes m'ont été fournies en partie par mon ami et collègue le docteur John Ringman, de l'UCLA.

Depuis plusieurs siècles, la plante *Curcuma longa* est utilisée en médecine traditionnelle indienne pour traiter divers maux, dont les reflux gastriques, les gaz, les problèmes de foie et les infections urinaires. Cette plante originaire de l'Asie du Sud et du Sud-Est fait partie de la même famille botanique que le gingembre. Réduite en poudre, elle constitue un des principaux éléments du cari. La curcumine possède d'intéressantes propriétés qui en font une substance susceptible de réduire la maladie d'Alzheimer. Elle regroupe en effet trois des propriétés qui contrent les principaux changements qui se produisent dans le cerveau des personnes atteintes de la MA : elle est antioxydante, anti-inflammatoire et antilipémiante (elle réduit le cholestérol, voir plus bas). Les composés de la curcumine font actuellement l'objet d'évaluations scientifiques comme agents anticancer et anti-VIH et remèdes contre les problèmes respiratoires. Outre ses bienfaits thérapeutiques, la curcumine est utilisée comme colorant et adjuvant alimentaire en raison de sa belle couleur jaune vif.

La curcumine se distingue par son action antioxydante, à laquelle elle doit ses qualités d'agent de conservation. Plusieurs expériences de laboratoire ont montré que la curcumine pourrait exercer une action oxydante encore plus forte que la vitamine E. Par ailleurs, elle pourrait ralentir les manifestations pathologiques de la maladie d'Alzheimer grâce à ses puissants effets anti-inflammatoires. Des chercheurs ont récemment voulu comparer les propriétés inflammatoires de la curcumine à celles des AINS. Ils ont découvert que la curcumine agit exactement de la même manière que l'ibuprofène et le naproxène et qu'elle possède une action anti-inflammatoire tout aussi puissante. Dans une autre étude, des chercheurs ont constaté que l'administration quotidienne de 500 mg de curcuminoïdes pendant 7 jours avait réduit les taux de cholestérol sériques chez des participants sains. C'est là un autre des effets par lequel la curcumine pourrait exercer ses effets bénéfiques contre la maladie d'Alzheimer.

Des essais de laboratoire réalisés sur des souris transgéniques ont montré que, contrairement à la vitamine E, les curcuminoïdes protégeaient les cellules contre les lésions occasionnées par la protéine bêta-amyloïde et qu'ils inhibaient la formation et la propagation des fibrilles amyloïdes. De ce fait, la curcumine freine la cascade amyloïde propre à la pathologie de la MA.

Au vu de ces propriétés, auquel s'ajoute son innocuité, la curcumine est devenue un des objets d'étude privilégiés dans la recherche des agents de prévention de la MA. Des études sur des souris de laboratoire ont toutefois révélé d'intéressantes complications. Dans le cadre d'une étude de six mois sur les effets de la curcumine, les chercheurs ont administré à des souris transgéniques porteuses de la protéine précurseur amyloïde soit un régime alimentaire sans curcumine, soit un régime alimentaire à faible teneur en curcumine, soit un régime alimentaire à forte teneur en curcumine. Chez les souris nourries aux aliments pauvres en curcumine, les chercheurs ont observé une réduction des taux de protéine bêta-amyloïde soluble et non soluble, ainsi qu'un ralentissement de la formation de plaque amyloïde. En d'autres termes, il y avait à la fois moins de changements dus à la maladie d'Alzheimer et moins de dommages provoqués par les changements déjà présents. Les résultats étaient semblables, mais non meilleurs, dans le groupe de souris nourries d'aliments riches en curcumines.

Dans une autre étude, l'action de l'amyloïde directement injectée dans le cerveau de souris a été contrée par de fortes doses de curcumine qui ont réduit le stress oxydatif et maintenu les connexions entre synapses. L'effet protecteur observé était plus puissant que celui de l'ibuprofène.

Des scientifiques ont soumis des rats et des souris au test de la piscine de Morris (dans lequel des animaux doivent exercer leur mémoire spatiale pour retrouver une plateforme légèrement immergée dans l'eau et par conséquent invisible) pour déterminer si la curcumine améliorait la performance mémorielle. Les rats auxquels on a administré de fortes doses de curcumine ont appris plus rapidement à trouver la plateforme cachée[21]. Ces observations apportent la preuve que la curcumine peut contrer les changements pathologiques et le déclin des souris atteintes de la maladie d'Alzheimer, mais ne permettent pas encore de comprendre par quel mécanisme cette substance agit. D'autres recherches sont nécessaires.

La curcumine influence-t-elle vraiment l'activité du cerveau humain ? Ne doit-elle pas pénétrer le cerveau pour avoir un véritable effet protecteur ? Telles sont les questions que les chercheurs sont en train d'élucider. Des études menées par des chercheurs de l'UCLA montrent que la curcumine traverse le cerveau et se lie aux plaques amyloïdes. Cette propriété pourrait jouer un rôle important dans l'action qu'elle exerce contre l'amyloïde. Les études sur les animaux fournissent déjà certaines pistes sur les multiples mécanismes par lesquels la curcumine agit contre la pathologie de la maladie d'Alzheimer. Des études plus approfondies doivent être entreprises pour déterminer comment ce composé peut intervenir dans le traitement et la prévention de la maladie chez les humains.

Aux États-Unis, la curcumine est actuellement classée par la FDA comme agent colorant et édulcorant. Elle est abondamment utilisée à cette fin sans présenter d'effet nocif connu. La dose journalière acceptable a été provisoirement fixée à 0,1 mg par kilogramme de poids corporel, mais plusieurs études à court terme sur l'innocuité et la tolérabilité du produit à fortes doses ont montré qu'une dose journalière allant jusqu'à 1 200 mg était bien tolérée par les patients souffrant de polyarthrite rhumatoïde, de malaises postopératoires et de problèmes ophtalmologiques.

Nous ne disposons pas encore d'études à long terme sur l'innocuité et la tolérabilité du produit chez les êtres humains. Les chercheurs n'ont pas non plus établi de dose idéale ou de durée nécessaire pour mesurer les qualités de la curcumine pour la prévention de la maladie d'Alzheimer. Des essais cliniques sont en cours pour évaluer si la curcumine peut jouer un rôle efficace dans le traitement de la MA. Les doses établies aux fins des études, qui vont de 400 à 800 mg en capsule, seraient également les

---

21. www.ufrsdv.u-bordeaux2.fr/cmsufrsdv/wp-content/uploads/2010/09/M1-BIO-EXPE-ANIMALE-Comportement-DARNAUDERY.pdf

doses cibles d'une consommation régulière de curcumine. Comme de nombreux suppléments et changements alimentaires, il faudra sans doute attendre plusieurs années avant que les qualités protectrices du produit ne se manifestent.

L'huperzine A

L'huperzine A est un alcaloïde extrait de la plante *Huperzia serrata*, également connu sous le nom de *Qian Ceng Ta*[22]. Cette plante est utilisée en médecine traditionnelle chinoise pour soulager la fièvre et l'inflammation. Dans les années 1980, des scientifiques chinois ont découvert que l'huperzine A faisait également office de puissant inhibiteur de l'enzyme acétylcholinestérase (AChE). Vous vous souviendrez peut-être que dans la maladie d'Alzheimer, les cellules qui produisent l'acétylcholine, ce neurotransmetteur essentiel aux fonctions cognitives, disparaissent peu à peu. L'enzyme responsable de la dégradation de l'acétylcholine est l'AChE. Les inhibiteurs de l'AChE, parmi lesquels figurent le donépézil (Aricept), la rivastigmine (Exelon), la galantamine (Reminyl) et la tacrine (Cognex)[23], sont actuellement les fers de lance du traitement de la maladie d'Alzheimer. Nous reviendrons plus en détail sur ces médicaments au chapitre 19.

Comme le donépézil et la tacrine, l'huperzine maintient les niveaux d'acétylcholine dans le cerveau. En Chine, les médecins prescrivent désormais de l'huperzine pour traiter la MA.

Aux États-Unis, des médecins et chercheurs tentent de déterminer si les suppléments d'huperzine peuvent soulager les symptômes de la maladie d'Alzheimer avec la même efficacité que d'autres AChE. Ce produit les intéresse d'autant plus qu'il possède aussi des propriétés antioxydantes et neuroprotectrices, propriétés qui ne peuvent qu'être bénéfiques aux personnes atteintes de la MA.

---

22. www.passeportsante.net/fr/Solutions/PlantesSupplements/Fiche.aspx?doc=huperzine_ps

23. La tacrine, délivrée sur ordonnance uniquement aux États-Unis, n'est pas approuvée au Canada (www.alzheimer.ca/french/media/features-drugtrials97.htm).

Plusieurs essais cliniques réalisés en Chine auprès de patients atteints de démence ou de la maladie d'Alzheimer ont montré que ce composé améliorait les fonctions mémorielles et cognitives. Dans une étude regroupant 160 sujets souffrant de démence ou de troubles de la mémoire, les patients auxquels on a injecté 50 mcg d'huperzine A deux fois par jour pendant 4 semaines ont obtenu de meilleurs résultats aux tests de mémoire que ceux auxquels on a injecté une solution saline. Dans une autre étude, 28 patients atteints de la maladie d'Alzheimer ont suivi un traitement de 60 jours durant lequel on leur a administré 200 mcg d'huperzine A par voie orale deux fois par jour. Ces patients ont également obtenu de meilleures notes aux tests de mémoire que ceux qui avaient suivi un traitement placébo. Plus récemment, un essai clinique réunissant 103 sujets atteints de la MA a permis de constater que les sujets auxquels on a administré 200 mcg d'huperzine A par voie orale affichaient un quotient mémoriel significativement plus élevé que ceux auxquels on a administré un placébo.

Une autre étude chinoise encore montre que, selon les tests de mémoire standard adoptés pour les essais cliniques, l'huperzine A se compare favorablement au donépézil, à la rivastigmine et à la galantamine sur le plan des effets cognitifs. Au vu de ces données imposantes, un essai clinique sur ce supplément a été lancé. Tous les essais réalisés jusqu'à présent portent sur l'huperzine A comme agent de traitement et non de prévention de la maladie d'Alzheimer. Ses remarquables propriétés biologiques en font toutefois un produit digne d'intérêt dans une stratégie de prévention.

La prise d'huperzine A est parfois accompagnée d'effets secondaires légers (surtout des vertiges, des nausées et de la diarrhée), qui tendent à s'atténuer avec le temps. Le médicament n'a aucun effet défavorable connu sur les signes vitaux (pression artérielle, pouls, etc.), les tests sanguins ou les électrocardiogrammes. La dose quotidienne recommandée est de 200 à 400 mcg.

Un autre extrait d'herbes chinoises s'annonce prometteur pour combattre la démence. Appelé GETO, il se compose de ginseng, d'épimédium et de racine de polygale. Dans un essai clinique chinois regroupant 70 personnes âgées atteintes de TCL, ce produit présentait de légers effets bénéfiques par rapport au piracétam et à un placébo. Les chercheurs recommandent d'effectuer d'autres essais cliniques sur cet extrait.

La phosphatidylsérine (PS)

La phosphatidylsérine est présente dans les membranes cellulaires des végétaux, des animaux et des micro-organismes. Elle intervient dans la transmission des signaux entre neurones. On la trouve également dans les fèves de soja et les jaunes d'œufs, mais signalons que celle-ci n'a jamais montré d'effet neurologique, contrairement à la phosphatidylsérine d'origine bovine.

La phosphatidylsérine, dont on a montré qu'elle restaurait la production d'acétylcholine chez des rats âgés, pourrait jouer un rôle important dans la prévention et le traitement de la maladie d'Alzheimer. Elle agit également en augmentant la présence de choline, un des éléments constituants de l'acétylcholine, et renouvelle ainsi la production de celle-ci. Des expériences sur des rats indiquent qu'un traitement à la PS prévient la réduction de la densité des épines dendritiques dans l'hippocampe. La réduction des épines dendritiques, qui sont les prolongements de cellules assurant la communication avec d'autres cellules, est reliée à l'âge. Les mêmes études montrent que la PS restaure l'activité métabolique des neurones chez les rats âgés.

La phosphatidylsérine s'est avérée utile chez les humains pour traiter de nombreuses formes de déficit cognitif, dont la maladie d'Alzheimer, le déclin de la mémoire relié à l'âge et certaines démences non reliées à la maladie d'Alzheimer. Plusieurs études à double insu indiquent que la phosphatidylsérine contribue à maintenir la fonction cognitive chez les personnes âgées et qu'elle pourrait améliorer la performance mémorielle et les facultés d'apprentissage chez certaines d'entre elles. Bien qu'encourageants, ces résultats n'ont rien de spectaculaire. Dans la plus grande étude multicentrique sur les rapports entre phosphatidylsérine et maladie d'Alzheimer qui ait été réalisée jusqu'à présent, 142 patients âgés de 40 à 80 ans ont reçu quotidiennement soit 200 mg de phosphatidylsérine, soit un placébo équivalant pendant 3 mois. Le groupe traité à la phosphatidylsérine obtenait de meilleurs résultats dans plusieurs des échelles normalement utilisées pour évaluer le statut de la maladie d'Alzheimer. Les différences entre le groupe placébo et le groupe traité étaient minimes, mais statistiquement significatives. Dans une étude de moindre importance, des chercheurs ont également noté une différence statistiquement significative dans plusieurs mesures d'évaluation, tout en soulignant que les effets thérapeutiques de la phosphatidylsérine chez les personnes atteintes étudiées restaient « légers ». Les autres études sur la PS n'ont pas été conduites avec la même rigueur.

En dépit de données prometteuses, la FDA n'a pas jugé que ce composé répondait à des critères scientifiques assez rigoureux pour être approuvé comme élément de traitement ou de prévention de la maladie d'Alzheimer. Citant les carences méthodologiques des études réalisées sur le sujet, la FDA affirme qu'aucun consensus d'experts ne permet de valider une quelconque relation entre phosphatidylsérine et réduction des risques de démence ou dysfonction cognitive.

Aucun essai de prévention n'a encore été entrepris pour étudier les rapports entre phosphatidylsérine et maladie d'Alzheimer. D'après les données dont nous disposons, la phosphatidylsérine est considérée comme relativement inoffensive et n'est soumise à aucune contre-indication d'importance, ce qui justifie qu'on fasse de plus amples recherches à son sujet dans le domaine de la prévention ou du traitement de la MA. Il n'y a pas non plus d'interaction connue entre cette substance et des médicaments, des suppléments, des aliments ou des herbes médicinales quelconques. La dose cible est de 100 à 200 mg.

Les suppléments qui pourraient être utiles d'un point de vue scientifique, mais dont les effets n'ont pas encore été prouvés

Voici certains des « suppléments pour le cerveau » dont les effets en matière de démence et de santé cognitive ne sont pas prouvés, mais qui recèlent certaines promesses en raison de leur action biologique.

La DHEA

Soyons clair : la DHEA est interdite au Canada. Elle est considérée comme une hormone anabolisante, son commerce est donc criminel. La déhydro-épiandrostérone (DHEA) et son métabolite, la DHEA-S (S pour sulfate), sont les stéroïdes que produisent le plus abondamment les glandes surrénales et les gonades (testicules chez les hommes, ovaires chez les femmes), et sont également présents dans le cerveau, où ils prennent le nom de neurostéroïdes. Leurs fonctions physiologiques sont encore obscures. La DHEA et la DHEA-S (auxquelles on donne le nom générique de DHEAS) font partie d'un groupe d'hormones stéroïdes qui jouent peut-être un rôle important dans la réaction de l'organisme au stress. L'attention qu'ils suscitent parmi les scientifiques et les profanes est due au fait que le stress et les glucocorticoïdes agissent très probablement sur la performance mémorielle et cognitive de patients souffrant de troubles neuropsychiatriques comme la démence, de dépression, de stress post-traumatique et du syndrome de Cushing (dû à une hyperactivité des glandes surrénales). À cela s'ajoute le fait que les taux de DHEAS dans le sang atteignent un sommet dans la vingtaine, puis diminuent progressivement avec le vieillissement. À 65 ans, quand les occurrences de MA commencent à augmenter, ces hormones ne représentent plus que 10 % à 20 % des quantités présentes chez les jeunes adultes. Certaines études ont montré que les personnes atteintes de la maladie d'Alzheimer avaient généralement des taux particulièrement faibles de DHEAS sérique. D'où l'hypothèse qu'une dose de remplacement au moyen d'un supplément de DHEA pourrait avoir des bienfaits thérapeutiques. Si vous lisez des rapports d'études sur ce sujet, n'oubliez pas que les conclusions des recherches sur les hormones varient grandement selon l'âge et le sexe. Dans le cadre d'une étude, un groupe de chercheurs n'a pas observé de différences de concentrations sériques de DHEA entre les personnes souffrant de la maladie d'Alzheimer et les sujets témoins du même âge, mais ont découvert que les taux de DHEA et de cortisol (hormone stéroïde libérée dans l'organisme en réponse à un stress) étaient plus faibles chez les personnes atteintes de la MA que chez leurs équivalents sans démence, surtout les femmes.

En 1998, un groupe de chercheurs a montré que l'hippocampe (siège de la mémoire dans le cerveau) réduisait de volume chez les personnes âgées qui subissaient des hausses prolongées de cortisol, comparativement aux sujets témoins qui avaient des concentrations de cortisol normales. Les auteurs en déduisent que l'administration de DHEA et les mécanismes anti-stéroïdes qu'elle déclenche pourraient protéger l'hippocampe contre les hausses de cortisol basal chez les patients atteints de la maladie d'Alzheimer.

Cette théorie a été renforcée par des études cliniques montrant que les DHEAS ont des effets protecteurs sur le cerveau. Des études de laboratoire ont également montré que les DHEAS améliorent la fonction cellulaire de l'hippocampe, ce qui a pour effet de contrer le stress oxydatif, accroître la présence de facteurs de croissance protecteurs et réduire la production et l'accumulation de protéine bêta-amyloïde.

Si les études de laboratoire sont assez encourageantes, les études sur la DHEA chez les êtres humains ont donné des résultats plutôt mitigés. Certains essais cliniques laissent croire que l'administration de DHEA améliore les fonctions mémorielles et accroît le sentiment de bien-être, l'énergie et la bonne humeur chez les personnes âgées en bonne santé. D'autres études indiquent qu'elle ne procure aucun bienfait. Nous n'avons encore aucune réponse définitive à propos des effets des DHEAS sur les fonctions cognitives et l'humeur.

À la lumière de ces conclusions contradictoires, l'Université de la Californie à San Francisco a réalisé un essai clinique extrêmement intéressant. Les chercheurs ont supposé que même si les taux de DHEAS étaient bas chez les patients atteints de la maladie d'Alzheimer, le rétablissement des taux hormonaux observés chez des personnes jeunes et en bonne santé ne pouvait avoir que des effets bénéfiques dans cette maladie. Conçue pour évaluer l'efficacité et la tolérabilité de la DHEA par des patients atteints de la maladie d'Alzheimer, l'étude tentait de déterminer si l'administration de DHEA pouvait améliorer les fonctions cognitives et atténuer la gravité des symptômes de la MA comparativement à un placébo. Les chercheurs ont suivi 56 patients atteints de la MA pendant 6 mois. Ils ont administré 100 mg de DHEA par jour à environ la moitié des participants et l'équivalant placébo à l'autre moitié. Tous les participants ont ensuite passé les tests de mémoire et de cognition habituellement administrés dans les essais cliniques. Les chercheurs ont observé que la DHEA était relativement bien tolérée par les participants, mais ont noté qu'elle n'améliorait ni les résultats des tests de mémoire de cognition ni l'humeur. Ils en ont conclu que la DHEA ne pouvait pas être un traitement efficace contre la maladie d'Alzheimer.

Une autre étude de quatre semaines montre aussi que l'administration de DHEA à des personnes avec ou sans démence n'occasionne aucun changement sur le plan de la cognition et de l'humeur. L'unique preuve à l'appui des vertus de la DHEA contre la démence provient d'un essai ouvert (dans lequel les chercheurs et les participants savent quel traitement est administré) axé sur un échantillon très restreint (7 personnes). Les améliorations de l'humeur et de la mémoire que les chercheurs ont observées étaient d'ailleurs modestes.

Il semble que, comme dans le cas du traitement hormonal de substitution, rien ne prouve de manière convaincante que la DHEA joue un rôle d'une quelconque importance dans le traitement de la maladie d'Alzheimer. En raison du peu de données probantes dont nous disposons dans ce domaine, nous pouvons difficilement recommander la DHEA comme agent de prévention. Sa possible action en la matière est encore hypothétique. Pour tout autre utilisation, une dose de 100 mg paraît raisonnable.

Cela dit, si en 1994 la FDA a autorisé sa vente libre aux États-Unis, la DHEA, rappelons-le, est toujours considérée au Canada comme une substance anabolisante. Son importation et sa vente sont donc interdites, sauf exception.

Le Ginkgo biloba

Le Ginkgo biloba est un des suppléments les plus prisés par les consommateurs et les plus étudiés par les chercheurs. Bien connu en médecine traditionnelle chinoise, l'extrait de feuilles de Ginkgo est couramment prescrit pour faciliter la circulation sanguine. Le Ginkgo s'est également avéré efficace pour améliorer la mémoire, la concentration et d'autres fonctions cognitives, et pour traiter divers problèmes de santé comme les vertiges, le mal des montagnes, les acouphènes et le syndrome prémenstruel. Le Ginkgo biloba regorge de flavonoïdes, composés qui dilatent les vaisseaux sanguins et combattent efficacement les radicaux libres (voir chapitre 11).

L'étude française PAQUID a montré qu'un apport alimentaire en flavonoïdes durant 5 ans était associé à une réduction de 50 % des risques de démence. Une autre étude a révélé que la consommation de flavonoïdes pouvait réduire de 46 % les risques de contracter la maladie d'Alzheimer.

En 1997, la revue JAMA (*Journal of the American Medical Association*) rapportait que le Ginkgo stabilisait jusqu'à un certain point le déclin cognitif chez les personnes atteintes de la maladie d'Alzheimer et les victimes de démence vasculaire. En 2002, la même revue indiquait toutefois que le Ginkgo n'avait aucun effet notable sur la fonction cognitive chez les individus sans démence, conclusion à laquelle est également parvenu en 2009 l'essai de prévention appelé GEMS (Ginkgo Evaluation of Memory Study – Évaluation des effets du Ginkgo sur les fonctions mémorielles).

La dose habituellement recommandée est de 60 mg deux fois par jour aux heures de repas, sous forme de capsule d'extrait normalisé à 50 : 1. Les effets du supplément se manifestent généralement au bout de 12 semaines.

Une mise en garde concernant l'utilisation conjointe de Ginkgo biloba et d'anticoagulants

Le Ginkgo biloba peut être contre-indiqué pour les personnes souffrant d'un problème de coagulation. C'est l'unique contre-indication que je mentionne à mes patients. Si vous prenez des anticoagulants, consultez votre médecin avant de prendre du Ginkgo. Voici quelques directives générales :

- Ginkgo et aspirine : compatibles, à condition que la dose d'aspirine ne dépasse pas 325 mg.
- Ginkgo et Coumadin : absolument incompatibles ! Combinaison dangereuse qui peut provoquer une hémorragie.
- Ginkgo et Plavix (ou autres anticoagulants) : demandez conseil à votre médecin
- Ginkgo et vitamine E : compatibles, à condition que la dose de vitamine E soit inférieure à 2 000 UI.

La choline et la phosphatidylcholine (lécithine)

Selon la théorie cholinergique de la maladie d'Alzheimer, le cerveau produit moins d'acétylcholine à mesure que l'organisme vieillit. La raréfaction de ce neurotransmetteur peut accélérer la perte de mémoire à court et à long terme. La choline (nutriment essentiel produit sous forme de phosphatidylcholine, ou lécithine) facilite la synthèse de l'acétylcholine dans le cerveau et assure le transport des lipides dans le foie. La phosphatidylcholine elle-même joue un rôle central dans le processus normal de constitution et de réparation des membranes cellulaires. La choline est produite naturellement par l'organisme, mais elle est également présente dans des aliments comme les jaunes d'œufs et les produits du soja.

En raison du rôle que jouent la choline et la phosphatidylcholine dans la production et le maintien de l'acétylcholine, les chercheurs s'intéressent depuis longtemps aux bienfaits qu'elles pourraient apporter dans le traitement de la maladie d'Alzheimer. Quelques preuves empiriques indiquent bien que la phosphatidylcholine pourrait être d'une certaine utilité dans la gestion de la maladie d'Alzheimer et d'autres troubles cognitifs, mais aucune étude n'a encore apporté la preuve solide que la choline pourrait améliorer la santé cognitive ou réduire les risques de démence. Les essais cliniques ont montré que ces produits n'amélioraient pas de manière visible les fonctions cognitives dans le traitement de la maladie d'Alzheimer. Son action très limitée s'explique peut-être en partie par le fait que la choline administrée à l'extérieur du cerveau ne pénètre pas celui-ci.

Cela dit, ce composé est sans risque et non toxique. Pour optimiser son absorption, il doit toujours être pris en combinaison avec de la vitamine B5, du folate et de la vitamine B12. La choline et la lécithine ont été étudiées en regard de divers problèmes de santé, dont les maladies du foie, l'hépatite, le cancer et des maladies dégénératives comme la maladie de Huntington.

Pour l'instant, nous ne disposons d'aucune donnée clinique qui nous apporterait la preuve convaincante que la choline ou la lécithine seraient des agents de prévention de la maladie d'Alzheimer. Malgré l'absence de preuve objective sur ses liens avec l'amélioration des fonctions cognitives ou le traitement et la prévention de la MA, c'est de très loin le supplément le plus recommandé pour les carences cognitives et mémorielles et le principal constituant de toutes les préparations destinées à améliorer la mémoire. En résumé, ce supplément risque peu de provoquer des effets toxiques ou indésirables, mais les consommateurs doivent savoir que les bienfaits qu'ils en retireront seront minimes.

Le DMAE

Apparenté à la choline, le diméthylaminoéthanol (DMAE) est le précurseur du neurotransmetteur acétylcholine. Le DMAE (dont la vente est interdite au Canada), qui a pour source naturelle les sardines et les anchois, est probablement synthétisé en choline dans le cerveau. Il est transformé en choline par le foie, mais la molécule de choline est trop grosse pour traverser la barrière sang-cerveau. On croit que le DMAE traverse la barrière sang-cerveau plus facilement et que, parvenu au cerveau, il accroît plus efficacement les taux de choline.

Certaines études à court terme montrent que l'utilisation de DMAE accroît la vigilance et la vivacité et qu'il a également un effet bénéfique sur l'humeur. Les études à long terme sont plus hypothétiques. Quelques études réalisées sur des animaux indiquent que le DMEA accroît la durée de vie. Aucun essai clinique contrôlé n'a encore été entrepris pour déterminer si le DMAE pourrait être utilisé dans le traitement ou la prévention de la maladie d'Alzheimer. Étant donné qu'on ne peut prédire quels effets ces produits peuvent avoir sur les êtres humains, la prise d'un supplément de DMAE n'est généralement pas recommandée pour la prévention de la maladie d'Alzheimer.

L'extrait de pépins de raisin et la quercétine

L'extrait de pépins de raisin est un puissant antioxydant d'origine végétale et suscite à ce titre beaucoup d'attention comme outil de traitement de l'athérosclérose, de certains cancers, de problèmes de la vue et de troubles capillaires. L'extrait de pépins de raisin est riche en substances chimiques appelées polyphénols (parmi lesquels figure une sous-classe de bio-flavonoïdes appelés proanthocyanidines), bien connues pour leurs propriétés antioxydantes. L'extrait de pépins de raisin possède un pouvoir antioxydant 50 % supérieur à celui des vitamines C et E.

Des rapports d'études réalisées sur des humains et sur des animaux de laboratoire indiquent que l'extrait de pépins de raisin contribue à prévenir et à traiter les états à l'origine de problèmes cardiaques comme l'hypertension et la hausse des taux de cholestérol. Les antioxydants contenus dans l'extrait de pépins de raisin pourraient prévenir les changements qui pourraient être responsables de maladies cardiaques, comme les lésions subies par les vaisseaux sanguins. Certains de ses ingrédients peuvent aussi bloquer l'effet d'enzymes qui transforment les gras, y compris le cholestérol, provenant des aliments consommés. L'organisme peut ainsi absorber moins de gras et en éliminer plus. Une recherche montre également que l'extrait de pépins de raisin peut prévenir ou réduire les dommages que les médicaments, la pollution, le tabac et autres toxines infligent aux cellules.

L'extrait de pépins de raisin exerce beaucoup d'attrait en tant qu'antioxydant, mais nous savons très peu de choses sur ses effets contre la démence. Nous ne disposons d'aucune étude permettant d'affirmer qu'il pourrait être d'une quelconque utilité dans la prévention ou le traitement de la maladie d'Alzheimer. La dose journalière recommandée est de 50 mg comme antioxydant et de 150 à 300 mg pour usage thérapeutique.

J'ai parlé brièvement de la quercétine au chapitre 12. Issue du raisin, la quercétine est un flavonoïde dont les caractéristiques chimiques se retrouvent dans de nombreux autres flavonoïdes comme les bioflavonoïdes d'agrumes (rutine, hespéridine, naringine et tangérétine). Des études montrent que la quercétine est le flavonoïde le plus actif. C'est d'ailleurs à leur forte teneur en quercétine que de nombreuses plantes médicinales doivent leurs effets thérapeutiques. On sait que la quercétine exerce une importante action anti-inflammatoire en inhibant directement plusieurs des processus initiaux d'inflammation. On croit aussi qu'elle pourrait aider à combattre ou à prévenir le cancer, l'inflammation de la prostate, les maladies cardiaques, la cataracte, les allergies et les troubles respiratoires comme la bronchite et l'asthme. Parmi les aliments riches en quercétine, signalons les pommes, les thés noir et vert, les oignons, les framboises, le vin rouge, le raisin rouge, les agrumes, les brocolis et autres crucifères et légumes-feuilles verts, et les cerises.

Nous ne disposons pas de données suffisamment probantes sur l'utilisation de la quercétine dans le traitement ou la prévention de la maladie d'Alzheimer. Aucune étude n'a encore été publiée sur les effets de la quercétine dans cette maladie. La dose habituellement recommandée est de 120 mg.

L'acétyl-L-carnitine (ALC)

Bien que non disponible en vente libre au Canada, l'ALC joue un rôle essentiel dans la production et la régulation de l'énergie cellulaire. Des études sur les animaux montrent qu'il peut effectivement inverser certains des dommages subis par les neurones sous l'effet du vieillissement. La composante acétylique de l'ALC favorise la formation du neurotransmetteur acétylcholine. L'ALC est une importante molécule des mitochondries, structures qui produisent l'énergie à l'intérieur des cellules de l'organisme et qu'on peut comparer à une pile. Quand les mitochondries ne fonctionnent pas correctement, les cellules ne fonctionnent pas non plus parce qu'elles ne disposent pas d'une énergie suffisante pour exécuter les processus normaux. Leur mécanisme d'action n'est pas entièrement élucidé. Certains scientifiques croient que l'ALC optimise la production de l'énergie et des mitochondries à l'intérieur des cellules du système nerveux central. D'autres pensent qu'il stabilise la production d'énergie et de mitochondries. D'autres encore pensent qu'il réduit l'accumulation des cellules toxiques d'acides gras.

Bien que l'ALC fasse peut-être monter le taux des neurotransmetteurs acétylcholine et dopamine chez les sujets humains atteints de démence reliée à l'âge, les essais de traitement à l'ALC n'ont donné que de modestes résultats sur le plan des fonctions mémorielles. En revanche, plusieurs études ont révélé que les suppléments d'acétyl-L-carnitine procuraient certains bienfaits aux personnes atteintes de la maladie d'Alzheimer, notamment pour ce qui touchait l'exécution de tâches nécessitant attention et concentration. Dans un essai clinique regroupant 30 patients atteints de démence légère à modérée ou de maladie d'Alzheimer, ceux-ci ont obtenu des résultats notables aux tests neurologiques administrés aux fins de l'étude. Dans un autre essai clinique auquel participaient 130 patients atteints de la maladie d'Alzheimer, les chercheurs ont noté un ralentissement du rythme de détérioration d'après 13 des 14 mesures adoptées dans l'étude annuelle préliminaire. Finalement, un autre essai clinique a opposé 11 patients atteints de MA probable (dont 7 auxquels on a administré de l'ALC et 5 auxquels on a administré un placébo) et 21 sujets témoins de même âge en bonne santé pendant un an. Les résultats aux tests de mémoire et de cognition ont permis d'observer que la détérioration des fonctions était significativement moindre chez les patients traités à l'ALC.

L'ALC a été synthétisé et commercialisé sous la marque ALCAR, après quoi des essais cliniques ont été entrepris pour déterminer si l'ALC pouvait faire office de traitement potentiel contre la maladie d'Alzheimer. Les preuves de l'efficacité du produit ALCAR ne sont ni solides ni convaincantes. Plus encore, certaines données indiquent que le produit accélérerait le déclin cognitif chez certains des patients ayant reçu un diagnostic de maladie d'Alzheimer à un âge plus avancé (soit le gros des personnes qui contractent la maladie). Un essai clinique d'un an a montré que la prise d'ALCAR (à raison d'un gramme trois fois par jour) ne parvient pas à ralentir le rythme de déclin chez les patients ayant reçu un diagnostic de maladie d'Alzheimer à un plus jeune âge. Une analyse méticuleuse des données a permis toutefois de dégager certains bienfaits pour les personnes atteintes plus jeunes. L'étude de suivi entreprise auprès de ce segment particulier des personnes atteintes de MA n'a pas révélé de bienfaits cliniques significatifs.

En résumé, l'ALC pourrait avoir des effets bénéfiques pour le traitement de la maladie d'Alzheimer, mais les preuves cliniques de son efficacité chez les êtres humains ne révèlent tout au plus que de légers bienfaits. Nous n'avons actuellement aucune preuve que l'ALC prévient ou retarde l'apparition de la maladie d'Alzheimer.

L'ALC est relativement bien tolérée. Des recherches sur les effets favorables des suppléments d'ALC chez les adultes sans démence et en bonne santé sont nécessaires. La dose cible serait de 3 g par jour.

La vinpocétine

La vinpocétine est un dérivé de la vincamine, un alcaloïde naturel extrait de la plante petite pervenche (*vinca minor*). Ses effets sont multiples : elle accroît l'afflux de sang au cerveau, facilite le métabolisme cérébral, renforce les fonctions cognitives et agit comme anticonvulsivant, neuroprotecteur et antioxydant. La vincamine dont elle est issue aurait des propriétés vasodilatatrices : elle désengorgerait les vaisseaux sanguins, facilitant ainsi la circulation sanguine dans le cerveau.

Les scientifiques proposent plusieurs explications à l'action de la vinpocétine. La vinpocétine agit en augmentant le débit sanguin dans le cerveau, ce qui favorise l'oxygénation de celui-ci. Elle fluidifie le sang, dilate les vaisseaux sanguins et protège les neurones contre les dommages toxiques. Elle a également des effets antioxydants. Certaines études montrent qu'elle a un pouvoir oxydant équivalent à celui de la vitamine E. Traversant le cerveau, elle semble être facilement absorbée par les tissus cérébraux.

En Europe et au Mexique, la vinpocétine est prescrite pour traiter les problèmes cérébrovasculaires (c'est-à-dire la démence vasculaire). Aux États-Unis, elle est vendue comme supplément alimentaire pour combattre la maladie d'Alzheimer, les troubles de la mémoire, les AVC et les acouphènes (bourdonnements d'oreille) mais demeure interdite au Canada pour le moment[24]. Plusieurs petites études, menées autant auprès d'animaux de laboratoire que d'êtres humains, montrent que la vinpocétine a d'importants effets protecteurs contre les accidents ischémiques cérébraux. Quelques données probantes indiquent également que la vinpocétine pourrait exercer une action bénéfique dans d'autres maladies cérébrales.

Dans une étude multicentrique contrôlée et à double insu de 16 semaines, 203 patients présentant des « psychosyndromes » légers à modérés, dont des signes de démence primaire, ont été traités avec diverses doses de vinpocétine ou avec un placebo. À l'aide d'échelles GIS (Global Improvement Scales) et de tests de la performance cognitive, les chercheurs ont observé une amélioration significative dans le groupe traité à la vinpocétine. Ils ont également constaté que 3 doses de 10 mg par jour étaient

---

24. www.medicalfaq.net/what_is_vinpocetine_/ta-158773 (en anglais)

autant ou plus efficaces que 3 doses de 20 mg par jour. Des résultats tout aussi impressionnants ont été obtenus dans un autre essai clinique où on testait la vinpocétine contre un placébo chez des patients âgés souffrant de démence vasculaire ou de troubles dégénératifs du système nerveux central. En dépit d'allégations contraires, les études réalisées jusqu'à présent ne fournissent aucune preuve que la vinpocétine procure des bienfaits aux personnes atteintes de la maladie d'Alzheimer. Nous n'avons pas connaissance d'études qui auraient évalué la vinpocétine en tant qu'agent préventif de la maladie.

Les effets indésirables sont rares. Ce produit peut provoquer des nausées, des vertiges, de l'insomnie, de la somnolence, une siccité de la bouche et une baisse temporaire de la tension artérielle. Ne prenez pas de vinpocétine si vous prenez des anticoagulants, étant donné que ce médicament peut réduire l'agrégation plaquettaire et empêcher la formation de caillot.

Le vinpocétine n'ayant pas fait ses preuves dans les études sur la maladie d'Alzheimer, nous ne recommandons pas d'en faire usage dans l'intention particulière de prévenir cette maladie. Dans tous les autres cas, la dose habituelle est de 30 mg par jour.

Le resvératrol

Le resvératrol est une phytoalexine naturelle produite par certains végétaux supérieurs. Les phytoalexines sont des substances chimiques que produisent les plantes pour se protéger contre certaines infections comme les champignons. Des études scientifiques en ont révélé les bienfaits pour la santé. Outre ses propriétés anticancer, antivirales, antivieillissement et anti-inflammatoires, le resvératrol a des effets neuroprotecteurs et prolonge la durée de vie. Des études épidémiologiques, *in vitro* et sur animaux indiquent qu'une forte consommation de resvératrol réduit les incidences de crise cardiaque et les risques de cancer.

Nous avons parlé des effets bénéfiques du vin au chapitre 12. Le resvératrol, qu'on trouve dans la peau du raisin rouge et qui est un des éléments constituants du vin rouge, pourrait expliquer ce qu'on appelle le «paradoxe français», à savoir l'incidence relativement faible de maladies coronariennes dans le sud de la France alors que le régime alimentaire y est riche en gras saturés. La concentration de resvératrol est beaucoup plus élevée dans le vin rouge que dans le vin blanc. Outre le type de raisin utilisé, le vin rouge diffère du vin blanc en ce que sa production intègre les peaux et les grains du raisin, là où le vin blanc est presque exclusivement fabriqué à partir du jus. Durant le processus de vinification, le resvératrol et d'autres polyphénols, dont la quercétine, les catéchines, les gallocatéchines, les procyanidines et les prodelphidines (tannins condensés), sont extraits des peaux de raisin durant le processus dit de macération. On trouve également du resvératrol dans les arachides, les bleuets, certains pins (comme le pin sylvestre et le pin blanc), et les racines et tiges de la renouée de Sakhaline et de la renouée du Japon, appelée *hu zhang* en Chine.

Le resvératrol a de puissantes propriétés anticancer. Il a été montré qu'il inhibe la croissance de plusieurs lignées cellulaires cancéreuses, de tumeurs, de lignées cellulaires leucémiques et de cellules de carcinome de cancer du sein. Les résultats d'études préliminaires indiquent que le resvératrol pourrait également stimuler le système immunitaire. Enfin, le resvératrol aurait des effets protecteurs contre les maladies cardiaques. D'autres études sur animaux et *in vitro* ont montré que le resvératrol peut inhiber l'oxydation des LDL et qu'il peut également réduire de 70 % à 90 % l'épaississement des parois des artères (qui est considéré comme une des conditions du blocage des artères). Quant au mécanisme par lequel il prolongerait la vie, du moins chez les bactéries, les vers et les poissons, il n'est pas entièrement compris. De récents rapports indiquent en outre qu'il pourrait être efficace contre la dysfonction des cellules neuronales et la mort cellulaire, et qu'il pourrait jouer un rôle utile dans la lutte contre la maladie de Huntington et la maladie d'Alzheimer.

Malgré les promesses que recèle cette substance, du moins en théorie, comme outil de traitement ou de prévention de la MA, nous ne disposons encore d'aucune donnée de recherche clinique qui nous permette d'en confirmer l'efficacité. Certains de ses effets contre la MA ont été abordés au chapitre 12. Des essais cliniques destinés à évaluer les bienfaits du resvératrol pour le traitement de la maladie d'Alzheimer sont en cours. Pour l'instant, aucune donnée ne nous permet d'affirmer qu'il peut jouer un rôle quelconque dans la prévention de la maladie. Cela dit, ce produit est bien toléré.

Faut-il prendre ces suppléments ?

Revenons à la liste que nous avons dressée au début de ce chapitre. Il s'avère que, dans bien des cas, les données qui justifieraient l'utilisation de ces suppléments pour le traitement ou la prévention de la maladie sont soit inexistantes, soit insuffisantes. Nous ne pouvons que le déplorer, car un grand nombre de ces substances présentent en théorie d'évidents bienfaits qui n'ont simplement pas été testés sur le plan clinique. Sans preuve clinique convaincante, toutefois, nous pouvons difficilement recommander de tels suppléments aux fins de la prévention de la MA. Les découvertes scientifiques futures donneront peut-être plus de poids à certaines des allégations thérapeutiques concernant ces substances. Pour l'instant, tenez compte des recommandations que j'ai énumérées dans ce chapitre avant d'intégrer des suppléments à votre plan global de prévention de la démence et n'oubliez pas de demander conseil à votre médecin ou à votre pharmacien à propos des suppléments en vente libre. Il arrive que les suppléments interagissent avec les médicaments d'ordonnance ou provoquent des effets indésirables. Il ne faut donc les prendre qu'après s'être renseigné auprès d'un spécialiste.

DES RÉFLEXIONS ET DES RECOMMANDATIONS FINALES

- Lisez d'un œil critique les allégations concernant les suppléments alimentaires. Les preuves objectives à l'appui du bon usage des suppléments pour prévenir la maladie d'Alzheimer sont rares.

- Choisissez un supplément d'oméga-3 riche en ADH. La dose cible d'ADH est d'au moins 1 000 mg par jour. Comme la plupart des suppléments d'acides gras oméga-3 contiennent beaucoup d'EPA, il est bon de lire l'étiquette avant d'acheter le supplément.

- Essayez de consommer de 400 à 800 mg de curcumine par jour.

- Si vous ne prenez pas d'anticoagulants, envisagez de prendre un supplément de Ginkgo biloba à raison de 120 mg par jour.

- L'huperzine A pourrait avoir des effets favorables sur la mémoire. La dose recommandée est de 200 à 400 mcg par jour.

- La phosphatidylsérine s'est avérée légèrement bénéfique dans quelques rares études consacrées à son action dans la maladie d'Alzheimer.

- Malgré l'absence de preuves, le resvératrol recèle un certain potentiel de prévention de la maladie d'Alzheimer. La dose cible est de 20 mg par jour.

- La DHEA ne s'est pas révélée aussi prometteuse qu'on le croyait.

DES RÉFLEXIONS ET DES RECOMMANDATIONS FINALES

- Bien qu'inoffensives et théoriquement prometteuses, la choline et la lécithine (ou phosphatidylcholine) n'ont pas donné lieu à des essais cliniques rigoureux qui prouveraient leurs bienfaits pour la santé cognitive.

- De plus amples recherches sont nécessaires pour étudier les effets de l'extrait de pépins de raisin, de la quercétine, de l'acétyl-L-carnitine, du DMAE et de la vinpocétine.

- Consultez votre médecin ou votre pharmacien avant de prendre tout supplément.

Partie IV
Si vous avez déjà la maladie d'Alzheimer...

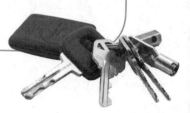

] 19 [

Demandez de l'aide : la maladie d'Alzheimer peut être traitée

De nombreuses personnes aux prises avec la maladie d'Alzheimer ne savent pas à qui s'adresser ni où demander de l'aide. Ce chapitre propose un plan d'action détaillé pour vivre avec cette effrayante maladie. Ce que vous devez savoir en premier lieu, c'est que la maladie d'Alzheimer peut être diagnostiquée avec une relative précision et qu'elle peut être contrôlée au moyen de traitements qui amélioreront quelque peu votre qualité de vie.

Retenez avant tout ces faits :

• la maladie d'Alzheimer peut être diagnostiquée du vivant des patients ;

• la maladie d'Alzheimer peut être traitée ;

• certains médicaments permettent de soigner la maladie, mais les proches ne doivent pas en attendre des miracles ;

• la maladie peut donner lieu à des complications comportementales, qui peuvent également être contrecarrées.

Il est temps de voir d'un autre œil la maladie d'Alzheimer et, tout particulièrement, de remettre en question l'idée qu'elle ne peut pas être traitée. Elle peut l'être. Voici à ce propos certains des mythes et des réalités qui entourent le traitement de la maladie d'Alzheimer.

DES MYTHES ET RÉALITÉS CONCERNANT LE TRAITEMENT DE LA MALADIE D'ALZHEIMER

MYTHES	RÉALITÉS
La maladie d'Alzheimer ne peut pas être traitée.	**Faux.** Il existe aujourd'hui des médicaments pour traiter la maladie d'Alzheimer.
Les traitements ne font que prolonger la durée de la maladie.	**Pas seulement.** Les traitements actuels peuvent légèrement améliorer la qualité de vie du patient.
Les médecins diagnostiquent la maladie d'Alzheimer en procédant par élimination.	**Partiellement vrai.** Pendant longtemps, les médecins diagnostiquaient la maladie d'Alzheimer en éliminant toutes les autres causes possibles. Aujourd'hui, les nouvelles technologies et les biomarqueurs nous permettent de poser un diagnostic plus spécifique.
La maladie d'Alzheimer ne peut être diagnostiquée qu'au moment de l'autopsie.	**Partiellement vrai.** La maladie d'Alzheimer peut être diagnostiquée définitivement à l'autopsie, mais ce n'est pas le seul moment où nous pouvons le faire. Les médecins peuvent désormais la diagnostiquer du vivant des patients avec un taux de précision de plus de 90 %.

DES MYTHES ET RÉALITÉS CONCERNANT LE TRAITEMENT DE LA MALADIE D'ALZHEIMER	
Les gens ne meurent pas de la maladie d'Alzheimer.	**Faux.** Les patients meurent de la maladie d'Alzheimer, d'abord parce qu'ils ne peuvent plus exécuter les activités normales de tous les jours (s'habiller, prendre un bain, faire leurs besoins, se soigner), ensuite parce qu'ils perdent leur mobilité et finissent par rester alités. L'alitement peut être source d'infections qui entraînent la mort, mais la raison même de l'alitement est la maladie d'Alzheimer.

Apprenez à reconnaître les signes et les symptômes de la maladie

Dans le premier chapitre, j'ai présenté un certain nombre de signes et d'indicateurs révélateurs de la maladie d'Alzheimer et de la démence auxquels vous devez prêter attention. Si vous observez des pertes de mémoire chez vous ou chez un de vos proches, ne les ignorez pas. Un diagnostic précoce permettra aux patients et à leur famille d'obtenir des évaluations et des soins appropriés et de mieux planifier leurs activités futures. Pour savoir si vous êtes atteint de la maladie d'Alzheimer (ou qu'un de vos proches en est atteint), je vous propose deux questionnaires. Remplissez-les (ou faites-le remplir par le membre de votre famille qui vous préoccupe) pour savoir si les pertes de mémoire que vous observez sont signes d'un problème plus inquiétant. Le premier questionnaire provient en partie du site Web américain de l'association américaine de la maladie d'Alzheimer (Alzheimer's Association), disponible à l'adresse www.alz.org.

Avez-vous la maladie d'Alzheimer ?

Des pertes de mémoire nuisant à l'exercice d'une profession

- Avez-vous été congédié ou rétrogradé ou bien changez-vous sans cesse d'emploi parce que vous ne pouvez pas vous souvenir des tâches qui vous sont confiées ?

- Vous est-il difficile d'apprendre des tâches qu'il vous était facile d'apprendre auparavant ?

La difficulté à exécuter des tâches familières

- Avez-vous abandonné ou considérablement réduit la pratique d'activités comme préparer un repas, faire un chèque, tenir des comptes, faire des courses dans un supermarché ou accomplir des tâches ménagères ?

- Devez-vous faire de gros efforts pour accomplir ce genre de tâches ?

- Les membres de votre famille doivent-ils vous surveiller quand vous accomplissez des tâches comme faire la cuisine en raison des risques qu'ils craignent ?

- Avez-vous des difficultés à finir ce que vous commencez ?

- Les membres de votre famille sont-ils préoccupés par votre conduite automobile ?

- Avez-vous eu de petits accidents d'automobile que vous auriez normalement évités auparavant ?

- Les membres de votre famille vous ont-ils fait remarquer que vos plats n'ont plus le même goût ou que vous négligez vos tâches ménagères ?

Des problèmes de langage

- Est-ce que vos interlocuteurs finissent vos phrases ?

- Perdez-vous fréquemment le fil de vos pensées ?

- Désignez-vous les gens en termes généraux (la voisine, cet homme-là, par exemple) plutôt que par leur nom ?

- Devez-vous continuellement faire des efforts pour trouver les mots ou les noms justes ?

- Avez-vous des difficultés à nommer des personnes que vous connaissez très bien, comme vos enfants ou vos petits-enfants ?

La désorientation dans le temps et l'espace

- Vous arrive-t-il souvent de ne pas savoir quels sont le jour de la semaine et la date en cours ?
- Vous arrive-t-il de vous égarer dans des endroits que vous connaissez bien ?
- Vous arrive-t-il d'oublier vos rendez-vous ?
- Vous arrive-t-il de consulter le calendrier ou le journal tous les jours ou toutes les heures pour savoir quels sont le jour de la semaine et la date en cours ? Est-ce que vous confondez les jours de la semaine, les dates ou les mois de l'année ?
- Demandez-vous à vos proches quels sont le jour de la semaine et la date en cours ?

L'amoindrissement du jugement

- Oubliez-vous de payer vos factures ?
- Prenez-vous des décisions d'investissement déraisonnables ?
- Faites-vous des achats incongrus ?
- Participez-vous à tous les sweepstakes dont vous avez connaissance, alors que vous ne faisiez rien de tel autrefois ?
- Répondez-vous à toutes les sollicitations de télévendeurs ?
- Donnez-vous plus d'argent que vos moyens ne vous le permettent à des organismes caritatifs ou d'autres organismes ?

La difficulté à manier les notions abstraites

- Avez-vous des difficultés à saisir les concepts abstraits ?
- Avez-vous des difficultés à comprendre les notions complexes, comme les décisions d'investissement, les nuances d'une intrigue de roman ou les subtilités des relations interpersonnelles ?

La tendance à égarer les objets

- Passez-vous beaucoup de temps à chercher vos clés ou vos lunettes ?

- Est-ce que vous égarez fréquemment des objets (une fois par semaine ou plus)?
- Est-ce que les autres vous aident souvent à retrouver les objets que vous égarez?
- Rangez-vous des objets dans des endroits inhabituels (ustensiles dans le réfrigérateur ou vêtements dans les armoires à cuisine, par exemple)?

Des changements d'humeur et de comportement

- Outre les pertes de mémoire, souffrez-vous de dépression ou d'anxiété?
- Perdez-vous intérêt pour les activités qui vous intéressaient?
- Êtes-vous moins porté(e) à communiquer avec les autres?
- Avez-vous tendance à vous isoler?
- Ressentez-vous plus d'anxiété ou de nervosité quand vous êtes loin des vôtres?

Des changements de personnalité

- Il arrive souvent que les membres de la famille remarquent une plus grande irritabilité et une plus grande hostilité du patient à leur égard. Cette attitude est fréquente. Exemple:
  - Patient(e): Quand est-ce que j'ai rendez-vous?
  - Conjoint: Je te l'ai déjà dit cinq fois. Demain matin!
  - Patient(e): Non, tu ne m'as rien dit! Tu mens. Je m'en serais souvenu(e) si tu me l'avais dit. »
- Vous arrive-t-il d'avoir ce genre de conversation?
- Êtes-vous plus impatient(e) que vous ne l'étiez?
- Vous méfiez-vous davantage des autres?
- Devenez-vous paranoïaque?
- Croyez-vous à tort que les autres vous volent ou vous abandonnent ou que votre conjoint(e) vous est infidèle?

Au Sun Health Research Institute, mes collègues et moi avons préparé un questionnaire axé sur une série de questions auxquelles il faut répondre par l'affirmative ou la négative. Nous avons attribué à chaque réponse affirmative le ou les points inscrit(s) à la dernière colonne. Le questionnaire s'adresse aux proches (c'est-à-dire les personnes autres que celles qui souffrent des problèmes de mémoire). Après avoir répondu aux questions au nom de la personne qui vous préoccupe, additionnez les points obtenus. Si vous obtenez un total supérieur à 10, demandez à la personne sujette aux pertes de mémoire de solliciter l'avis d'un médecin. Si le total est inférieur à 5, il est peu probable que les pertes de mémoire soient reliées à la maladie d'Alzheimer.

UN QUESTIONNAIRE DE DÉPISTAGE DE LA MALADIE D'ALZHEIMER

	Oui	Non	Note pondérée
Mémoire			
Le patient a-t-il des trous de mémoire ?			1
Dans l'affirmative, ses facultés mémorielles ont-elles empiré depuis quelques années ?			1
Le patient a-t-il tendance à répéter au cours de la même journée les questions qu'il pose ou les propos qu'il tient ou les histoires qu'il raconte ?			2
Vous est-il arrivé de prendre en charge les activités ou les rendez-vous du patient ? Ou le patient oublie-t-il ses rendez-vous ?			1
Le patient égare-t-il des objets plus d'une fois par mois ? Ou le patient égare-t-il des objets au point où il ne peut plus les retrouver ?			1
Le patient soupçonne-t-il son entourage de déplacer, cacher ou voler les objets qu'il égare lorsqu'il n'arrive pas à les retrouver ?			1

	Oui	Non	Note pondérée
Orientation			
Le patient éprouve-t-il fréquemment des difficultés à situer le jour, la date, le mois, l'année ou le moment de la journée en cours? Ou le patient doit-il avoir recours à des indices comme un journal ou un calendrier plus d'une fois par jour pour connaître le jour et la date en cours?			2
Le patient commence-t-il à être désorienté dans les endroits qu'il ne connaît pas?			1
Le patient a-t-il plus tendance à être désemparé quand il est à l'extérieur de chez lui ou en voyage?			1
Capacité fonctionnelle			
Sans tenir compte des limites physiques (tremblements, hémiparésie, etc.), le patient a-t-il des difficultés à gérer l'argent (donner des pourboires, calculer les taux de change, etc.)?			1
Sans tenir compte des limites physiques (tremblements, hémiparésie, etc.), le patient a-t-il des difficultés à payer ses factures ou à tenir des comptes? Ou les membres de sa famille prennent-ils en charge ses finances parce qu'ils craignent qu'il ne puisse s'en charger lui-même?			2
Le patient a-t-il tendance à oublier de prendre ses médicaments ou à ne plus se souvenir s'il les a pris?			1
Le patient éprouve-t-il des difficultés à conduire un véhicule automobile? Ou êtes-vous préoccupé(e) par la manière dont le patient conduit? Ou le patient s'est-il arrêté de conduire pour des raisons autres que des limites physiques?			1

	Oui	Non	Note pondérée
Le patient éprouve-t-il des difficultés à se servir d'appareils (four à micro-ondes, four, cuisinière, télécommande, téléphone, réveille-matin, etc.) ?			1
Sans tenir compte des limites physiques, le patient a-t-il des difficultés à faire de petites réparations à la maison ou à accomplir des tâches ménagères ?			1
Sans tenir compte des limites physiques, le patient a-t-il abandonné ou considérablement réduit sa pratique de loisirs comme le golf, la danse, l'exercice physique ou l'artisanat ?			1
Sens visuo-spatial			
Le patient se perd-il dans des endroits qu'il connaît bien (son quartier, par exemple) ?			2
Le patient a-t-il un moindre sens de l'orientation ?			1
Langage			
Le patient a-t-il des difficultés à trouver des mots autres que des noms ?			1
Le patient confond-il les noms de membres de sa famille ou d'amis ?			2
Le patient a-t-il des difficultés à reconnaître des personnes qui lui sont familières ?			2

S'il vous semble évident, d'après ce questionnaire, que vous ou un de vos proches avez des pertes de mémoire qui pourraient se rapprocher des symptômes de la maladie d'Alzheimer, remplissez le questionnaire suivant pour évaluer vos risques de contracter la maladie.

L'ÉVALUATION DES RISQUES DE MALADIE D'ALZHEIMER

Risques	Oui	Non	Points
Mère, père, sœur ou frère atteint(e) de la MA			3
Antécédents de blessure à la tête avec perte de conscience			2
Plus de 65 ans			1
Plus de 75 ans			4
Plus de 85 ans			16
Moins de 7 années d'études			3,6
Sexe féminin			1,5
Pression systolique supérieure à 140 mmHg			2,2
IMC supérieur à 30 kg/m^2			2,3
Taux de cholestérol supérieur à 6,5 mmo/L			1,9
Présence de l'allèle e4			2,4
Antécédents d'AVC			4
Antécédents de crise cardiaque			2,5
Diabète de type 2 non traité			3
Activité physique limitée			1,7
Tabagisme (actuel)			2,3
Total			
Inspiré de *Preventing Alzheimer's* de W. Rodman Shankle, Daniel Amen, M. Kivepelto et collègues, 2006. « Risk score for the prediction of dementia risk in 20 years among middle aged people : a longitudinal, population based study. » *Lancet Neurology* 5 : 735-741.			

Une note est attribuée à chaque réponse affirmative. Additionnez vos notes. Si votre total est inférieur à 5, les risques sont faibles. S'il se situe entre 5 et 12, les risques sont modérés. S'il dépasse 12, les risques sont élevés.

Consultez votre médecin et renseignez-vous sur les traitements

La première chose à faire est de prendre rendez-vous avec votre médecin traitant et de lui demander de vous recommander à un spécialiste (neurologue, psychiatre ou gériatre) aux fins d'une évaluation.

L'évaluation dépasse le simple fait de déterminer si vous avez ou non des problèmes de mémoire. Le médecin confirme ou infirme la présence d'un déficit mémoriel et cognitif après un examen attentif de vos antécédents médicaux, un examen physique et certains tests de laboratoire.

Outre l'analyse méticuleuse de votre dossier médical, des examens physiques et neurologiques complets sont de mise. Ces examens comprennent un test d'évaluation générale des capacités mémorielles, comme le mini-examen de l'état mental (MMSE), qui est le plus connu, mais non le seul test de ce genre.

Vous devriez également passer une série de tests, dont des tests sanguins (voir chapitre 4), ainsi que des examens du cerveau tels qu'une tomographie numérique (CT), un examen d'imagerie par résonance magnétique (IRM) ou même une tomographie par émission de positons (TEP). De manière générale, le médecin prescrit une CT ou une IRM, examens qui fournissent des images détaillées du cerveau et lui permettent aussi de détecter les causes de démence autres que la maladie d'Alzheimer, comme un AVC, une tumeur ou une hydrocéphalie (présence d'eau dans le cerveau).

La TEP donne une image fonctionnelle, c'est-à-dire qu'au lieu d'enregistrer une image fixe du cerveau, elle présente un «film» de l'activité métabolique du cerveau. Pour la TEP, on administre au patient une injection intraveineuse de sucre radioactif. Comme le cerveau métabolise rapidement le sucre, cette substance gagne instantanément les tissus du cerveau, où elle met en évidence les zones où le métabolisme est moins actif soit parce que les cellules sont en train de mourir, soit parce qu'elles ne fonctionnent pas correctement. Dans la maladie d'Alzheimer, l'activité métabolique est plus limitée dans certaines parties du cerveau (nommément les lobes pariétal et temporal). La TEP peut améliorer jusqu'à 93 % la précision du diagnostic.

Les images suivantes représentent la TEP d'un cerveau normal (à gauche) et celle du cerveau d'une personne atteinte de la maladie d'Alzheimer (à droite). Dans le cerveau normal, les zones gris clair sont celles où le métabolisme est actif. Dans le cerveau de la personne atteinte de la maladie d'Alzheimer, les zones gris foncé indiquent une diminution de l'activité métabolique, due à une moindre absorption du sucre radioactif.

La première image représente la TEP d'un cerveau normal. Toutes les zones du cortex (bordure externe) présentent une forte luminosité, ce qui indique qu'elles sont métaboliquement actives.

La deuxième image représente la TEP du cerveau d'une personne atteinte de MA. Certaines parties du cortex sont plus sombres, ce qui signifie qu'elles ne sont pas métaboliquement actives. Les changements que montrent les TEP sont caractéristiques de la maladie d'Alzheimer.

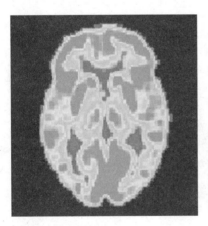 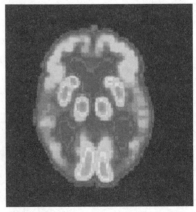

TEP d'un cerveau normal   TEP du cerveau d'une personne atteinte de MA

Dans certains cas, une évaluation plus approfondie sera nécessaire. Vous devrez alors passer une batterie de tests neuropsychologiques ou même subir une ponction lombaire. Les tests neuropsychologiques sont des tests papier-crayon qui durent généralement plusieurs heures. Ce sont essentiellement des tests écrits destinés à sonder l'activité mentale des répondants. Ils permettent de localiser les déficiences, distinguer la démence de la dépression et certaines démences entre elles, et évaluer la gravité des symptômes. Les tests neuropsychologiques sont tout particulièrement utiles en présence de conjonctures mixtes (alcoolisme conjugué à la maladie d'Alzheimer, par exemple) et sont souvent plus sensibles que les simples tests d'évaluation générale que les médecins font passer dans leur cabinet. Les tests neuropsychologiques sont administrés par des praticiens diplômés appelés neuropsychologues. Ce sont eux qui interrogent le patient, font passer les tests (qui durent de 2 à 8 heures) et rédigent un rapport qu'ils font parvenir ensuite au médecin du patient.

La maladie d'Alzheimer peut également être diagnostiquée à partir d'un prélèvement de liquide céphalo-rachidien. Celui-ci est prélevé au moyen d'une ponction lombaire pratiquée au bas du dos. Les nouvelles techniques médicales ont nettement amélioré la pratique de la ponction lombaire, dont les ratés ont longtemps été montrés du doigt. C'est aujourd'hui une intervention relativement sans risque qui peut avoir lieu dans le cabinet du médecin même et dure de 15 à 20 minutes. L'analyse du liquide céphalo-rachidien permet aux médecins de vérifier si les changements caractéristiques de la maladie d'Alzheimer qu'on observe dans les protéines amyloïdes, tau et tau phosphorylées se sont produits. L'analyse permet de diagnostiquer la maladie d'Alzheimer avec une précision de 88 % à 90 %. Elle est toutefois moins efficace pour différencier les démences les unes des autres (taux de précision d'environ 70 %). Pour de plus amples renseignements, consultez votre médecin ou rendez-vous sur le site de Athena Diagnostics, à l'adresse www.athenadiagnostics.ca (en grande partie en anglais), pour en savoir davantage sur les divers outils d'évaluation de la MA.

Dans quelle mesure le diagnostic de maladie d'Alzheimer est-il précis ? Est-il vrai que seule une autopsie permette de la diagnostiquer ? Par convention, les médecins désignent le diagnostic de maladie d'Alzheimer de trois manières : probable, possible et certain. Pour qu'un diagnostic soit qualifié de « certain », il faut qu'il y ait eu une autopsie ou une biopsie. C'est cette désignation qui porte de nombreuses personnes à croire que la maladie ne peut pas être diagnostiquée du vivant du patient.

Aujourd'hui, les nouvelles technologies, dont l'imagerie, les tests neuro-psychologiques, le génotype et l'analyse du liquide céphalo-rachidien per-mettent de diagnostiquer la maladie d'Alzheimer avec une précision de 93 % à 97 %. Quoiqu'en en dise, la maladie d'Alzheimer peut être dia-gnostiquée de manière assez précise.

Les traitements, leurs avantages et leurs limites

Le traitement de la maladie d'Alzheimer vise plusieurs objectifs : améliorer la mémoire, réduire les troubles comportementaux, préserver les capacités et ralentir la progression de la maladie.

L'objectif du traitement est de prolonger la vie du patient non seulement quantitativement, mais aussi qualitativement. L'espérance de vie d'une personne atteinte de la maladie d'Alzheimer est plus ou moins réduite de moitié par rapport à celle d'une personne non atteinte. Si l'espérance de vie d'une personne de 65 ans sans cancer est de 20 ans, celle d'une person-ne du même âge atteinte de la maladie d'Alzheimer sera par conséquent de 10 ans. Les traitements apporteront une indéniable qualité de vie aux années qui lui restent à vivre…

Les médicaments disponibles ont un effet modeste, mais néanmoins visi-ble sur la maladie d'Alzheimer. Ils peuvent améliorer des qualités comme l'attention, la concentration et la mémoire. Les médicaments n'améliorent pas radicalement l'état de santé des patients, mais apportent souvent un certain mieux-être.

Il est toutefois important de modérer vos attentes. Ces médicaments ne sont pas des remèdes à tous les maux. Certains points doivent retenir votre attention si vous décidez de suivre un traitement. Les médicaments contre la maladie d'Alzheimer :

• ne sont pas une panacée ;
• constituent la norme actuelle de traitement ;
• doivent être pris tôt et en continu ;
• ne doivent pas susciter d'attentes déraisonnables ;
• peuvent retarder le placement dans un centre d'hébergement ;

• peuvent contrer les complications comportementales.

Les objectifs varient également selon le stade d'avancement de la maladie. Aux premiers stades, quand les symptômes sont encore légers, l'objectif principal est de préserver les capacités mentales existantes. Par exemple, si une personne a cessé de conduire, mais peut accomplir d'autres tâches comme la gestion de ses finances, le but n'est pas de lui restituer la capacité de conduire, mais de préserver sa capacité de gérer ses finances. Selon plusieurs études, le donépézil retarde le déclin fonctionnel. Aux stades intermédiaires, le but est d'éviter les trois grands méfaits de la maladie : les chutes, l'incontinence et les troubles du comportement. Ce sont là les principales raisons pour lesquelles les patients finissent par être confiés à des centres de soins de longue durée. En évitant ces problèmes, nous aidons les patients à être plus heureux et à rester plus longtemps chez eux.

Au moment de mettre sous presse, quatre médicaments étaient approuvés pour le traitement de la maladie d'Alzheimer. Voici leurs appellations génériques accompagnées du nom des marques sous lesquelles ils sont commercialisés :

• donépézil (Aricept) ;

• rivastigmine (Exelon) ;

• bromhydrate de galantamine (Reminyl) ;

• chlorhydrate de mémantine (Ebixa).

Aricept, Exelon et Reminyl ralentissent la destruction de l'acétylcholine, la substance neurochimique responsable de la mémoire, et facilitent de ce fait la communication entre neurones. Ces médicaments, dits inhibiteurs de la cholinestérase, sont approuvés pour le traitement des personnes atteintes de MA légère à modérée. Aricept est également approuvé pour le traitement des personnes atteintes de MA modérée à avancée. Les inhibiteurs de la cholinestérase étant prescrits pour le traitement de la maladie d'Alzheimer depuis près de 15 ans, des centaines des milliers de personnes prennent ou ont déjà pris ces médicaments. Ceux-ci ne stoppent pas la maladie d'Alzheimer, mais peuvent la ralentir.

La figure ci-dessous montre le rythme de déclin des personnes atteintes de la maladie d'Alzheimer. Vous constaterez que le déclin est plus lent chez les patients traités que chez les patients non traités.

La courbe supérieure correspond au groupe de personnes qui prennent les médicaments Aricept, Exelon ou Reminyl et la courbe inférieure correspond au groupe de personnes qui prennent un placébo. Comme le montre la courbe supérieure, les médicaments ralentissent le déclin de la maladie, mais n'enraient pas sa progression. Cela ne signifie pas que les médicaments sont inefficaces, mais plutôt que la maladie progresse en dépit des médicaments. Même s'ils ne résolvent qu'une partie du problème, ces médicaments constituent malgré tout une solution valable.

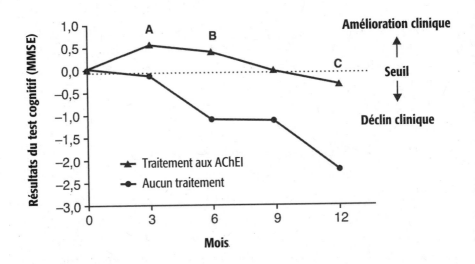

Plus récente, la mémantine (Ebixa) exerce une action différente de celle d'Aricept, Exelon et Reminyl. Ce médicament qui a reçu une approbation conditionnelle de Santé Canada[25] pour le traitement des personnes atteintes de MA modérée à avancée agit comme «antagoniste des récepteurs de NMDA», c'est-à-dire qu'il empêche la surstimulation des cellules provoquant l'excitotoxicité. Celle-ci est due à la production excessive

---

25. www.alzheimer.ca/french/treatment/treatments-ebixa.htm

d'une substance chimique présente dans le cerveau appelée glutamate. En présence d'un excès de glutamate, les cellules du cerveau absorbent trop de calcium et finissent par mourir.

Les troubles du comportement

Une des manifestations les plus courantes et les plus éprouvantes de la maladie d'Alzheimer est l'apparition de troubles du comportement. Ceux-ci figurent d'ailleurs parmi les principales raisons qui poussent les familles à confier la personne atteinte à un établissement de soins de longue durée. Les troubles du comportement comprennent entre autres l'errance, l'agitation, la paranoïa, les idées délirantes, l'anxiété et les hallucinations. Le patient ne tient pas en place ; il déambule et il lui arrive de suivre les autres dans tous leurs déplacements.

Le traitement de ces troubles est complexe, car la plupart des médicaments ne sont pas approuvés pour le traitement global des troubles du comportement. Le médecin doit donc traiter chacun des symptômes isolément. Il prescrit généralement des antidépresseurs pour atténuer l'anxiété et l'agitation et des antipsychotiques comme la rispéridone (Risperdal), la ziprasidone (Zeldox), l'olanzapine (Zyprexa), la quétiapine (Seroquel) et l'aripiprazole (Abilitat) pour traiter les manifestations paranoïdes, les hallucinations et les idées délirantes. Comme ces médicaments ne sont pas sans effets secondaires ni complications, le médecin doit suivre le patient avec la plus grande vigilance. Des médicaments contre l'épilepsie comme le divalproate de sodium (Depaken) peuvent également être prescrits pour calmer l'agitation. Dans les cas d'agitation intense (cris, coups de pied, hurlements), je préfère prescrire aux patients un sédatif de la famille du Valium appelé lorazépam (Ativan). Il a l'avantage d'exercer une action rapide et ponctuelle.

Pour les troubles du sommeil qui accompagnent parfois la maladie d'Alzheimer, il faut faire preuve de prudence. La mélatonine ne s'est pas avérée efficace pour traiter les troubles du sommeil. Il faut par ailleurs absolument éviter les médicaments en vente libre contre les insomnies (tous les médicaments dont la marque est suivi du suffixe PM), car ils contiennent de la diphénhydramine (Benadryl, Sominex, Nytol), qui bloque les effets de certains médicaments contre la MA et peuvent empirer leur état. Choisissez plutôt des produits comme le trazodone ou le rameltéon (Rozerem).

Vous n'êtes pas seul(e)

Selon la Société d'Alzheimer du Canada, le Canada compte un demi-million de personnes atteintes de la maladie d'Alzheimer, chiffre qui n'inclut pas ces centaines de milliers de proches, de familles et de soignants, qui sont tous indirectement touchés par la maladie. La maladie d'Alzheimer fait peur. Malgré la multitude des services qui leur sont offerts, les personnes atteintes ou leurs proches ne savent pas toujours à qui s'adresser. Voici quelques adresses de sites Web qui les aideront à entreprendre des recherches :

- Société Alzheimer du Canada : www.alzheimer.ca
- Fédération québécoise des sociétés Alzheimer : www.alzheimerquebec.ca
- Baluchon Alzheimer : www.baluchonalzheimer.com
- Société canadienne d'hypothèques et de logement : www.cmhc-schl.gc.ca/fr/co/enlo/modoai/maalchso/index.cfm
- www.passeportsante.net/fr/Maux/Problemes/Fiche. aspx?doc=alzheimer_pm
- Info-aînés : www.seniorsinfo.ca/fr/azindex/M/Maladie+d'Alzheimer
- Age Village : www.agevillage.com
- Santé Canada : www.hc-sc.gc.ca/hl-vs/seniors-aines/index-fra.php
- Association médicale canadienne, qui présente un document très intéressant sur la conduite chez les personnes âgées : www.amc.ca et www.cma.ca/multimedia/CMA/Content_Images/Inside_cma/WhatWePublish/Drivers_Guide/Section07_f.pdf

Planifiez votre avenir

Aussitôt que vous avez reçu un diagnostic de maladie d'Alzheimer, il vous faut avoir une conversation franche (et souvent pénible) avec les membres de votre famille pour planifier les années à venir. Je recommande à mes patients d'aborder les questions suivantes : options de traitement, conduite automobile, précautions et questions de sécurité, planification financière et choix éventuel d'un centre d'hébergement.

Si vous venez de recevoir le diagnostic, une des premières choses à faire est de prendre contact avec un notaire ou un avocat. Les notaires ou avocats spécialisés dans les services aux aînés ont une grande expérience de la planification et pourront vous donner des conseils pertinents dans toutes sortes de domaines, y compris les procurations permanentes (par lesquelles vous déléguerez à une ou plusieurs personnes le pouvoir de gérer vos affaires en cas d'incapacité), la tutelle et la préparation de testaments et de fiducies. La rédaction d'un testament biologique et la désignation d'une personne chargée de prendre les décisions de santé en votre nom mettront les choses au clair quand les événements prendront une tournure plus délicate. Je recommande de prendre ces décisions très tôt, car, quand de graves complications surgissent, ni le patient ni les membres de sa famille ne peuvent réagir lucidement. Les moments de crise sont mal choisis pour prendre des décisions concernant vos soins de santé et votre avenir. Il est nettement préférable de prendre ces décisions le plus rapidement possible.

Il y a une subtile distinction entre être encadré par votre famille et être dépossédé de votre indépendance. Rien n'est plus névralgique que la conduite automobile. Vous devez aborder cette question avec votre médecin et votre famille sans trop attendre. Chaque province a ses propres lois sur les restrictions imposées aux personnes âgées en matière de permis de conduire. Pour plus de renseignements, adressez-vous au bureau de l'assurance automobile de votre province ou région. Au-delà des règlements, il importe que vous établissiez vous-même vos propres critères et limites de votre conduite automobile et que vous acceptiez le fait de devoir renoncer un jour à votre permis. Pour plus d'information, rendez-vous sur le site de la Société Alzheimer du Canada, rubrique « Conduire un véhicule » à l'adresse www.alzheimer.ca/french/care/ethics-driving.htm.

Ne perdez pas espoir

Oui, la maladie d'Alzheimer fait peur. Oui, la maladie bouleverse la vie des personnes qui la contractent et celle de leurs proches et de leurs aidants. Mais il y a de l'espoir. Comme je l'ai montré dans ce livre, nos connaissances sur cette maladie ne cessent de s'améliorer. Les médecins, chercheurs, soignants s'unissent aujourd'hui par centaines de milliers pour explorer et mettre au point de nouveaux moyens de traitement et de prévention.

DES RÉFLEXIONS ET DES RECOMMANDATIONS FINALES

- Apprenez à reconnaître les signes et les symptômes de la maladie d'Alzheimer et ne les ignorez pas.

- La maladie d'Alzheimer peut être traitée. Des médicaments peuvent désormais atténuer les symptômes de la maladie.

- Vu qu'ils peuvent totalement bouleverser la vie des soignants, les troubles du comportement doivent être abordés sans délai. Apprenez à les reconnaître pour mieux les gérer.

- La conduite automobile est de loin le sujet le plus névralgique pour les personnes aux premiers stades de la maladie d'Alzheimer. Chaque province a ses propres lois sur les restrictions imposées aux personnes âgées en matière de conduite et de permis de conduire. Parlez-en sans tarder avec votre médecin.

- Planifiez sans trop attendre les années à venir. Prenez les dispositions nécessaires en matière de procuration et autres questions fiduciaires. Préparez un plan pour répondre aux questions d'urgence concernant vos soins de santé et votre famille.

- Vous n'êtes pas seul(e). Il existe une multitude de services. N'hésitez pas à demander de l'aide.

] 20 [

Que nous réserve l'avenir?

Q uand j'ai commencé à écrire ce livre, j'avais deux lecteurs en tête : celui qui, comme moi, a pris soin d'une personne atteinte de la maladie d'Alzheimer et celui qui, comme moi encore, vient de franchir le cap de la mi-vie et se trouve plongé dans les turbulences des rapides avancées médicales. Peu à peu toutefois, sa portée m'est apparue beaucoup plus vaste. Ce livre reflète la vision que plusieurs collègues spécialisés dans le domaine de la démence et moi-même avons résolu d'adopter face à la maladie d'Alzheimer. Une vision qui s'étend aux générations futures et qui demande aux fournisseurs et aux utilisateurs de soins de santé de changer en profondeur leurs manières de penser, de cesser d'opposer remède et prévention, maladie mortelle et maladie chronique, santé et économie de la santé.

Le problème fondamental des soins de santé n'est plus une affaire entre le spécialiste et le généraliste. Les gouvernements prennent des décisions ; les chercheurs font des soumissions, les groupes d'assurance médicale établissent des protocoles et les sociétés pharmaceutiques explorent de nouvelles avenues de recherche. Tout cela influe en profondeur sur l'acte même de vivre dans la bonne santé ou la maladie. Avec le vieillissement aussi surgiront des questions qui nous hanteront tous, que nous soyons ou non atteints de la maladie d'Alzheimer : combien y aura-t-il de bouteilles de pilules sur ma table de chevet ? Est-ce que je serai souvent hospitalisé ? À combien s'élèveront mes quotes-parts et mes franchises ? Faudra-t-il préparer un testament biologique ? Faudra-t-il aménager ma chambre d'invités pour accueillir un préposé ou un parent âgé ? Tels sont certains des choix que nous aurons à faire. J'ai choisi ce livre sur un chapitre qui reste à être écrit : l'avenir. Comment la maladie d'Alzheimer se présentera-t-elle dans les années à venir ?

Le passage d'une maladie terminale à une maladie chronique

Il est probable que, de notre vivant, la maladie d'Alzheimer cessera d'être une maladie terminale (comme la maladie de Lou Gehrig et certains cancers) pour devenir une maladie chronique (comme le diabète ou l'hypertension). Les patients iront chez leur médecin pour passer leur examen annuel, feront renouveler leurs ordonnances chez le pharmacien et vivront sans trop de problèmes. La maladie d'Alzheimer deviendra chronique, c'est-à-dire que nous serons en mesure de la gérer, de la contrôler et de la stabiliser. Au lieu d'essayer de trouver un remède unique qu'on pourrait généraliser à tous, il faut voir la maladie d'Alzheimer comme une maladie en voie de devenir chronique. Cette approche nous permettra de préparer en conséquence notre infrastructure de soins de santé, nos politiques d'assurance maladie et notre système de soignants. C'est alors seulement que nous serons prêts à accueillir l'afflux considérable des patients atteints de la maladie chronique que sera devenue la maladie d'Alzheimer. Une maladie avec laquelle ils vivront sans qu'ils la redoutent.

La même chose s'est passée avec la leucémie. Autrefois mortel, ce cancer du sang est dans bien des cas devenu chronique : nous pouvons constamment le maintenir en rémission au moyen de médicaments. Autre exemple : le VIH/SIDA, qui équivalait, il n'y a pas si longtemps encore, à une condamnation à mort. Avec l'avènement des inhibiteurs de la protéase et d'autres antiviraux, le VIH/SIDA s'est transformé en maladie chronique. Il se produira la même chose avec la maladie d'Alzheimer – et plus tôt qu'on ne le croit...

La montée des médicaments modificateurs de la maladie

Il existe deux approches pour combattre la maladie d'Alzheimer. La première consiste à atténuer les symptômes. Dans ce cas, les médicaments administrés au patient réduisent les manifestations de la maladie, mais sans en ralentir le cours. Il arrive un moment où l'issue de la maladie devient la même chez les personnes traitées et les personnes non traitées. Les médicaments qu'on prescrit actuellement contre la maladie d'Alzheimer relèvent en grande partie de cette approche. Ils sont commercialisés dans ce but, même si tous les médecins ne souscrivent pas forcément à ce genre d'approche.

À l'opposé, les médicaments « modificateurs » visent à freiner le cours de la maladie de manière que, chez les patients traités, le déclin soit peu à peu stoppé et que la conservation des fonctions cognitives augmente. L'issue de la maladie est alors différente chez les patients traités et les patients non traités.

La mise au point clinique de médicaments est suffisamment avancée pour que nous puissions assister d'ici 10 ans au lancement de la première fournée de médicaments modificateurs de la maladie approuvés par la FDA ou par Santé Canada. Ces médicaments sont le résultat direct de notre meilleure connaissance des processus biologiques complexes de la maladie d'Alzheimer. Quatre médicaments sont à l'étude : le R-flurbiprofène (Flurizan), la tramiprosate (Alzhemed), le leuprolide et les statines. Mis au point par le laboratoire Myriad Pharmaceutic, le Flurizan est un dérivé des AINS (voir chapitre 16). Ce médicament est dépourvu de propriétés anti-inflammatoires (il ne réduit pas les douleurs arthritiques), mais modifie le comportement d'une enzyme essentielle à la production d'amyloïde toxique qui s'accumule dans le cerveau des personnes atteintes. L'Alzhemed, mis au point par Neurochem, visait à bloquer l'action d'une protéine qui favorise l'agglomération des fragments d'amyloïde et leur formation en plaques mais n'a pas eu les résultats attendus. Le leuprolide, qu'on utilise couramment pour traiter le cancer de la prostate et l'endométriose chez les femmes, est breveté et vendu sous licence par la société Voyager Pharmaceuticals pour le traitement de la maladie d'Alzheimer. Le leuprolide agit en empêchant l'accumulation des cellules nerveuses attaquées par l'amyloïde. Il relance le processus de division et de reproduction des cellules nerveuses et empêche de ce fait la mort cellulaire. Dernière vague de médicaments en cours de commercialisation : les statines, telles que le produit Lipitor (j'ai traité en détail des statines au chapitre 13). Ces médicaments n'ont pas été approuvés et ne semblent pas, selon nos dernières connaissances, donner les résultats espérés.

D'autres traitements sont actuellement à l'étude : les vaccins, les inhibiteurs de la sécrétase, les traitements immunologiques et les produits issus de la biotechnologie. La recherche d'un vaccin remonte à 1999. Des scientifiques de la société Elan avaient alors découvert que des souris génétiquement modifiées auxquelles on avait injecté de la bêta-amyloïde réagissaient à la substance injectée comme s'il s'agissait d'une infection et produisaient des anticorps qui la combattaient et l'évacuaient du cerveau.

À l'époque, nous étions beaucoup à croire que nous allions enfin découvrir un traitement décisif. À l'automne 2001, des essais cliniques avaient été entrepris sur des êtres humains, et près de 400 personnes avaient été recrutées à cette fin en quelques semaines. Alors que l'optimisme était au plus fort, des événements tragiques se sont produits. Au printemps 2002, huit cas d'encéphalite (inflammation du cerveau) se sont déclarés. Les essais ont donc été interrompus immédiatement, mais cinq des personnes atteintes sont décédées des suites de l'encéphalite. L'autopsie a révélé sans la moindre équivoque que le vaccin avait agi : les plaques avaient disparu ! D'autres changements visibles confirmaient l'action du vaccin. La maladie s'était d'ailleurs stabilisée chez les patients qui avaient reçu le vaccin sans développer de complications. Aussi dévastateurs qu'ils aient été, ces essais ont poussé les scientifiques à resserrer leurs recherches. Ils explorent actuellement des modes d'immunisation passive (infusion d'anticorps dans le sang) pour traiter les personnes atteintes. Ces immunisations s'apparentent à certains traitements contre l'arthrite rhumatoïde et quelques rares affections nerveuses. Elles pourraient nous donner des solutions plus sûres et plus efficaces pour stopper la cascade amyloïde.

D'autres médicaments sont également en cours d'évaluation. Appelés inhibiteurs de la sécrétase, ces médicaments visent à stopper les processus biologiques de la maladie et à bloquer la production d'amyloïde. Plus de 30 médicaments, dont certains très prometteurs, sont actuellement à l'étude.

En présence d'une maladie aussi complexe que la maladie d'Alzheimer, aucune pilule miracle ne peut régler tous les problèmes. Le traitement doit être tout aussi complexe. À l'avenir, il prendra sans doute la forme de l'actuelle chimiothérapie: ce sera un mélange soigneusement dosé de médicaments, de vitamines, de suppléments et d'exercices. La bonne nouvelle, c'est que nous pourrons probablement ralentir effectivement le cours de la maladie et prolonger la vie de patients de nombreuses années. La mauvaise nouvelle, c'est que les coûts de traitement monteront en flèche. Les traitements actuels coûtent quelques centaines de dollars par mois en l'absence d'une police d'assurance-médicaments. Les coûts grimperont à 600 $ ou 800 $ au moins si les médicaments à l'étude sont requis pour traiter la maladie. Pour l'instant, nous ne disposons pas de preuve concrète de l'innocuité de ce type de traitement.

Le dépistage de la maladie d'Alzheimer au moyen des systèmes d'imagerie et des biomarqueurs

Dans la première partie de cet ouvrage, j'ai insisté sur la nécessité d'évaluer les risques de contracter la maladie d'Alzheimer. Je suis revenu sur le sujet au chapitre 19 en vous proposant un questionnaire conçu à cette fin. Le dépistage précoce et plus précis des personnes prédisposées à contracter la maladie d'Alzheimer est une des grandes priorités de la communauté médicale. Les chercheurs étudient et comparent les valeurs prédictives de divers types de tests de dépistage: tests biochimiques (tests sanguins et ponction lombaire), tests papier-crayon (tests neuropsychologiques), tests génétiques et neuro-imagerie (électroencéphalographie, IRM et TEP).

Tous ces tests visent à repérer un biomarqueur de la maladie d'Alzheimer. Aux fins de l'initiative sur la neuro-imagerie de la maladie d'Alzheimer (Alzheimer's Disease Neuroimaging Initiative), un projet de plusieurs millions de dollars mis sur pied par les NIH et les sociétés pharmaceutiques, un biomarqueur doit répondre aux critères suivants:

• déceler un trait fondamental de la pathologie de la maladie;

• être validé par l'autopsie des cas confirmés;

• être précis et permettre de distinguer la maladie d'Alzheimer d'autres démences et du vieillissement normal;

• être détecté au stade de la maladie où un médicament donné pourrait avoir un effet optimal.

L'allèle e4, dont j'ai parlé dans cet ouvrage, est le meilleur exemple d'un bio-marqueur de la maladie d'Alzheimer. Dans ce cas toutefois, le fait de prescrire un test génétique se heurte à des questions complexes et des enjeux éthiques pour lesquels nous n'avons pas de réponse claire. La plupart des groupes médicaux ne recommandent pas de tests pour les individus asymptomatiques. Qu'est-ce que vous et votre médecin ferez de cette information? Ces diagnostics précoces, entièrement basés sur le profil génétique, ouvrent-ils la voie à la discrimination? Ces questions sont au cœur de débats permanents parmi les avocats et les philosophes.

Les tests de mémoire permettent de formuler des prédictions beaucoup plus justes qu'autrefois. Dans une étude sur la valeur prévisionnelle des tests de mémoire, un groupe de recherche de la fondation torontoise Sunnybrook and Women's College a analysé un à un les éléments du bilan diagnostique qui devait être utilisé dans l'Étude canadienne sur la santé et le vieillissement. Dans une autre étude, les chercheurs ont soumis à une analyse des correspondances le test de mémoire verbale utilisé par le NAI (Institut américain du vieillissement). Grâce à ces analyses, ces tests permettent désormais de distinguer le TCL des fonctions normales avec un taux d'exactitude de 97 % et le TCL et la démence légère avec un taux d'exactitude de 98 %.

Les chercheurs explorent toujours les moyens de chercher des biomarqueurs au moyen d'un test sanguin. Un tel test aurait un potentiel extraordinaire. Parce qu'il fournirait un moyen précoce, non invasif et sans équivoque de mesurer les taux de protéine bêta-amyloïde toxique dans le sang, ce test permettrait de poser un diagnostic de maladie d'Alzheimer «chronique» plutôt que «terminal». Même si les tests les plus récents n'ont pas révélé de liens probants entre la présence de bêta-amyloïde dans le sang et les probabilités de développer la maladie d'Alzheimer, les chercheurs considèrent que les taux d'amyloïde sont des caractéristiques si intrinsèques de la pathologie de la maladie qu'ils poursuivent leurs recherches dans ce sens.

À la clinique Mayo de Rochester, les chercheurs ont recruté 1 600 personnes ayant une fonction cognitive normale et 400 personnes ayant un trouble cognitif léger pour participer à une étude longitudinale visant à calculer les probabilités de risque de MA à partir d'un test. En collaboration avec la clinique Mayo de Jacksonville, ils lancent également une étude qui les aidera à évaluer la validité d'un test de dépistage par biomarqueur.

Sur le plan des outils prospectifs, les technologies d'imagerie se sont révélées plus prometteuses. On utilise la tomographie par émission de positons (TEP) depuis plus de 20 ans pour mesurer le taux métabolique de glucose dans différentes parties du cerveau. Dans la maladie d'Alzheimer, on observe un ralentissement de la transformation du sucre dans les lobes temporal et pariétal, ainsi que dans la cingula postérieure, ce qui signale une réduction nocive de l'activité métabolique (voir chapitre 19).

Ce type de TEP sera peut-être amené à être remplacé par ce qu'on appelle une TEP-PIB. Le PIB est un composé qui se lie à l'amyloïde et l'illumine durant la tomographie. Ce processus apparaît nettement dans l'image ci-dessous.

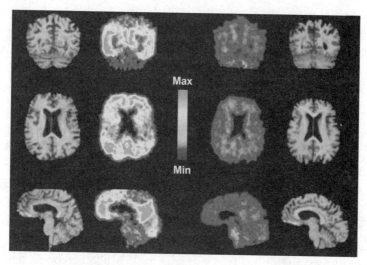

TEP-PIB. Ce type d'examen est sans doute le test diagnostique de demain. Comme on le voit, il met en relief les plaques amyloïdes qui s'accumulent dans le cerveau. Le panneau de gauche représente le cerveau d'une personne atteinte de la maladie d'Alzheimer. Les parties illuminées (celles où se concentre l'amyloïde) y sont nombreuses. Dans le panneau de droite, qui représente le cerveau d'une personne non atteinte de MA, on n'observe aucune partie illuminée parce que l'amyloïde y est absente.

À gauche, les parties illuminées correspondent à une concentration d'amyloïde. À droite, les parties plus foncées dénotent une absence amyloïde.

Cette technologie révolutionnera la manière dont nous diagnostiquons la maladie d'Alzheimer parce qu'elle nous permettra de localiser avec précision les changements qui se produisent dans le cerveau des personnes atteintes, ce qui permettra de formuler un diagnostic juste et d'entamer le traitement plus tôt. Dans la foulée du TEP-PIB, de nombreuses sociétés pharmaceutiques (Avid, Lilly, GE, Bayer, Astra Zeneca) ont mis au point des agents d'imagerie de l'amyloïde. Ces procédés sont actuellement en cours d'approbation (par la FDA entre autres).

Les chercheurs s'efforcent d'atteindre un degré de précision encore plus élevé en examinant la valeur diagnostique des processus d'imagerie dans d'importantes cohortes d'études longitudinales. L'initiative sur la neuro-imagerie de la maladie d'Alzheimer dont nous avons parlé précédemment regroupe 800 personnes provenant de 60 centres d'étude nord-américains et cherche à mesurer la valeur prévisionnelle de l'IRM et de la TEP, ainsi que d'autres marqueurs cliniques. L'étude oppose un groupe de personnes dotées de fonctions cognitives normales à un groupe de personnes souffrant d'un TCL.

Plus les techniques d'imagerie s'amélioreront, plus les études longitudinales prospectives nous éclaireront sur le dépistage précoce et la progression de la maladie d'Alzheimer. L'imagerie a déjà grandement tenu ses promesses d'outil prévisionnel. Au Banner Alzheimer's Institute, le docteur Eric Reiman a fait passer des TEP à des individus sans démence dans la trentaine, la quarantaine et la cinquantaine qui étaient porteurs de l'allèle e4. Ces examens montrent que les changements qui se produisent dans le cerveau peuvent être détectés de nombreuses années avant que les symptômes ne se manifestent. Dans la même foulée, des chercheurs de l'Université de Pittsburgh et de l'Université de Washington ont réussi à déceler les premiers signes de la maladie d'Alzheimer chez des sujets sans aucun symptôme de déclin cognitif grâce à un examen TEP-PIB. En comparant les concentrations d'amyloïde de différents cerveaux, les chercheurs ont pu confirmer des diagnostics de TCL et de maladie d'Alzheimer et prévoir avec précision la période de passage du TCL à la MA. Ce sont quelques-uns des progrès qui nous permettent de prédire avec précision qui contractera la maladie d'Alzheimer.

Un jour, vous n'aurez plus besoin d'un neurologue. Il vous suffira de passer une TEP.

Les avantages et les inconvénients du profilage des personnes à risque

Au cours des prochaines années, nous nous emploierons aussi à dépister les personnes à risque plusieurs années ou même des dizaines d'années avant que les symptômes ne se manifestent. Avec le temps, nous pourrons même estimer le risque de contracter la maladie d'Alzheimer que court un individu durant sa vie. Ayant connaissance de leurs risques, les personnes dépistées pourront prendre les mesures de prévention que je recommande dans ce livre dans l'espoir de retarder ou de prévenir l'apparition de la maladie.

Le principal inconvénient du profilage des personnes à risque est évidemment le spectre de la discrimination. L'imagerie, tout comme les autres outils de diagnostic que j'ai évoqués dans ce livre, soulève un certain nombre de problèmes éthiques. En 1993, la communauté médicale a été emballée par la découverte de l'allèle e4. Aujourd'hui, elle est de nouveau emballée par la possibilité de mettre au point des tests prévisionnels qui sauveront des vies. Cet enthousiasme ne doit pas nous empêcher d'avancer avec prudence et dans la pleine conscience des conflits éthiques qui pourraient naître d'un profilage invasif, incomplet ou bâclé.

Les études montrent que de 25 % à 50 % des personnes dotées de fonctions cognitives normales présentent les signes pathologiques de la maladie d'Alzheimer à l'autopsie. Certes, ce fait même justifie que les chercheurs découvrent un biomarqueur prévisionnel qui permette d'intervenir à un stade précoce, et ce, d'autant plus que la population âgée augmente rapidement. En même temps, le diagnostic de personnes asymptomatiques pose d'épineux problèmes éthiques. Nous n'avons pas encore accès à un traitement sûr et efficace et nous devrons peut-être attendre plusieurs années avant d'en avoir un en vue. Si nous disons à une quarantenaire asymptomatique qu'elle risque de contracter la maladie d'Alzheimer, mais que nous ne pouvons pas lui proposer un traitement fiable, efficace et sécuritaire, lui rendrons-nous vraiment service? Les problèmes soulevés par les dossiers médicaux, les contributions de l'employeur au fonds de santé, les assurances de soins de longue durée et la protection des renseignements personnels viennent compliquer encore davantage cette situation. Et puis quel conseil génétique devrons-nous lui donner? Devra-t-elle s'abstenir d'avoir des enfants par crainte de leur transmettre le gène de la maladie d'Alzheimer?

La science va vite. Prenons le temps de clarifier les questions éthiques et juridiques que soulèvent les nouvelles percées médicales. Pour l'instant, les spécialistes déconseillent le profilage pour la prévention de la maladie d'Alzheimer. Nous jugeons qu'il vaut mieux mettre en œuvre toutes les mesures de prévention possibles plutôt que de n'en choisir que quelques-unes ou de ne rien faire du tout.

La prévention : un défi permanent

Dans ces derniers chapitres, j'ai présenté les traitements contre la maladie d'Alzheimer disponibles sur le marché, ainsi que divers autres qui en sont encore aux stades de la mise au point, de l'essai clinique et du processus d'approbation.

La mise au point de médicaments modificateurs nécessitera toutefois beaucoup de temps et d'argent. Si un tel médicament devient accessible, les questions du dépistage présymptomatique et des biomarqueurs que j'ai soulevées précédemment prendront une autre dimension. Quand faudra-t-il tester les individus? Les compagnies d'assurance rembourseront-elles les frais de traitement préclinique et, dans la négative, qui aura les moyens de les payer?

Je reviens donc aux vertus de la prévention. Sur tous les plans, l'effort constant de retarder l'apparition des symptômes de la maladie d'Alzheimer au moyen du style de vie, du régime alimentaire, des pratiques de santé et d'un environnement sain reste la solution médicale et financière la plus avisée, même si les biomarqueurs deviennent accessibles. Entre-temps, nous apprendrons à combler les lacunes qui nous empêchent de mieux connaître la pathologie de la maladie et de comprendre, par exemple, en quoi le traitement de la démence diffère chez les souris transgéniques et chez les humains. Ce faisant, nous nous donnerons le temps d'améliorer les traitements existants et d'en créer de nouveaux.

Ce ne sera pas une mince tâche. Il n'est pas facile d'obtenir le financement nécessaire pour réaliser des essais de prévention cliniques à grande échelle. Il ne faut pas oublier que la prévention ne convient pas à tout le monde, car elle rend inutiles les médicaments sur ordonnance, qui sont autrement plus lucratifs. Les préoccupations suscitées par le profilage et l'absence de traitements modificateurs de la maladie font également obstacle au recrutement de participants que nécessitent les études d'envergure.

En dernier lieu, nous sommes confrontés au paradoxe même de la santé publique. Il est difficile de savoir dans quels cas les pratiques de prévention fonctionnent. Le fait de ne pas avoir la maladie d'Alzheimer ne nous explique pas pourquoi nous ne l'avons pas. Déterminer les propriétés neuroprotectrices d'un traitement ou de facteurs donnés chez les patients sans symptômes est une tâche herculéenne, mais nous devons malgré tout nous y atteler pour gérer cette maladie et peut-être l'éradiquer un jour.

La maladie d'Alzheimer est une tragédie qui dépossède les personnes atteintes de leur vie, de leur mémoire et de leur dignité, et qui afflige les proches qui en prennent soin. La prévention est peut-être un des moyens d'en finir avec cette terrible maladie. J'ai récapitulé dans ce livre les approches actuelles concernant la prévention et formulé quelques recommandations dans l'espoir que la maladie d'Alzheimer finisse par disparaître en partie ou en totalité de nos vies.

Les références bibliographiques

Les notes bibliographiques ont été classées par chapitre dans l'ordre (approximatif) de leur référence dans le texte.

1. Qu'est-ce que la maladie d'Alzheimer?

American Psychiatric Association. 1994. *American Psychiatric Association diagnostic and statistical manual of mental disorders*. 4ᵉ édition. Washington, DC: American Psychiatric Association.

Rabins, P. V., C. G. Lyketsos, et C. D. Steele. 2006. *Practical dementia care*. 2ᵉ édition. New York: Oxford University Press.

American Medical Association. Mai 2004. *AMA dementia guide: Guide to diagnosis, management and treatment of dementia*. American Medical Association.

McKhann, G., D. Drachman, M. Folstein, et al. 1984. *Clinical diagnosis of Alzheimer's disease report of the NINCDS-ADRDA Work Group under the auspices of the Department of Health and Human Services Task Force on Alzheimer's Disease*. Neurology 34:939-44.

Salmon, D., R. Thomas, M. Pay, et al. 2002. *Alzheimer's disease can be accurately diagnosed in very mildly impaired individuals*. Neurology 59:1022-28.

Reisberg, B., J. Weigel, E. Franssen, et al. 2006. *Clinical features of severe dementia-staging*. Dans *Severe Dementia*, éd. A. Burns et B. Winblad, 95 127. Hoboken, NJ: John Wiley & Sons.

Auer, S. R., S. G. Sclan, R. A. Yaffee, et B. Reisberg. 1994. *The neglected half of Alzheimer disease: cognitive and functional concomitants of severe dementia*. J Am Geriatr Soc 42:1266-72.

Reisberg, B., E. Franssen, M. A. Shah, et. al. 2000. *Clinical/STET diagnosis of dementia: A review*. Dans *Dementia*, éd. M. Maj et N. Sartorius, 69-115.

Hoboken, NJ: John Wiley & Sons, Franssen, E. H., A. Kluger, C. L. Torossian, et B. Reisberg. 1993. *The neurologic syndrome of severe Alzheimer's disease: Relationship to functional decline. Arch Neurol* 50:1029-39.

Reisberg, B., S. Ferris, M. De Leon, et T. Crook. 1982. *The global deterioration scale for assessment of primary degenerative dementia. Am J Psychiatry* 139:1136-39. 267

———. 1988. *Global deterioration scale (GDS). Psychopharmacology Bulletin* 24:661-63.

Reisberg, B. 1988. *Functional assessment staging (FAST). Psychopharmacology Bulletin* 24:653-59.

• **Les divers types de démence**

Kalaria, R. N., et C. Ballard. 1999. *Overlap between pathology of Alzheimer disease and vascular dementia. Alzheimer Dis Assoc Disord* 13 Suppl 3:S115-23.

Roman, G. C., T. K. Tatemichi, T. Erkinjuntti, et al. 1993. *Vascular dementia: Diagnostic criteria for research studies; Report of the NINDS-AIREN International Workshop. Neurology* 43:250-60.

Erkinjuntti, T. 1993. *Clinical criteria for vascular dementia: The NINDSAIREN criteria, Dementia* 5:189-92.

Lopez, O. L., M. R. Larumbe, J. T. Becker, et al. 1994. *Reliability of NINDSAIREN clinical criteria for the diagnosis of vascular dementia. Neurology* 44:1240-45.

Ringholz, G. M. 2000. *Diagnosis and treatment of vascular dementia. Top Stroke Rehabil* 7:38-46.

McKhann, G. M., M. S. Albert, M. Grossman, B. Miller, D. Dickson, et J. Q. Trojanowski. 2001. *Clinical and pathological diagnosis of frontotemporal dementia: report of the Work Group on Frontotemporal Dementia and Pick's Disease. Arch Neurol* 58:1803-9.

Pfefer, A., E. Luczywek, M. Gotbiowski, K. Czyewski, et M. Barcikowska. 1999. *Frontotemporal dementia: An attempt at clinical characteristics. Dementia and Geriatric Cognitive Disorders* 10:217-20.

Brun, A., B. Englund, L. Gustafson, et al. 1994. *Consensus statement: Clinical and neuropathological criteria for frontotemporal dementia; The Lund and Manchester groups. J Neurol Neurosurg Psychiatr* 57:416-18.

Brun, A. 1993. *Frontal lobe degeneration of the non-Alzheimer type, revisited. Dementia* 4:126-31.

McKeith, I. G., D. Galasko, K. Kosaka, et al. 1996. *Consensus guidelines for the clinical and pathologic diagnosis of dementia with Lewy bodies (DLB): Report of the consortium on DLB international workshop. Neurology* 47:1113-24.

Aarsland, D., K. Andersen, J. P. Larsen, A. Lolk, et P. K. Sorensen. 2003. *Prevalence and characteristics of dementia in Parkinson's disease. Arch Neurol* 60:387-92.

Cummings, J. L. 1988. *The dementias of Parkinson's disease: Prevalence, characteristics, neurobiology, and comparison with dementia of the Alzheimer's type. Eur Neurol* 28 Suppl 1:15-23.

Emre, M. 2003. *Dementia associated with Parkinson's disease. Lancet Neurology* 2:229-37.

• **Du vieillissement normal à la maladie d'Alzheimer: le trouble cognitif léger**

Bennett, D. A., J. A. Schneider, J. L. Bienias, D. A. Evans, et R. S. Wilson. 2005. *Mild cognitive impairment is related to Alzheimer's disease pathology and cerebral infarctions. Neurology* 64:834-41.

DeCarli, C., 2003. *Mild cognitive impairment: Prevalence, prognosis, etiology, and treatment. Lancet Neurol* 2:15-21.

Grundman, M., R. C. Petersen, S. H. Ferris, et al. 2004. *Mild cognitive impairment can be distinguished from Alzheimer's disease et normal aging for clinical trials. Arch Neurol* 61:59-66.

Morris, M. C., M. Storandt, J. P. Miller, et al. *Mild cognitive impairment represents early-stage Alzheimer's disease. Arch Neurol* 58:397-405.

Petersen, R. C., G. E. Smith, S. C. Waring, R. J. Ivnik, and E. G. Tangalos. 1999. *Mild cognitive impairment: clinical characterization and outcome. Arch Neurol* 56:303-8.

Petersen, R. C. 2003. *Mild cognitive impairment: Aging to Alzheimer's disease.* New York: Oxford University Press, 1-14.

———. 2004. *Mild cognitive impairment as a diagnostic entity. J Intern Med* 256:183-94.

Petersen, R. C., et J. C. Morris. 2005. *Mild cognitive impairment as a clinical entity and treatment target.* Arch Neurol 62.

Winblad, B., K. Paler, M. Kivipelso, et al. 2004. *Mild cognitive impairment: Beyond controversies, towards a consensus—Report of the International Working Group on Mild Cognitive Impairment. J Intern Med* 256:240-46.

2. Les transformations du cerveau provoquées par la maladie d'Alzheimer
• Les plaques et les écheveaux

Bennett, D. A., J. A. Schneider, J. L. Bienias, D. A. Evans, et R. S. Wilson. 2005. *Mild cognitive impairment is related to Alzheimer's disease pathology and cerebral infarctions. Neurology* 64:834-41.

Lopez, O. L., et S. T. DeKosky. 2003. *Neuropathology of Alzheimer's disease and mild cognitive impairment. Rev Neurol* 37:155-63.

Hyman, B. T., et J. Q. Trojanowski. 1997. *Consensus recommendations for the postmortem diagnosis of Alzheimer disease from the National Institute on Aging and the Reagan Institute Working Group on diagnostic criteria for the neuropathological assessment of Alzheimer disease. J Neuropathol Exp Neurol* 56:1095-97.

Mirra, S. S., A. Heyman, D. McKeel, et al. 1991. *The Consortium to Establish a Registry for Alzheimer's Disease (CERAD). Part II. Standardization of the neuropathologic assessment of Alzheimer's disease. Neurology* 41:479-86.

Braak, H., et E. Braak. 1991. *Demonstration of amyloid deposits and neurofibrillary changes in whole brain sections. Brain Pathol* 1:213-16.

———. 1991b. *Neuropathological staging of Alzheimer related changes. Acta Neuropathologica* 82:239-59.

• Les synapses et les modifications chimiques du cerveau

Terry, R. D., E. Masliah, et L. A. Hansen. 1999. *The neuropathology of Alzheimer disease and the structural basis of its cognitive alterations.* Dans *Alzheimer Disease,* éd. R. D. Terry, R. Katzman, K. L. Bick, et S. Sisodia. Philadelphia: Lippincott, Williams et Wilkins.

Terry, R., E. Masliah, D. Salmon, et al. 1991. *Physical basis of cognitive alterations in Alzheimer's disease: Synapse loss iis the major correlate of cognitive impairment. Ann Neurol* 30:572-80.

Sabbagh, M. N., R. Reid, J. Corey-Bloom, et al. 1998. *Correlation of nicotinic binding to neurochemical markers in Alzheimer's disease. J Neural Transm* 105 (7): 709-717.

Davis, K. L., R. C. Mohs, D. Marin, et al. 1999. *Cholinergic markers in elderly patients with early signs of Alzheimer disease. JAMA* 281:1401-6.

DeKosky, S. T., M. D. Ikonomovic, S. D. Styren, et al. 2002. *Upregulation of choline acetyltransferase activity in hippocampus and frontal cortex of elderly subjects with mild cognitive impairment. Ann Neurol* 51:145-55.

Tiraboschi, P., L. A. Hansen, M. Alford, E. Masliah, L. J. Thal, et J. Corey- Bloom. 2000. *The decline in synapses and cholinergic activity is asynchronous in Alzheimer's disease. Neurology* 55 (9): 1278-83.

Beach, T. G., W. G. Honer, et L. H. Hughes. 1997. *Cholinergic fibre loss associated with diffuse plaques in the non-demented elderly: The preclinical stageof Alzheimer's disease? Acta Neuropathol* (Berl.) 93:146-53.

Beach, T. G., Y. M. Kuo, K. Spiegel, et al. 2000. *The cholinergic deficit coincides with Abeta deposition at the earliest histopathologic stages of Alzheimer disease. J Neuropathol Exp Neurol* 59:308-13.

3. Peut-on vraiment prévenir la maladie d'Alzheimer?
• La fréquence de la maladie d'Alzheimer

Ferri, C. P., M. Prince, C. Brayne, et al., Alzheimer's Disease International. 2005. *Global prevalence of dementia: A Delphi consensus study. Lancet* 366 (9503): 2112-17.

Mortimer, J., L. Schuman, L. French. *Epidemiology of dementing illness.* Dans Mortimer J., L. Schuman, eds. 1981. *The epidemiology of dementia. Monographs in Epidemiology and Biostatistics.* New York: Oxford Univesity Press, 323.

Schuman, L, éd. 1981. *The epidemiology of dementia. Monographs in Epidemiology and Biostatistics.* New York: Oxford University Press, 323.

Evans, D. A., H. H. Funkenstein, M. S. Albert, et al. 1989. *Prevalence of Alzheimer's disease in a community population of older persons: Higher than previously reported. JAMA* 262:2551-56.

Hebert, L. E., P. A. Scherr, J. L. Bienias, D. A. Bennett, et D. A. Evans. 2003. *Alzheimer disease in the US population: Prevalence estimates using the 2000 census. Arch Neurol* 60 (8): 1119-22.

Jonn, A. F. 1990. *The epidemiology of Alzheimer's disease and related disorders.* Londres et New York: Chapman and Hall. www.alz.org

Foley, D. J., D. B. Brock, et D. J. Lanska. 2003. *Trends in dementia mortality from two National Mortality Followback Surveys. Neurology* 60 (4): 709-11.

• L'impact économique de la maladie d'Alzheimer

Sloane, P. D., S. Zimmerman, C. Suchindran, et al. 2002. *The public health impact of Alzheimer's disease, 2000-2050: Potential implication of treatment advances. Annu Rev Public Health* 23:213-31.

Brookmeyer, R., S. Gray, et C. Kawas. 1998. *Projections of Alzheimer's disease in the United States and the public health impact of delaying disease onset. American Journal of Public Health* 88:1337-42.

Hill, J. W., R. Futterman, S. Duttagupta, V. Mastey, J. R. Lloyd, et H. Fillit. 2002. *Alzheimer's disease and related dementias increase costs of comorbidities in managed Medicare. Neurology* 58 (1): 62-70.

Brest, R. L., et J. W. Hay. 1994. *The US economic and social costs of Alzheimer's disease revisited. American Journal of Public Health* 84:1261-64.

4. Quels sont vos risques?

• Les antécédents familiaux

Bachman, D. L., R. C. Green, K. S. Benke, L. A. Cupples, et L. A. Farrer. 2003. *Comparison of Alzheimer's disease risk factors in white and African American families. Neurology* 60:1372-74.

Breitner, J. C. S., J. M. Silverman, R. C. Mohs, et K. L. Davis. 1998. *Familial aggregation in Alzheimer's disease: Comparison of risk among relatives of early and late onset cases, and among male and female relatives in successive generations. Neurology* 38:201-12.

Devi, G., K. Marder, P. W. Schofiels, M. X. Tang, Y. Stern, et R. Mayeux. 1998. *Validity of family history for the diagnosis of dementia among siblings of patients with late-onset Alzheimer's disease. Genetic Epidemiology* 15: 215-23.

Green, R. C., L. A. Cupples, R. Go, et al. 2002. *Risk of dementia among white and African American relatives of patients with Alzheimer's disease. JAMA* 287:329-36.

LaRusse, S., J. S. Roberts, T. M. Marteau, et al. 2005. *Genetic susceptibility testing versus family history-based risk assessment: Impact on perceived risk of Alzheimer's disease. Genet Med* 7:48-53.

Roberts, J. S., A. Cupples, N. R. Relkin, P. J. Whitehouse, et R. C. Green. 2005. *Genetic risk assessment for adult children of people with Alzheimer's disease: The risk evaluation and education for Alzheimer's disease (REVEAL) study. J Geriatr Psychiatry Neurol* 18:250-55.

Mayeux, R., M. Sano, J. Chen, T. Tatemichi, et Yaakov Stern. 1991. *Risk of dementia in first-degree relatives of patients with Alzheimer's disease and related disorders. Archives Neurol* 48:269-73.

• Le cholestérol et l'homocystéine

Burns, M., et K. Duff, K. 2002. *Cholesterol in Alzheimer's disease and tauopathy. Ann N Y Acad Sci* 977:367-75.

Conquer, J. A., M. C. Tierney, J. Zecevic, W. J. Bettger, et R. H. Fisher. 2000. *Fatty acid analysis of blood plasma of patients with Alzheimer's disease, other types of dementia, and cognitive impairment. Lipids* 35:1305-12.

Frears, E. R., D. J. Stephens, E. C. Walters, H. Davies, et B. M. Austen. 1999. *The role of cholesterol in the biosynthesis of beta-amyloid. Neuroreport* 10:1699-1705.

Poirier, J. 2003. *Apolipoprotein E and cholesterol metabolism in the pathogenesis treatment of Alzheimer's disease. Trends Mol Med* 9:94-101.

Refolo, L. M., M. A. Pappolla, B. Malester, et al. 2000. *Hypercholesterolemia accelerates Alzheimer's amyloid pathology in a transgenic mouse model. Neurobiol Dis* 7:321-31.

McIlroy, S. P., K. B. Dynan, J. T. Lawson, C. C. Patterson, et A. P. Passmore. 2002. *Moderately elevated plasma homocysteine, methylenetetrahydrofolate reductase genotype, and risk for stroke, vascular dementia, and Alzheimer disease in Northern Ireland. Stroke* 33:2351-56.

Korczyn, A. D. 2002. *Homocysteine, stroke, and dementia. Stroke* 33:2343-44.

Herrmann, W., et J. P. Knapp. 2002. *Hyperhomocysteinemia: A new risk factor for degenerative diseases. Clin Lab* 48:471-81.

• Le génotypage de l'apolipoprotéine E

Czech, C., H. Forstl, F. Hentschel, et al. 1994. *Apolipoprotein E-4 gene dose in clinically diagnosed Alzheimer's disease: Prevalence, plasma, cholesterol levels and cerebrovascular change. Eur Arch Psychiatry Clin Neurosci* 243: 291-92.

Feskens, E. J., L. M. Havekes, S. Kalmijn, P. de Knijff, L. J. Launer, et D. Kromhout. 1994. *Apolipoprotein e4 allele and cognitive decline in elderly men. BMJ* 309 (6963): 1202-6.

Graff-Radford, N. R., R. C. Green, R. Go, et al. 2002. *Association between apolipoprotein E genotype and Alzheimer's disease in African American subjects. Arch Neurol* 59:594-600.

Henderson, A. S., S. Easteal, A. F. Jorm, et al. 1995. *Apolipoprotein E allele epsilon 4, dementia, and cognitive decline in a population sample. Lancet* 346 (8987): 1387-90.

Green, R. C. 2002. *Risk assessment for Alzheimer's disease with genetic susceptibility testing: Has the moment arrived? Alz Care Quarterly* 3:208-14.

Hurley, A. C., R. Harvey, J. S. Roberts, et al. 2005. *Genetic susceptibility for Alzheimer's disease: Why did adult offspring seek testing? Am J Alz Dis* 20:374-81.

Hyman, B. T., T. Gomez-Isla, M. Briggs, et al. 1996. *Apolipoprotein E and cognitive change in an elderly population. Ann Neurol* 40 (1): 55-66.

Jarvin, G. P., E. M. Wusman, W. A. Kukull, G. D. Schellenberg, C. Ye, et E. B. Larson. 1995. *Interactions of apolipoprotein E genotype, total cholesterol level, age, sex in prediction of Alzheimer's disease; A case-control study. Neurology* 45:1092-96.

Roberts, J. S., S. A. LaRusse, H. Katzen, et al. 2003. *Reasons for seeking genetic susceptibility testing among first-degree relatives of people with Alzheimer's disease. Alz Dis Assoc Dis* 17:86-93.

Roberts, J. S., M. Barber, T. M. Brown, et al. 2004. *Who seeks genetic susceptibility testing for Alzheimer's disease? Findings from a multi-site, randomized clinical trial. Genet Med* 6:197-203.

Marteau, T. M., S. Roberts, S. LaRusse, et R. C. Green. 2005. *Predictive genetic testing for Alzheimer's disease: Impact upon risk perception. Risk Analysis* 25:397-404.

5. Le diabète

Craft, S., et G. S. Watson. 2004. *Insulin and neurodegenerative disease: Shared and specific mechanisms. Lancet Neurol* 3:169-78.

Craft, S. 2006. *Insulin resistance syndrome and Alzheimer's disease: Pathophysiologic mechanisms and therapeutic implications. Alzheimer Dis Assoc Disord* 20:298-301.

Kuusisto, J., K. Koivistom, L. Mykkanen, et al. 1997. *Association between features of the insulin resistance syndrome and Alzheimer's disease independently of apolipoprotein E4 phenotype: Cross sectional population based study. BMJ* 315:1045-49.

Steen, E., B. M. Terry, E. J. Ribera, et al. 2005. *Impaired insulin and insulin-like growth factor expression and signaling mechanisms in Alzheimer's disease: Is this type 3 diabetes? J Alzheimers Dis* 7:63-80.

Yaffe, K., T. Blackwell, R. A. Whitmer, K. Krueger, E. Barrett-Connor. 2006. *Glycosylated hemoglobin level and development of mild cognitive impairment or dementia in older women. J Nutr Health Aging* 10:293-95.

Messier, C. 2003. *Diabetes, Alzheimer's disease and apolipoprotein genotype. Exp Gerontol* 38:941-46.

Peila, R., B. L. Rodriguez, et L. J. Launer. 2002. *Type 2 diabetes, APOE gene, and the risk for dementia and related pathologies: The Honolulu-Asia Aging Study. Diabetes* 51:1256-62.

6. Le poids corporel et l'obésité

• L'obésité

Gustafson, D., E. Rothenberg, K. Blennow, B. Steen, et I. Skoog. 2003. *An 18-year follow-up of overweight and risk of Alzheimer's disease. Arch Intern Med* 163:1524-28.

Kivipelto, M., T. Ngandu, L. Fratiglioni, et al. 2005. *Obesity and vascular risk factors at midlife and the risk of dementia and Alzheimer's disease. Arch Neurol* 62:1556-60.

Stewart, R., K. Masaki, Q. L. Xue, et al. 2005. *A 32-year prospective study of change in body weight and incident dementia: The Honolulu-Asia Aging Study. Arch Neurol* 62:55-60.

Whitmer, R. A., E. P. Gunderson, E. Barrett-Connor, C. P. Quesenberry Jr., et K. Yaffe. 2005. *Obesity in middle age and future risk of dementia: A 27-year longitudinal population-based study. BMJ* 330:1360.

• Le syndrome métabolique

Craft, S. 2006. *Insulin resistance syndrome and Alzheimer's disease: Pathophysiologic mechanisms and therapeutic implications. Alzheimer Dis Assoc Disord* 20:298-301.

Eckel, R. H., S. M. Grundy, et P. Z. Zimmet. 2005. *The metabolic syndrome. Lancet* 365:1415-28.

Razay, G., A. Vreugdenhil, et G. Wilcock. 2007. *The metabolic syndrome and Alzheimer's disease. Arch Neurology* 64:93-96.

Vanhanen, M., K. Koivisto, L. Moilanen, et al. 2006. *Association of metabolic syndrome with Alzheimer's disease: A population-based study. Neurology* 67:843-47.

7. Les accidents vasculaires cérébraux (AVC), maladies cérébrovasculaires et maladies cardiaques

• Les maladies cérébrovascualaires

Desmond, D. W., T. K. Tatemichi, M. Paik, et Y. Stern. 1993. *Risk factors for cerebrovascular disease as correlates of cognitive function in a stroke-free cohort. Arch Neurol* 50:162-66.

Gamaldo, A., A. Moghekar, S. Kilada, S. M. Resnick, A. B. Zonderman, et R. O'Brien. 2006. *Effect of a clinical stroke on the risk of dementia in a prospective cohort. Neurology* 67:1363-69.

Luchsinger, J. A., C. Reitz, L. D. Honig, M. X. Tang, S. Shea, et R. Mayeux. 2005. *Aggregation of vascular risk factors and risk of incident Alzheimer's disease. Neurology* 65:545-51.

Regan, C., C. Katona, J. Walker, J. Hooper, J. Donovan, et G. Livingston. 2006. *Relationship of vascular risk to the progression of Alzheimer disease. Neurology* 67:1357-62.

DeCarli, C. 2003. *The role of cerebrovascular disease in dementia. Neurologist* 9:123-36.

Jellinger, K. A. 2002. *Alzheimer's disease and cerebrovascular pathology: an update. J Neural Transm* 109:813-36.

Pantoni, L., V. Palumbo, et C. Sarti. 2002. *Pathological lesions in vascular dementia. Ann NY Acad Sci* 977:279-91.

Vinters, H. V., W. G. Ellis, C. Zarow, et al. 2000. *Neuropathologic substrates of ischemic vascular dementia. J Neuropathol Exp Neurol* 59:931-45.

Hachinski, V., et D. Munoz. 2000. *Vascular factors in cognitive impairment— where are we now? Ann NY Acad Sci* 903:1-5.

de la Torre, J. C. 2002. *Alzheimer's disease as a vascular disorder: Nosological evidence. Stroke* 33:1152-62.

Erkinjuntti, T. 1999. *Cerebrovascular dementia: Pathophysiology, diagnosis, and treatment. CNS Drugs* 9 (12): 35-48.

Roman, G. 2001. *Diagnosis of vascular dementia and Alzheimer's disease. International Journal of Clinical Practice* 120 (suppl): S9-13.

Roher, A. E., C. Esh, T. A. Kokjohn, et al. 2003. *Circle of Willis atherosclerosis is a risk factor for sporadic Alzheimer's disease, arterioscler. Thromb Vasc Biol* 23:2055-2062.

Kalback, W., C. Esh, E. M. Castano, et al. 2004. *Atherosclerosis, vascular amyloidosis and brain hypoperfusion in the pathogenesis of sporadic Alzheimer's disease. Neurol Res* 26:525-39.

• Les accidents vasculaires cérébraux

Sparks, D. L., J. C. Hunsaker, S. W. Scheff, R. J. Kryscio, J. L. Henson, et W. R. Markesbery. 1990. *Cortical senile plaques in coronary artery disease, aging and Alzheimer's disease. Neurobiol Aging* 11:601-7.

Sparks, D. L. 1997. *Coronary artery disease, hyperlipidemia and cholesterol: A link to Alzheimer's disease. Ann NY Acad Sci* 826:128-46.

Whitmer, R. A., S. Sidney, J. Selby, S. C. Johnston, et K. Yaffe. 2005. *Midlife cardiovascular risk factors and risk of dementia in late life. Neurology* 64:277-81.

Breteler, M. M., J. J. Claus, D. E. Grobbee, et A. Hofman. 1994. *Cardiovascular disease distribution of cognitive function in elderly people: The Rotterdam study. Br Med J* 308:1604-8.

Kivipelto, M., E. L. Helkala, M. P. Laakso, et al. 2001. *Midlife vascular risk factors and Alzheimer's disease in later life: Longitudinal, population-based study. Br Med J* 322:1447-51.

Knopman, D., L. L. Boland, T. Mosley, et al. 2001. *Cardiovascular risk factors and cognitive decline in middle-aged adults. Neurology* 56:42-48.

Hofman, A., A. Ott, M. M. Breteler, et al. 1997. *Atherosclerosis, apolipoprotein E, and prevalence of dementia and Alzheimer's disease in the Rotterdam Study. Lancet* 349:151-54.

Fitzpatrick, A. L., L. H. Kuller, D. G. Ives, et al. 2004. *Incidence and prevalence of dementia in the Cardiovascular Health Study. J Am Geriatr Soc* 52: 195-204.

8. Les ennemis de la fonction cognitive

• L'exposition aux substances toxiques

Agronin, M. E. 2006. *Dementia due to toxic exposure. CNS News* 9:36-39.

Albin, R. L. 2000. *Basal ganglia neurotoxins. Neurol Clin* 18:665-80.

Calne, D. B., N. S. Chu, C. C. Huang, et al. 1994. *Manganism and idiopathic parkinsonism: Similarities and differences. Neurology* 44:1583-86.

Hu, H. 2000. *Exposure to metal. Prim Care* 27:983-96.

Peters, H. A., R. L. Levine, C. G. Matthews, et al. 1988. *Extrapyramidal and other neurologic manifestations associated with chronic carbon disulfide fumigant exposure. Arch Neurol* 45:537.

• La dépression

Devanand, D. P., M. Sano, M. X. Tang, et al. 1996. *Depressed mood and the incidence of Alzheimer's disease in the community elderly. Arch Gen Psychiatry* 53:175-82.

Green, R. C., A. Cupples, A. Kurz, et al. 2003. *Depression as a risk factor for Alzheimer's disease: The MIRAGE Study. Arch Neurol* 60:753-59.

• Les dangers de la boxe

Blennow, K., C. Popa, A. Rasulzada, L. Minthon, A. Wallin, et H. Zetterberg. 2005. *There is a strong evidence that professional boxing results in chronic brain damage. The more head punches during a boxer's career, the bigger is the risk. Lakartidningen* 102 (36) (Sept 5-11): 2468-70, 2472-75.

Szczygielski, J., A. Mautes, W. I. Steudel, P. Falkai, T. A. Bayer, et O. Wirths. 2005. *Traumatic brain injury: Cause or risk of Alzheimer's disease? A review of experimental studies. J Neural Transm* 112 (11) (Nov): 1547-64.

Jellinger, K. A. 2004. *Head injury and dementia. Curr Opin Neurol* 17 (6) (Dec): 719-23.

• Les méfaits de la cigarette

Almeida, O. P., G. K. Hulse, D. Lawrence, et L. Flicker. 2002. *Smoking as a risk factor for Alzheimer's disease: Contrasting evidence from a systematic review of case-control and cohort studies. Addiction* 97:15-28.

Merchant, C., M. X. Tang, S. Albert, J. Manly, Y. Stern, et R. Mayeux. 1999. *The influence of smoking on the risk of Alzheimer's disease. Neurology* 52:1408-12.

Ott, A., A. J. Slooter, A. Hofman, et al. 1998. *Smoking and risk of dementia and Alzheimer's disease in a population-based cohort study: The Rotterdam Study. Lancet* 351:1840-43.

Sabbagh, M. N., R. J. Lukas, D. L. Sparks, et R. T. Reid. 2002. *The nicotinic acetylcholine receptor, smoking, and Alzheimer's disease Journal of Alzheimer's Disease* 4 (4): 317-25.

Sabbagh, M. N., S. L. Tyas, S. C. Emery, et al. 2005. *Smoking affects the phenotype of Alzheimer's disease. Neurology* 64 (7) (Apr 12):1301-3.

9. La tension artérielle et l'hypertension

• La relation entre l'hypertension et la MA

Launer, L. J., G. W. Ross, H. Petrovitch, et al. 2000. *Midlife blood pressure and dementia: The Honolulu-Asia aging study. Neurobiol Aging* 21:49-55.

Fujishima, M., et Tsuchihashi, T. 1999. *Hypertension and dementia. Clin Exp Hypertens* 21:927-35.

Glynn, R. J., L. A. Beckett, L. E. Hebert, M. C. Morris, P. A. Scherr, et D. A. Evans. 1999. *Current and remote blood pressure and cognitive decline. JAMA* 28:438-45.

Hebert, L. E., P. A. Scherr, D. A. Bennett, et al. 2004. *Blood pressure and latelife cognitive function change: A biracial longitudinal population study. Neurology* 62:2021-24.

Kivipelto, M., E. L. Helkala, M. Hallikaien, et al. 2000. *Elevated systolic blood pressure and high cholesterol levels at mid-life are risk factors for late-life dementia. Neurobiol Aging* 21:S174.

Morris, M. C., P. A. Scherr, L. E. Hebert, R. J. Glynn, D. A. Bennett, et D. A. Evans. 2001. *Association of incident Alzheimer disease and blood pressure measured from 13 years before to 2 years after diagnosis in a large community study. Arch Neurol* 58:1640-46.

Morris, M. C., P. A. Scherr, L. E. Hebert, et al. 2002. *Association between blood pressure and cognitive function in a biracial community population of older persons. Neuroepidemiology* 21:123-30.

Prince, M., M. Cullen, et A. Mann. 1994. *Risk factor for Alzheimer's disease and dementia: a case-control study based on the MRC elderly hypertension trial. Neurology* 44:97-104.

Skoog, I., B. Lernfelt, S. Landahl, et al. 1996. *15-year longitudinal study of blood pressure and dementia. Lancet* 347:1141-45.

Van Dijk, E. J., M. M. Breteler, R. Schmidt, et al. 2004. *The association between blood pressure, hypertension, and cerebral white matter lesions cardiovascular determinants of dementia study. Hypertension* 44:625-30.

• Les études cliniques sur les effets de l'hypertension

• Les médicaments contre la MA

Peila, R., L. R. White, K. Masaki, H. Petrovitch, et L. J. Launer. 2006. *Reducing the risk of dementia: Efficacy of long-term treatment of hypertension. Stroke* 37:1165-70.

Forette, F., M. L. Seux, J. A. Staessen, et al. 1998. *Prevention of dementia in randomised double-blind placebo-controlled Systolic Hypertension in Europe (Syst-Eur) trial. Lancet* 352 (9137): 1347-51.

10. Les œstrogènes et le traitement hormonal de substitution

• Les effets des œstrogènes sur le cerveau et leur rôle dans la protection contre la MA

Henderson, V. W. 2000. *Oestrogens and dementia. Novartis Found Symp* 230:254-65.

Honjo, H., N. Kikuchi, T. Hosoda, et al. 2001. *Alzheimer's disease and estrogen. J of Steroid Biochemistry and Molecular Biology* 76:227-30.

Li, R., and Y. Shen. 2005. *Estrogen and brain: Synthesis, function and disease. Frontiers in Biosciences* 10:257-67.

Panidis, D. K., I. Matalliotakis, I. M., Rousso, Dd. H., Kourtis, A. I., Koumantakis, E. 2001.*The role of estrogen replacement therapy in Alzheimer's disease. Eur J of Obs Gyn Repro Bio* 95:86-91.

• **Les études épidémiologiques sur les effets des œstrogènes en cas de MA**

Henderson, V. W., A. Paganini-Hill, C. K. Emanuel, M. E. Dunn, et J. G. Buckwalter. 1994. *Estrogen replacement therapy in older women: Comparisons between Alzheimer's disease cases and nondemented control subjects. Arch Neurol* 51 (9): 896-900.

Kawas, C., S. Resnick, A. Morrison, et al. 1997. *A prospective study of estrogen replacement therapy and the risk of developing Alzheimer's disease: The Baltimore Longitudinal Study of Aging. Neurology* 48 (6): 1517-21.

Zandi, P. P., M. C. Carlson, B. L. Plassman, et al. 2002. *Hormone replacement therapy and incidence of Alzheimer's disease in older women: The Cache County Study. JAMA* 288:2123.

Woods, N. F., E. S. Mitchell, et C. Adams. 2000. *Memory functioning among midlife women: Observations from the Seattle Midlife Women's Health Study. Menopause.* 7 (4) (July-Aug): 257-65.

• **Les études cliniques sur les effets des œstrogènes sur les femmes en cas de MA**

Anderson, G. L., M. Limacher, A. R. Assaf, et al., Women's Health Initiative Steering Committee. 2004. *Effects of conjugated equine estrogen in postmenopausal women with hysterectomy: The Women's Health Initiative randomized controlled trial. JAMA* 291 (14): 1701-12.

Anderson, G. L., H. L. Judd, A. M. Kaunitz, et al., Women's Health Initiative Investigators. 2003. *Effects of estrogen plus progestin on gynecologic cancers and associated diagnostic procedures: The Women's Health Initiative randomized trial. JAMA* 290 (13): 1739-48.

Chlebowski, R. T., S. L. Hendrix, R. D. Langer, et al., Women's Health Initiative Investigators. 2003. *Influence of estrogen plus progestin on breast cancer and mammography in healthy postmenopausal women: the Women's Health Initiative Randomized Trial. JAMA* 289 (24): 3243-53.

Shumaker, S. A, B. A. Reboussin, M. A. Espeland, et al. 1998. *Women's Health Initiative Memory Study (WHIMS): A trial of the effect of estrogen therapy in preventing and slowing the progression of dementia. Control Clin Trials* 19 (6): 604-21.

Shumaker, S. A., C. Legault, S. T. Rapp, et al., pour WHIMS Investigators. 2003. *Estrogen plus progestin and the incidence of dementia and mild cognitive impairment in postmenopausal women. The Women's Health Initiative Memory Study: a randomized controlled trial. JAMA* 289 (20): 2651-62.

Mulnard, R.A., C. W. Cotman, C. Kawas, et al. 2000. *Estrogen replacement therapy for treatment of mild to moderate Alzheimer disease: A randomized controlled trial. Alzheimer's Disease Cooperative Study. JAMA* 283 (8): 1007-15.

Henderson, V. W., A. Paganini-Hill, B. L. Miller, et al. 2000. *Estrogen for Alzheimer's disease in women: Randomized, double-blind, placebocontrolled trial. Neurology* 54 (2) (Jan 25): 295-301.

Wang, P. N., S. Q. Liao, R. S. Liu, et al. 2000. *Effects of estrogen on cognition, mood, and cerebral blood flow in AD: A controlled study. Neurology* 54 (11) (Jun 13): 2061-66.

11. Des aliments sains contre la maladie d'Alzheimer

• **Les graisses saturées**

Ervin, R. W., et J. Kennedy-Stephenson. 2005. *Dietary intake of fats and fatty acids for the United States population: 1999-2000. Advance Data from Vital and Health Statistics 2004.* Dans DHHS Publican No. (PHS) 348, 1240 04-0565.

Kalmijn, S., L. J. Launer, A. Ott, J. C. Witteman, A. Hofman, et M. M. Breteler. 1997. *Dietary fat intake and the risk of incident dementia in the Rotterdam Study. Ann Neurol* 42:776-82.

Morris, M. C., D. A. Evans, J. L. Bienias, et al. 2003. *Dietary fats and the risk of incident Alzheimer's disease. Arch Neurol* 60:194-200.

Morris, M. C., D. A. Evans, J. L. Bienias, C. C. Tangney, et R. S. Wilson. 2004. *Dietary fat intake and 6-year cognitive change in an older biracial community population. Neurology* 62:1573-79.

• **Le poisson et les acides gras oméga-3**

MacLean, C. H., A. M. Issa, S. J. Newberry, et al. *Effects of Omega-3 Fatty Acids on Cognitive Function with Aging, Dementia, and Neurological Diseases. Evidence Report/Technology Assessment No. 114 (Prepared by the Southern California Evidence-based Practice Center, under Contract No. 290-02-0003.) AHRQ Publication No. 05-E011-2.* Rockville, MD. Agency for Healthcare Research and Quality. February 2005.

Agren, J. J., O. Hannimen, A. Julkunen, et al. 1996. *Fish diet, fish oil and docosahexaenoic acid rich oil lower fasting and postprandial plasma lipid levels. Eur J Clin Nutr* 50:765-71.

Barberger-Gateau, P., L. Letenneur, V. Deschamps, K. Peres, J. F. Dartigues, et S. Renaud. 2002. *Fish, meat, and risk of dementia: Cohort study. BMJ* 325:932-33.

Kalmijn, S., M. P. van Boxtel, M. Ocke, W. M. Verschuren, D. Kromhout, et L. J. Launer. 2004. *Dietary intake of fatty acids and fish in relation to cognitive performance at middle age. Neurology* 62:275-80.

Morris, M. C., D. A. Evans, J. L. Bienias, et al. 2003. *Consumption of fish and n-3 fatty acids and risk of incident Alzheimer's disease. Arch Neurol* 60:940-46.

Morris, M. C., D. A. Evans, C. C. Tangney, J. L. Bienias, et R. S. Wilson. 2005. *Fish consumption and cognitive decline with age in a large community study. Arch Neurol* 12:1849-53.

Benton, D. 1998. *Fatty acid intake and cognition in healthy volunteers.* Dans *NIH workshop on omega-3 fatty acids and psychiatric disorders.* Bethesda, MD. Hashimoto, M., S. Hossain, T. Shimada, et al. 2002. *Docosahexaenoic acid provides protection from impairment of learning ability on Alzheimer's disease model rats. J Neurochem* 81:1084-91.

Hashimoto, M., Y. Tanabe, Y. Fujii, T. Kikuta, H. Shibata, O. Shido. 2005. *Chronic administration of docosahexaenoic acid ameliorates the impairment of spatial cognition learning ability in amyloid beta-infused rats. J Nutr* 135:549-55.

Horrocks, L. A., et A. A. Farooqui. 2004. *Docosahexaenoic acid in the diet; its importance in maintenance and restoration of neural membrane function. Prostaglandins Leukot Essent Fatty Acids* 70:361-72.

Lauritzen, L. 2001. *The essentiality of long chain n-3 fatty acids in relation to development and function of brain and retina. Progress in Lipid Research* 40:1-94.

Lim, G. P., F. Calon, T. Morihara, et al. 2005. *A diet enriched with the omega-3 fatty acid docosahexaenoic acid reduces amyloid burden in an aged Alzheimer mouse model. J Neurosci* 25:3032-40.

McLennan, P., P. Howe, M. Abeywardena, et al. 1996. *The cardiovascular protective role of docosahexaenoic acid. Eur J Pharmacol* 300:83-89.

Mori, T. A., I. B. Puddey, V. Burke, et al. 2000. *Effect of omega-3 fatty acids on oxidative stress in humans: GC-MS measurement of urinary F2- isoprostane excretion. Redox Rep* 5:45-46.

Nelson, G. J., P. C. Schmidt, G. L. Bartolini, D. S. Kelley, et D. Kyle. 1997. *The effect of dietary docosahexaenoic acid on plasma lipoproteins and tissue fatty acid composition in humans. Lipids* 32:1137-46.

Salem, N., Jr., B. Litman, H. Y. Kim, et K. Gawrisch. 2001. *Mechanisms of action of docosahexaenoic acid in the nervous system. Lipids* 36:945-59.

Tully, A. M., H. M. Roche, R. Doyle, et al. 2003. *Low serum cholesteryl esterdocosahexaenoic acid levels in Alzheimer's disease: A case-control study. Br J Nutr* 89:483-89.

Vidgren, H. M., J. J. Agren, U. Schwab, T. Rissanen, O. Hanninen, et M. I. Uusitupa. 1997. *Incorporation of n-3 fatty acids into plasma lipid fractions, and erythrocyte membranes and platelets during dietary supplementation with fish, fish oil, and docosahexaenoic acid-rich oil among healthy young men. Lipids* 32:697-705.

• **Les fruits et les légumes**

Morris, M. C. 2006. *Diet and Alzheimer's disease: Meeting the challenges. J Nutr Health Aging* 10:204.

Morris, M. C., D. A. Evans, C. C. Tangney, J. L. Bienias, et R. S. Wilson. 2006. *Associations of vegetable and fruit consumption with age-related cognitive decline. Neurology* 67:1370-76.

Morris, M. C. 2004. *Diet and Alzheimer's disease: what the evidence shows. Med Gen Med* 6:48.

Les références bibliographiques

• **Les antioxydants**

Practico, D., C. M. Clark, F. Liun, J. Rokach, V. Y. M. Lee, et J. Q. Trojanowski. 2002. *Increase of brain oxidative stress in mild cognitive impairment: A possible predictor of Alzheimer's disease.* Arch Neurol 59:972-76.

Montine, T. J., J. A. Kaye, K. S. Montine, L. McFarland, J. D. Morrow, et J. F. Quinn. 2001. *Cerebrospinal fluid abeta42, tau, and f2-isoprostane concentrations in patients with Alzheimer's disease, other dementias, and in agematched controls.* Arch Pathol Lab Med 125:510-12.

Montine, T. J., M. D. Neely, J. F. Quinn, et al. 2002. *Lipid peroxidation in aging brain and Alzheimer's disease.* Free Radic Biol Med 33:620-26.

Montine, K. S., J. F. Quinn, J. Zhang, et al. 2004. *Isoprostanes and related products of lipid peroxidation in neurodegenerative diseases.* Chem Phys Lipids 128:117-24.

Kalmijn, S., E. J. Feskens, L. J. Launer, et D. Kromhout. 1997. *Polyunsaturated fatty acids, antioxidants, and cognitive function in very old men.* Am J Epidemiol 145:33-41.

Montine, T. J., W. R.Markesbery, W. Zackert, S. C. Sanchez, L. J. Roberts II, et J. D. Morrow. 1999. *The magnitude of brain lipid peroxidation correlates with the extend of degeneration but not with density of neuritic plaques or neurofibrillary tangles or with APOE genotype in Alzheimer's disease patients.* Am J Pathol 155:863-68.

Morris, M. C., D. A. Evans, J. L. Bienias, et al. 2002. *Dietary intake of antioxidant nutrients and the risk of incident Alzheimer's disease in a biracial community study.* JAMA 26:3230-37.

Kalmijn, S., E. J. Feskens, L. J. Launer, et D. Kromhout. 1997. *Polyunsaturated fatty acids, antioxidants, and cognitive function in very old men.* Am J Epidemiol 145:33-41.

Laurin, D., K. H. Masaki, D. J. Foley, L. R. White, et L. J. Launer. 2004. *Midlife dietary intake of antioxidants and risk of late-life incident dementia: The Honolulu-Asia Aging Study.* Am J Epidemiol 159:959-67.

• **Le thé vert**

Ramassamy, C. 2006. *Emerging role of polyphenolic compounds in the treatment of neurodegenerative diseases: A review of their intracellular targets.* Eur J Pharmacol 545 (1) (Sept 1): 51-64.

Mandel, S., T. Amit, L. Reznichenko, O. Weinreb, et M. B. Youdim. 2006. *Green tea catechins as brain-permeable, natural iron chelators-antioxidants for the treatment of neurodegenerative disorders.* Mol Nutr Food Res 50 (2) (Feb): 229-34.

Rezai-Zadeh, K., D. Shytle, N. Sun, et al. 2005. *Green tea epigallocatechin- 3-gallate (EGCG) modulates amyloid precursor protein cleavage and reduces cerebral amyloidosis in Alzheimer transgenic mice.* J Neurosci 25(38) (Sep 21): 8807-14.

• **Le régime méditerranéen**

Scarmeas, N., Y. Stern, R. Mayeux, et J. Luchsinger. 2006. *Mediterranean Diet, Alzheimer's disease, and Vascular Mediation.* Arch Neurol 63: epub ahead of print. Scarmeas, N., Y. Stern, M. S. Tang, R. Mayeux, et J. A. Luchsinger. 2006. *Mediterranean diet and risk for Alzheimer's disease.* Ann Neurol 59:912-21.

12. Le vin rouge et autres boissons alcoolisées

Stampler, M. J., J. H. Kang, R. Chen, et F. Grodstein. 2005. *Effects of moderate alcohol consumption on cognitive decline in women.* NEJM 352: 245-53.

Cao, G., et R. L. Prior. 2000. *Red wine in moderation: Potential health benefits independent of alcohol.* Nutr Clin Care 3:76-82.

Tomera, J. F. 1999. *Current knowledge of the health benefits and disadvantages of wine consumption.* Trends Food Sci Technol 10:129-38.

Auteur inconnu. 2007. *Red wine might prevent Alzheimer's disease. Moderate consumption could be a factor in reducing or slowing the incidence of AD.* Health News 13 (1) (Jan): 7-8.

Sherman, F. T. 2006. *The case for alcohol in the primary prevention of dementia: Abstinence may be bad for your health! Geriatrics* 61 (8) (Aug): 10-12. Deng, J., D. H. Zhou, J. Li, Y. J. Wang, C.Gao, et M. Chen. 2006. *A 2-year follow-up study of alcohol consumption and risk of dementia. Clin Neurol Neurosurg* 108 (4) (June): 378-83.

Pinder, R. M., et M. Sandler. 2004. *Alcohol, wine and mental health: Focus on dementia and stroke. J Psychopharmacol* 18 (4) (Dec): 449-56.

Letenneur, L. 2004. *Risk of dementia and alcohol and wine consumption: A review of recent results. Biol Res* 37 (2): 189-93.

Luchsinger, J. A., M. X. Tang, M. Siddiqui, S. Shea, et R. Mayeux. 2004. *Alcohol intake and risk of dementia. J Am Geriatr Soc* 52 (4) (Apr): 540-46.

Huang, W., C. Qiu, B. Winblad, et L. Fratiglioni. 2002. *Alcohol consumption and incidence of dementia in a community sample aged 75 years and older. J Clin Epidemiol* 55 (10) (Oct): 959-64.

Tanaka, N., T. Asada, T. Kinoshita, F. Yamashita, et M. Uno. 2002. *Alcohol consumption and risk of dementia. Lancet* 360 (9331) (Aug 10): 491.

13. La réduction des taux de cholestérol et de lipides

• Le cholestérol et l'Alzheimer

Burns, M., et K. Duff. 2002. *Cholesterol in Alzheimer's disease and tauopathy. Ann N Y Acad Sci* 977:367-75.

Frears, E. R., D. J. Stephens, E. C. Walters, H. Davies, et B. M. Austen. 1999. *The role of cholesterol in the biosynthesis of beta-amyloid. Neuroreport* 10:1699-1705.

Galbete, J. L., T. R. Martin, E. Peressini, P. Modena, R. Bianchi, et G. Forloni. 2003. *Cholesterol decreases secretion of the secreted form of amyloid precursor protein by interfering with glycosylation in the protein secretory pathway. Biochem J* 348:307-13.

Kirsch, C., G. P. Eckert, A. R. Koudinov, et W. E. Muller. 2003. *Brain cholesterol, statins and Alzheimer's disease. Pharmacopsychiatry* 36: 113-19.

Li, G., J. B. Shofer, W. A. Kukull, et al. 2004. *Serum cholesterol and risk of Alzheimer's disease: a community-based cohort study. Neurology* 65: 1045-50.

Miller, L. J., et R. Chacko. *The role of cholesterol and statins in Alzheimer's disease. Ann Pharmacother* 38:92-98.

Notkola, I. L., R. Sulkava, J. Pekkanen, et al. 1998. *Serum total cholesterol, apolipoprotein Eepsilon4 allele, and Alzheimer's disease. Neuroepidemiol* 17:14-20.

Petanceska, S. S., S. DeRose, V. Olm, et al. 2002. *Statin therapy for Alzheimer's disease: Will it work? Neurobiol Dis Neurobiol Dis* 19:155-61.

Refolo, L. M., M. A. Pappolla, B. Malester, et al. 2000. *Hypercholesterolemia accelerates Alzheimer's amyloid pathology in a transgenic mouse model. Neurobiol Dis* 7:321-31.

Reiss, A. B., K. A. Siller, M. M. Rahman, E. S. Chan, J. Ghiso, et M. J. DeLeon. 2004. *Cholesterol in neurological disorders of the elderly: Stroke and Alzheimer's disease. Neurobiol Aging* 25:977-89.

Sparks, D. L., S. W. Scheff, J. C. Hunsaker, H. Liu, T. Landers, et D. R. Gross. 1994. *Induction of Alzheimer-like beta-amyloid immunoreactivity in the brains of rabbits with dietary cholesterol. Exp Neurol* 126:88-94.

Sparks, D. L. 1997. *Dietary cholesterol induces Alzheimer-like beta-amyloid immunoreactivity in rabbit brain. Nutr Metab Cardiovasc Dis* 7:255-66.

———. 1997. *Coronary artery disease, hyperlipidemia and cholesterol: A link to Alzheimer's disease. Ann NY Acad Sci* 826:128-46.

Sparks, D. L., M. N. Sabbagh, J. C. S. Breitner, et J. Hunsaker. 2003. *Is cholesterol a culprit in AD? International Psychogeriatrics* 15 (suppl 1): 153-59.

• **Les statines et l'Alzheimer**

Fassbender, K., M. Simons, C, Bergmann, et al. 2001. *Simvastatin strongly reduces levels of Alzheimer's disease beta-amyloid peptides A-beta 42 and A-beta 40 in vitro and in vivo. Proc Natl Acad Sci USA* 98:5371-73.

Jick, H., G. L. Zornberg, S. S. Jick, S. Seshadri, et D. A. Drachman. 2000. *Statins and the risk of dementia. Lancet* 356 (9242) (Nov 11): 1627-31.

Morris, M. C., D. A. Evans, C. C. Tangney, et al. 2006. *Dietary copper and high saturated and trans fat intakes associated with cognitive decline. Arch Neurol* 8:1085-88.

Refolo, L. M., M. A. Pappolla, J. LaFrancois, et al. 2001. *A cholesterol-lowering drug reduces beta-amyloid pathology in a transgenic mouse model of Alzheimer's disease. Neurobiol Dis* 5:890-99.

Rockwood, K., S. Kirkland, D. B. Hogan, et al. 2002. *Use of lipid-lowering agents, indication bias, and the risk of dementia in community-dwelling elderly people. Arch Neurol* 59 (2) (Feb): 223-27.

Sparks, D. L., D. J. Connor, D. R. Wasser, J. E. Lopez, et M. N. Sabbagh. 2000. *The Alzheimer's Disease Atorvastatin Treatment Trial: Scientific basis and position on the use of HMG-CoA reductase inhibitors (statins) that do or do not cross the blood-brain barrier.* Dans *Advances in drug discovery and drug development for cognitive aging and Alzheimer s disease, éd.* Howard M. Fillit and Alan W. O'Connell, 244-52. New York: Springer Publishing.

Sparks, D. L., D. J. Connor, P. J. Browne, J. E. Lopez, et M. N. Sabbagh. 2002. *HMG-CoA reductase inhibitors (statins) in the treatment of Alzheimer's disease; one that crosses the blood-brain barrier. J Nutr Health Aging* 6:324-31.

Sparks, D. L., D. Connor, J. Lopez, et al. 2004. *Benefit of atorvastatin in the treatment of Alzheimer's disease. Neurobiol Aging* 25:DS24.

Sparks, D. L., S. Petanceska, M. Sabbagh, et al. 2005. *Cholesterol, copper and a-beta in controls, MCI, Alzheimer's disease and the Alzheimer's disease Cholesterol- Lowering Treatment trial (ADCLT). Curr Alz Res* 2:527-39.

Sparks, D. L., M. N. Sabbagh, D. J. Connor, et al. 2005. *Atorvastatin therapy lowers circulating cholesterol but not free radical activity in advance of identifiable clinical benefit in the treatment of mild-to-moderate AD. Curr AD Res* 2:343-53.

———. 2005. *Atorvastatin for the treatment of mild-to-moderate Alzheimer's disease preliminary results. Arch Neurol* 62:753-57.

Sparks, D. L., S. Petanceska, M. Sabbagh, et al. 2005. *Cholesterol, copper, and statin therapy in AD.* Dans *Alzheimer's Disease and Related Disorders Annual 5,* éd. S. Gauthier, P. Schelten, et J. Cummings, 89 110, Londres: Taylor and Francis.

Sparks, D. L., M. Sabbagh, D. Connor, et al. 2006. *Statin therapy in Alzheimer's disease. Acta Neurol Scand* 185:78-86.

Wolozin, B., J. Brown, C. Theisler, et S. Silberman. 2004. *The cellular biochemistry of cholesterol and statins: Insights into pathophysiology and therapy of Alzheimer's disease. CNS Drug Rev* 10:126-46.

Wolozin, B., W. Kellman, P. Ruosseau, G. G. Celesia, G. Siegel. 2000. *Decreased prevalence of Alzheimer disease associated with 3-hydroxy-3-methyglutaryl coenzyme A reductase inhibitors. Arch Neurol* 57 (10) (Oct): 1439-43.

14. La prévention par l'exercice physique

• **Les données cliniques sur les exercices physiques et la prévention de la MA**

Kramer, A. F., S. J. Colcombe, E. McAuley, et al. 2003. *Enhancing brain and cognitive function of older adults through fitness training. J Mol Neurosci* 20 (3): 213-21.

Sturman, M. T., M. C. Morris, C. F. Mendes de Leon, J. L. Bienias, R. S. Wilson, et D. A. Evans. 2005. *Physical activity, cognitive activity, and cognitive decline in a biracial community population. Arch Neurol* 62:1750-54.

Maintain Your Brain, www.alz.org.

Auteur inconnu. 2006. *Defeat dementia with diet and exercise. Health News* 12 (10) : 4.

Lautenschlager, N. T., et O. P. Almeida. 2006. *Physical activity and cognition in old age. Curr Opin Psychiatry* 19 (2) : 190-93.

Larson, E. B., L. Wang, J. D. Bowen, et al. 2006. *Exercise is associated with reduced risk for incident dementia among persons 65 years of age and older. Ann Intern Med* 144 (2) (Jan 17) : 73-81.

Petrovitch, H., et L. White. 2005. *Exercise and cognitive function. Lancet Neurol* 4 (11) (Nov) : 690-91.

• **Des données scientifiques sur les effets protecteurs de l'exercice physique**

Nelson, R. 2005. *Exercise could prevent cerebral changes associated with AD. Lancet Neurol* 4 (5) (Mai) : 275.

Wolf, S. A., G. Kronenberg, K. Lehmann, et al. 2006. *Cognitive and physical activity differently modulate disease progression in the amyloid precursor protein (APP)-23 model of Alzheimer's disease. Biol Psychiatry* 60 (12) (Dec 15) : 1314-23.

Dishman, R. K., H. R. Berthoud, F. W. Booth, et al. 2006. *Neurobiology of exercise. Obesity* (Silver Spring) 14 (3) (March) : 345-56.

Briones, T. L. 2006. *Environment, physical activity, and neurogenesis: Implications for prevention and treatment of Alzhemier's disease. Curr Alzheimer Res* 3 (1) (Feb) : 49-54.

Albeck, D. S., K. Sano, G. E. Prewitt, et L. Dalton. 2006. *Mild forced treadmill exercise enhances spatial learning in the aged rat. Behav Brain Res* 168 (2) (Apr 3) : 345-48.

15. Des exercices mentaux pour éveiller l'esprit

Bosma, H., M. P. van Boxtel, R. W. Ponds, P. J. Houx, A. Burdorf, and J. Jolles. 2003. *Mental work demands protect against cognitive impairment: MAAS prospective cohort study. Exp Aging Res* 29 (1) (Jan-March) : 33-45.

Verghese, J., R. B. Lipton, M. J. Katz, et al. 2003. *Leisure activities and the risk of dementia in the elderly. N Engl J Med* 348 (25) (June 19) : 2508-16.

Wilson, R. S., D. A. Bennett, L. A. Beckett, et al. 1999. *Cognitive activity in older persons from a geographically defined population. J Gerontol B Psychol Sci Soc Sci* 54 :155-60.

Wilson, R. S., D. A. Bennett, J. L. Bienias, et al. 2002. *Cognitive activity and incident AD in a population based sample of older persons. Neurology* 59 :1910-14.

Wilson, R. S., C. F. Mendes de Leon, L. L. Barnes, et al. 2002. *Participation in Cognitively Stimulating Activities and Risk of Incident Alzheimer Disease. JAMA* 287 (6) (Feb 13) : 742-48.

Wilson, R. S., D. A. Bennett, J. L. Bienias, C. F. Mendes de Leon, M. C. Morris, et D. A. Evans. 2003. *Cognitive activity and cognitive decline in a biracial community population. Neurology* 61 :812-16.

16. Les anti-inflammatoires

Akiyama, H., S. Barger, S. Barnum, et al. 2000. *Inflammation and Alzheimer's Disease. Neurobiol Aging* 21 :383-421.

Rosenberg, P. 2005. *Clinical aspects of inflammation in Alzheimer's disease. International Review of Psychiatry* 17 (6) : 503-14.

Hauss-Wegrzyniak, B., P. Dobrzanski, J. D. Stoehr, G. L.Wenk, et al. 1998. *Chronic neuroinflammation in rats reproduces components of the neurobiology of Alzheimer's disease. Brain Res* 780 :294-303.

• **Des études scientifiques sur les anti-inflammatoires et la MA**

Gasparini, L., L. Rusconi, H. Xu, P. del Soldato, E. Ongini, et al. 2004. *Modulation of beta-amyloid metabolism by non-steroidal anti-inflammatory drugs in neuronal cell cultures. J Neurochem* 88 :337-48.

Gasparini L., E. Ongini, G. Wenk. 2004. *Non-steroidal anti-inflammatory drugs in Alzheimer's disease: old and new mechanisms of action. J Neurochem* 91 :531-536.

Weggen, S., J. L. Eriksen, P. Das, et al. 2001. *A subset of NSAIDs lower amyloidogenic Abeta42 independently of cyclooxygenase activity. Nature* 414 (6860) : 212-16.

Lim, G. P., F. Yang, T. Chu, et al. 2000. *Ibuprofen suppresses plaque pathology in a mouse model for Alzheimer's disease. J Neurosci* 20:5709-14.

Van Groen, T., et I. Kadish. 2005. *Transgenic AD model mice, effects of potential anti-AD treatments on inflammation and pathology. Brain Res Rev* 48(2): 370-8.

• **Des études de cas sur les anti-inflammatoires et la MA**

Etiminan, M., S. Gill, et A. Samii. 2003. *Effect of non-steroidal anti inflammatory drugs on risk of Alzheimer's disease: Systematic review and metaanalysis of observational studies. British Medical Journal* 327:128-32.

Szekeley, C. A., J. E. Thorne, P. P. Zandi, et al. 2004. *Non-steroidal anti-inflammatory drugs for the prevention of Alzheimer's disease: a systematic review. Neuroepidemiology* 23:159-69.

McGeer, P. L., M. Schulzer, et E. G. McGeer. 1996. *Arthritis and anti-inflammatory agents as possible protective factors for Alzheimer's disease: a review of 17 epidemiologic studies. Neurology* 47 (2) (Aug): 425-32.

Intveld, B. A., A. Ruitenberg, A. Hofman, et al. 2001. *Nonsteroidal antiinflammatory drugs and the risk of Alzheimer's disease. N Engl J Med* 345 (21) (Nov 22): 1515-21.

• **Des études cliniques sur les anti-inflammatoires et la MA**

Aisen, P. S., K. L. Davis, J. D. Berg, et al. 2000. *Randomized controlled trial of prednisone in Alzheimer's disease. Alzheimer's Disease Cooperative Study. Neurology* 54:588-93.

Aisen, P. S., K. A. Schafer, M. Grundman, et al. 2003. *Effects of rofecoxib or naproxen vs placebo on Alzheimer's disease progression: a randomized controlled trial. Alzheimer's Disease Coorperative Study. JAMA* 289:2819-26.

Aisen, P. S., J. Schmeidler, et G. M. Pasinetti. 2002. *Randomized pilot study of nimesulide treatment in Alzheimer's disease. Neurology* 58 (7): 1050-54.

Reines, S. A., G. A. Block, J. C. Morris, et al. 2004. *Rofecoxib Protocol 091 Study Group. Rofecoxib: No effect on Alzheimer's disease in a 1-year, randomized, blinded, controlled study. Neurology* 62:66-71.

Rogers, J., L. C. Kirby, S. R. Hempelman, et al. 1993. *Clinical trial of indomethacin in Alzheimer's disease. Neurology* 43:1609-11.

Scharf, S., A. Mander, A. Ugoni, F. Vajda, et N. Christophidis. 1999. *A double- blind, placebo-controlled trial of diclofenac/misoprostol in Alzheimer's disease. Neurology* 53:197-201.

Thal, L. J., S. H. Ferris, L. Kirby, et al. 2005. *Rofecoxib Protocol 078 study group: A randomized, double-blind, study of rofecoxib in patients with mild cognitive impairment. Neuropsychopharmacology* 30 (6): 1204-15.

ADAPT Study Group. 2007. *No immediate reduction in Alzheimer's disease incidence with naproxen or celecoxib: Results from ADAPT. Neurology* 68 (Mai 22): 1-9.

17. Les vitamines sont-elles utiles?

• **Les vitamines B**

Morris, M. C., D. A. Evans, J. L. Bienias, et al. 2004. *Dietary niacin and the risk of incident Alzheimer's disease and of cognitive decline. J Neurol Neurosurg Psychiatry* 75:1093-99.

Morris, M. C., D. A. Evans, J. A. Schneider, C. C. Tangney, J. L. Bienias, et N. T. Aggarwal. 2006. *Dietary folate and vitamins B-12 and B-6 not associated with incident Alzheimer's disease. J Alzheimers Dis* 4:435-43.

Morris, M. C., J. A. Schneider, et C. C. Tangney. 2006. *Thoughts on B-vitamins and dementia. J Alzheimers Dis* 9:429-33.

• **L'acide folique**

Luchsinger J. A., M. X. Tang, J. Miller, R. Green, et R. Mayeux. 2007. *Relation of higher folate intake to lower risk of Alzheimer disease in the elderly. Arch Neurol* 64:86-92.

Schneider, J. A., C. C. Tangney, et M. C. Morris. 2006. *Folic acid and cognition in older persons. Expert Opin Drug Saf* 5:511-22.

Morris, M. C., D. A. Evans, J. L. Bienias, et al. 2005. *Dietary folate and vitamin B12 intake and cognitive decline among community-dwelling older persons. Arch Neurol* 62:641-54.

• La vitamine C

Morris, M. C., L. A. Beckett, P. A. Scherr, et al. 1998. *Vitamin E and vitamin C supplement use and risk of incident Alzheimer's disease. Alzheimer Dis Assoc Disord* 12:121-26.

Quinn, J., J. Suh, M. M. Moore, J. Kaye, et B. Frei. 2003. *Antioxidants in Alzheimer's disease-vitamin C delivery to a demanding brain. J Alzheimers Dis* 5:309-13.

Zandi, P. P., J. C. Anthony, A. S. Khachaturian, et al., Cache County Study Group. 2004. *Reduced risk of Alzheimer disease in users of antioxidant vitamin supplements: The Cache County Study. Arch Neurol* 61 (1) (Jan): 82-88.

• La vitamine E

Montine, T. J., K. S. Montine, E. E. Reich, E. S. Terry, N. A. Porter, et J. D. Morrow. 2003. *Antioxidants significantly affect the formation of different classes of isoprostanes and neuroprostanes in rat cerebral synaptosomes. Biochem Pharmacol* 65:611-17.

Montuschi, P., P. J. Barnes, et L. J., Roberts. 2004. *Isoprostanes: Markers and mediators of oxidative stress. Faseb J* 18:1791-1800.

Morris, M. C., D. A. Evans, J. L. Bienias, et al. 2002. *Dietary intake of antioxidant nutrients and the risk of incident Alzheimer's disease in a biracial community study. JAMA* 26: 3230-37.

Morris, M. C., D. A. Evans, J. L. Bienias, C. C. Tangney, et R. S. Wilson. 2002. *Vitamin E and cognitive decline in older persons. Arch Neurol* 59:1125-32.

Morris, M. C., D. A. Evans, C. C. Tangney, et al. 2005. *Relation of the tocopherol forms to incident Alzheimer's disease and to cognitive change. Am J Clin Nutr* 81:508-14.

Petersen, R. C., R. G. Thomas, M. Grundman, et al. 2005. *Vitamin E and donepezil for the treatment of mild-cognitive impairment. N Engl J Med* 352:2379-88.

Reich, E. E., K. S. Montine, M. D. Gross, et al. 2001. *Interactions between apolipoprotein E gene and dietary alpha-tocopherol influence cerebral oxidative damage in aged mice. J Neurosci* 21:5993-99.

Sano, M., C. Ernesto, R. G. Thomas, et al. 1997. *A controlled trial of selegiline, alpha-tocopherol, or both as treatment for Alzheimer's disease. The Alzheimer's disease Cooperative Study. N Engl J Med* 336:1216-22.

18. Les suppléments : qualités ou promesses?

• Les acides gras oméga-3

Conquer, J. A., M. C. Tierney, J. Zecevic, W. J. Bettger, et R. H. Fisher. 2000. *Fatty acid analysis of blood plasma of patients with Alzheimer's disease, other types of dementia, and cognitive impairment. Lipids* 35: 1305-12.

Agren, J. J., O. Hannimen, A. Julkunen, et al. 1996. *Fish diet, fish oil and docosahexaenoic acid rich oil lower fasting and postprandial plasma lipid levels. Eur J Clin Nutr* 50:765-71.

Calon, F., G. P. Lim, F. Yang, et al. 2004. *Docosahexaenoic acid protects from dendritic pathology in an Alzheimer's disease mouse model. Neuron* 43:633-45.

Davidson, M. H., K. C. Maki, J. Kalkowski, E. J. Schaefer, S. A. Torri, et K. B. Drennan. 1997. *Effects of docosahexaenoic acid on serum lipoproteins in patients with combined hyperlipidemia: A randomized, double-blind, placebo-controlled trial. J Am Coll Nutr* 16:236-43.

Freund-Levi, Y., M. E. Jonhagen, T. Cederholm, et al. 2006. *A randomized double- blind trial with omega-3 fatty acid treatment in mild to moderate Alzheimer's disease. Arch Neuroly* 63.

Hashimoto, M., S. Hossain, T. Shimada, et al. 2002. *Docosahexaenoic acid provides protection from impairment of learning ability on Alzheimer's disease model rats. J Neurochem* 81:1084-91.

Hashimoto, M., Y. Tanabe, Y. Fujii, T. Kikuta, H. Shibata, et O. Shido. 2005. *Chronic administration of docosahexaenoic acid ameliorates the impairment of spatial cognition learning ability in amyloid beta-infused rats. J Nutr* 135:549-55.

Terano, T., S. Fujishiro, T. Ban, et al. 1999. *Docosahexaenoic acid supplementation improves the moderately severe dementia from thrombotic cerebrovascular diseases. Lipids* 34:S345-346.

Tully, A. M., H. M. Roche, R. Doyle, et al. 2003. *Low serum cholesteryl esterdocosahexaenoic acid levels in Alzheimer's disease: a case-control study. Br J Nutr* 89: 483-89.

Salem, N. Jr., B. Litman, H. Y. Kim, et K. Gawrisch. 2001. *Mechanisms of action of docosahexaenoic acid in the nervous system. Lipids* 36:945-59.

Suzuki, H., Y. Morikawa, et H. Takahashi. 2001. *Effect of DHA oil supplementation on intelligence and visual acuity in the elderly. World Rev Nutr Diet* 88:68-71.

Lim, G. P., F. Calon, T. Morihara, et al. 2005. *A diet enriched with the omega- 3 fatty acid docosahexaenoic acid reduces amyloid burden in an aged Alzheimer mouse model. J Neurosci* 25:3032-40.

Marangell, L. B., J. M. Martinez, H. A. Zboyan, B. Kertz, H. F. Kim, et L. J. Puryear. 2003. *A double-blind, placebo-controlled study of the omega-3 fatty acid docosahexaenoic acid in the treatment of major depression. Am J Psychiatry* 160:996-98.

McLennan, P., P. Howe, M. Abeywardena, et al. 1996. *The cardiovascular protective role of docosahexaenoic acid. Eur J Pharmacol* 300:83-89.

• La curcumine

Ringman, J. M., S. A. Frautschy, G. M. Cole, D. L. Masterman, et J. L. Cummings. 2005. *A potential role of the curry spice curcumin in Alzheimer's disease. Curr Alz Res* 2:131-36.

• L'huperzine A

Ashani, Y., J. O. Peggins, et B. P. Doctor. 1992. *Mechanism of inhibition of cholinesterases by huperzine. Biochem Biophys Res Commun* 184:719-26.

Bai, D. L., X. C. Tang, et S. C. He. 2000. *Huperzine A, a Potential Therapeutic Agent for Treatment of Alzheimer's disease. Current Medicinal Chemistry* 7:355-74.

Cheng, D. H., et X. C. Tang. 1998. *Comparative studies of huperzine A, E2020, and tacrine on behavior and cholinesterase activities. Pharmacol biochem behav* 60:377-86.

Wang, Y. E., D. X. Yue, et X. C. Tang. 1986. *Anti-cholinesterase activity of huperzine A. Chung Kuo Yao Li Hsueh Pao* 7:110-13.

Xu, S. S., Z. W. Gao, Z. Weng, et al. 1995. *Efficacy of tablet huperzine-A on memory, cognition, and behavior in Alzheimer's disease. Chung Kuo Yao Li Hsueh Pao* 16:391-95.

Xu, S. S., Z. Y. Cai, Z. W. Qu, et al. 1999. *Huperzine-A in capsules and tablets for treating patients with Alzheimer's disease. Acta Pharmacol Sin* 20: 486-90.

Ye, L., et J. T. Qiad. 1999. *Suppressive action produced by beta-amyloid peptide fragment 31-35 on long-term potentiation in rat hippocampus is Nmethyl-D-aspartate receptor-independent: It's offset by (-)-huperzine A. Neurosci Lett* 275:187-90.

Zhang, R. W., X. C. Tang, Y. Y. Han, et al. 1991. *Drug evaluation of huperzine A in the treatment of senile memory disorders. Chung Kuo Yao Li Hsueh Pao* 12:250-52.

Zhu, X. C., et E. Giacobini. 1995. *Second generation cholinesterase inhibitors: Effect of (L)-huperzine-A on cortical biogenic amines. J Neurosci Res* 16:1-4.

Geib, S. J., W. Tuckmantel, et A. P. Kozikowski. 1991. *Huperzine A—a potent acetylcholinesterase inhibitor of use in the treatment of Alzheimer's disease. Acta Crystallogr C* 47:824-27.

Hanin, I., X. C. Tang, G. L. Kindel, et A. P. Kozikowski. 1993. *Natural and synthetic Huperzine A: Effect on cholinergic function in vitro and in vivo. Ann N Y Acad Sci* 695:304-6.

Kozikowski, A. P., et W. Tuckmantel. 1999. *Chemistry, Pharmacology, and Clinical Efficacy of the Chinese Nootropic Agent Huperzine A. Accounts of Chemical Research* 32:641-50.

Tang, X. C., X. C. He, et D. L. Bai. 1999. *Huperzine A: A novel acetylcholinesterase inhibitor. Drugs of the Future* 24:647-63.

Sun, Q., S. Xu, J. Pan, H. Guo, et W. Cao. 1999. *Huperzine-A capsules enhance memory and learning performance in 34 pairs of matched adolescent students. Acta Pharmacol Sin* 20:601-3.

Liu, F. G., Y. S. Fang, Z. X. Gao, J. D. Zuo, et M. L. Sou. 1995. *Double-blind control treatment of Huperzine A and placebo in 28 patients with Alzheimer's disease. Clinical Journal of Pharmacoepidemiology* 4:196.

Ma, Y. X., Y. Zhu, Y. D. Gu, Z. Y. Yu, S. M. Yu, et Y. Z. Ye. 1998. *Doubleblind trial of huperzine-A (HUP) on cognitive deterioration in 314 cases of benign senescent forgetfulness, vascular dementia, and Alzheimer's disease. Ann NY Acad Sci* 854:506-7.

Pang, Y. P., et A. P. Kozikowski. 1994. *Prediction of the binding sites of huperzine A in acetylcholinesterase by docking studies. J Comput Aided Mol Des* 8:669-81.

Mazurek, A. 1999. *An open-label trial of Huperzine A in the treatment of Alzheimer's disease. Alternative Therapies* 5:97-98.

• **La choline, la lécithine et la phosphatidylsérine (PS)**

Canty, D. J., et S. H. Zeisel. 1994. *Lecithin and choline in human health and disease. Nutr Rev* 52:327-39.

Hanin, I., et G. B. Ansell, eds. 1987. *Lecithin:. Technological, Biological and Therapeutic Aspects.* New York and Londres: Plenum Press.

Little, A., R. Levy, P. Chuaqui-Kidd, et D. Hand. 1985. *A double-blind, placebo-controlled trial of high-dose lecithin in Alzheimer's disease. J Neur Neurosurg Psych* 48:736-42.

Wurtman, R. J., F. Hefti, et E. Melamed. 1981. *Precursor control of neurotransmitter synthesis. Pharmac Rev* 32:315-35.

Allegro, L., V. Favaretto, et G. Ziiliotto. 1987. *Oral phosphatidylserine in elderly patients with cognitive deterioration: An open study. Clinical Trials Journal* 24 (1): 104-8.

Amaducci, L., et the SMID Group. 1988. *Phosphatidylserine in the treatment of Alzheimer's Disease: Results from a multicenter study. Psychopharmacology Bulletin* 24 (1): 130-34.

Caffarra, P., et V. Santamaria. 1987. *The effects of phosphatidylserine in patients with mild cognitive decline: An open trial. Clinical Trials Journal* 24 (1): 109-14.

Cenacchi, T., T. Bertoldin, C. Farina, M. G. Fiori, G. Crepaldi, and participating investigators. 1993. *Cognitive decline in the elderly: A double-blind placebo-controlled multicenter study on efficacy of phosphatidylserine administration. Aging Clinical Experimental Research* 5 (2): 123-33.

Crook, T. H., J. Tinklenberg, J. Yesavage, W. Petrie, M. G. Nunzi, et D. C. Massari. 1991. *Effects of phosphatidylserine in age-associated memory impairment. Neurology* 41:644-49.

Crook, T., W. Petrie, C. Wells, et D. C. Massari. 1992. *Effects of phosphatidylserine in Alzheimer's disease. Psychopharmacology Bulletin* 28 (1): 61-66.

Delwaide, P. J., A. M. Gyselynck-Mambourg, A. Hurlet, et M. Ylieff. 1986. *Double-blind randomized controlled study of phosphatidylserine in senile demented patients. Acta Neurologica Scandinavica* 73:136-40.

Engel, R. R., W. Satzger, W. Günther, et al. 1992. *Double-blind cross-over study of phosphatidylserine vs. placebo in patients with early dementia of the Alzheimer type. European Neuropsychopharmacology* 2:149-55.

Granata, Q., et J. D. DiMichele. 1987. *Phosphatidylserine in elderly patients: An open trial. Clinical Trials Journal* 24 (1): 99-103.

Heiss, W. D., J. Kessler, R. Mielke, B. Szelies, et K. Herholz. 1994. *Long-term effects of phosphatidylserine, pyritinol, and cognitive training in Alzheimer's disease: A neuropsychological, EEG and PET investigation. Dementia* 5:88-98.

Heiss, W. D., J. Kessler, I. Slansky, R. Mielke, B. Szelies, et K. Herholz. 1993. *Activation PET as an instrument to determine therapeutic efficacy in Alzheimer's disease. Annals of the New York Academy of Sciences* 199 (695): 327-31.

Jorissen, B. L., F. Brouns, M. P. Van Boxtel, et al. 2001. *The influence of soyderived phosphatidylserine on cognition in age-associated memory impairment. Nutritional Neuroscience* 4 (2): 121-34.

Palmieri, G., R. Palmieri, M. R. Inzoli, et al. 1987. *Double-blind controlled trial of phosphatidylserine in patients with senile mental deterioration. Clinical Trials Journal* 24 (1): 73-83.

Les références bibliographiques

Schreiber, S., O. Kampf-Sherf, M. Gorfine, D. Kelly, Y. Oppenheim, et B. Lerner. 2000. *An open trial of plant-source derived phosphatidylserine for treatment of age-related cognitive decline. Israel Journal of Psychiatry and Related Sciences* 37 (4): 302-7.

Sinforiani, E., C. Agostinis, P. Merlo, S. Gualteri, M. Mauri, et A. Mancuso. 1987. *Cognitive Decline in Ageing Brain: Therapeutic Approach with Phosphatidylserine. Clinical Trials Journal* 24 (1): 115-24.

Villardita, C., S. Grioli, G. Salmeri, F. Nicoletti, et G. Pennisi. 1987. *Multicentre clinical trial of brain PS in elderly patients with intellectual deterioration. Clinical Trials Journal*; 24 (1): 84-93.

• **La DHEA et le DMAE**

Araghiniknan, M., S. Chung, T. Nelson-White, et al. 1996. *Antioxidant activity of Dioscorea and dehydroepiandrosterone (DHEA) in older humans. Life Sciences* 59:147-57.

Baulieu, E. E, et P. Robel. 1998. *Dehydroepiandrosterone (DHEA) and dehydroepiandrosterone sulfate (DHEAS) as neuroactive neurosteroids (Commentary). Proc Natl Acad Sci* 95:4089-91.

Berr, C., S. Lafont, B. Debuire, et al. 1996. *Relationships of dehydroepiandrosterone sulfate in the elderly with functional, psychological, and mental status, and short-term mortality: A French community-based study. Proc Natl Acad Sci* 93:13410-15.

Cardounel, A., W. Regelson, et M. Kalimi. 1999. *Deyhydroepiandrosterone protects hippocampal neurons against neurotixin-induced cell death: Mechanism of action. Proc Soc Exp Biol Med* 222:145-49.

Kimonides, V. G., K. H. Khatibi, C. N. Svendsen, et al. 1998. *Dehydrocepiandrosterone (DHEA) and DHEA-sulfate (DHEAS) protect hippocampal neurons against excitatory amino acid-induced neurotoxicity. Proc Natl Acad Sci* 95:1852-1857.

Kroboth, P. D., F. S. Salek, A. L. Pittenger, et al. 1999. *DHEA and DHEA-S: A review. J Clin Pharmacol* 39:327-48.

Morales, A.J., J. J. Nolan, J. C. Nelson, et S. C. C. Yen. 1994. *Effects of replacement dose of dehydroepiandrosterone in men and women of advancing age. J Clin Endocrinol Metab* 78:1360-67.

Skolnick, A. A. 1996. *Scientific verdict still out on DHEA. J Am Med Assoc* 276:1365-67.

Pfeiffer, C., E.H. Jenney, W. Gallagher, et al. 1957. *Stimulant effect of 2-dimethylaminoethanol; possible precursor of brain acetylcholine. Science* 126 (3274): 610-11.

Cherkin, A., et M. J. Exkardt, 1977. *Effects of dimethylaminoethanol upon life-span and behavior of aged Japanese quail. Journal of Gerontology* 32 (1): 38-45.

Fisman, M., H. Mersky, et E. Helmes. 1981. *Double-blind trial of 2-dimethylaminoethanol in Alzheimer's disease. American Journal of Psychiatry* 138 (7): 970-72.

Zahniser, N. R., D. Chou, et I. Hanin. 1977. *Is 2-dimethylaminoethanol (deanol) indeed a precursor of brain acetylcholine? A gas chromatographic evaluation. Journal of Pharmacology and Experimental Therapeutics* 200 (3): 545-59.

• **Le Ginkgo biloba**

Sastre, J., A. Millan, J. Garcia de la Asuncion, et al. 1998. *Ginkgo biloba extract (EGb 761) prevents mitochondrial aging by protecting against oxidative stress. Free Radic Biol Med* 24:298-304.

Ahlemeyer, B., et J. Kriegelstein. 1998. *Neuroprotective effects of ginkgo biloba extract.* Dans *Phytomedicines of Europe: Chemistry and biological activity,* éd. L. D. Lawson et R.Bauer, 210 20. Washington, DC: American Chemical Society.

Watanabe, C. M., S. Wolffram, P. Ader, et al. 2001. *The in vivo neuromodulatory effects of the herbal medicine gingko biloba. Proc Natl Acad Sci USA* 98:6577-80.

Kleijnen, J., et P. Knipschild. 1992. *Ginkgo biloba for cerebral insufficiency. Br J Clin Pharmacol* 34:352-58.

Oken, B. S., D. M. Storzbach, et J. A. Kaye. 1998. *The efficacy of ginkgo biloba on cognitive function in Alzheimer disease. Arch Neurol* 55:1409-15.

Hofferberth, B. 1994. *The efficacy of EGb 761 in patients with senile dementia of the Alzheimer type, a double-blind, placebo-controlled study on different levels of investigation. Hum Psychopharmacol* 9:215-22.

Kanowski, S., W. M. Herrmann, K. Stephan, W. Wierich, et R. Horr. 1996. *Proof of efficacy of the ginkgo biloba special extract EGb 761 in outpatients suffering from mild to moderate primary degenerative dementia of the Alzheimer type or multi-infarct dementia.* Pharmacopsychiatry 29:47-56.

Le Bars, P. L., M. M. Katz, N. Berman, T. M. Itil, A. M. Freedman, et A. F. Schatzberg. 1997. *A placebo-controlled, double-blind, randomized trial of an extract of ginkgo biloba for dementia.* North American EGb Study Group. JAMA 278:1327-32.

Wesnes, K., D. Simmons, M. Rook, et P. Simpson. 1987. *A double-blind placebo-controlled trial of Tanakan in the treatment of idiopathic cognitive impairment in the elderly.* Hum Psychopharmacol 2:159-69.

Wettstein, A. 2000. *Cholinesterase inhibitors and ginkgo extracts—are they comparable in the treatment of dementia? Comparison of published placebocontrolled efficacy studies of at least six months' duration.* Phytomedicine 6:393-401.

Ernst, E., et P. H. Pittler. 1999. *Ginkgo biloba for dementia. A systematic review of double-blind, placebo-controlled trials.* Clin Drug Invest 17:301-8.

Birks, J., E. Grimley, et M. Van Dongen. 2002. *Ginkgo biloba for cognitive impairment and dementia.* Cochrane Database Syst Rev 4:CD003120.

van Dongen, M. C., E. van Rossum, A. G. Kessels, H. J. Sielhorst, et P. G. Knipschild. 2000. *The efficacy of ginkgo for elderly people with dementia and age-associated memory impairment: new results of a randomized clinical trial.* J Am Geriatr Soc 48:1183-94.

Weber, W. 2000. *Ginkgo not effective for memory loss in elderly.* Lancet 356:1333.

Solomon, P. R., F. Adams, A. Silver, J. Zimmer, et R. DeVeaux. 2002. *Ginkgo for memory enhancement: a randomized controlled trial.* JAMA 288:835-40.

Mix, J. A., et W. D. Crews Jr. 2002. *A double-blind, placebo-controlled, randomized trial of ginkgo biloba extract EGb 761 in a sample of cognitively intact older adults: Neuropsychological findings.* Hum Psychopharmacol 17:267-77.

Pittler, M. H., et E. Ernst. 2000. *Ginkgo biloba extract for the treatment of intermittent claudication: a meta-analysis of randomized trials.* Am J Med 108:276-81.

Drew, S., et E. Davies. 2001. *Effectiveness of ginkgo biloba in treating tinnitus: double blind, placebo controlled trial.* BMJ 332:73.

Ernst, E., et C. Stevinson. 1999. *Ginkgo biloba for tinnitus: A review.* Clin Otolaryngol 24:164-67.

Gilbert, G. J. 1997. *Ginkgo biloba.* Neurology 48:1137.

Vale, S. 1998. *Subarachnoid hemorrhage associated with ginkgo biloba.* Lancet 352:36.

Murray, M. T., et J. E. Pizzorno. 1998. *Encyclopedia of natural medicine.* 2ᵉ éd. Rocklin, CA: Prima Pub.

• **L'acétyl-L-carnitine (ACL)**

Brooks, J. O., J. A. Yesavage, A. Carta, D. Bravi. 1998. *Acetyl L-carnitine slows decline in younger patients with Alzheimer's disease: A reanalysis of a double-blind, placebo-controlled study using the trilinear approach.* Int Psychogeriatr 10:193-203.

Bruno, G., S. Scaccianoce, M. Bonamini, et al. 1995. *Acetyl-L-carnitine in Alzheimer's disease: a short-term study on CSF neurotransmitters and neuropeptides.* Alzheimer Dis Assoc Disord 9:128-31.

Virmani, M. A., R. Biselli, A. Spadone, et al. 1995. *Protective actions of L-carnitine and acetyl-L-carnitine on the neurotoxicity evoded by mitochondrial uncoupling or inhibitors.* Pharmacol Res 32:383-89.

Thal, L. J., A. Carta, W. R. Clarke, et al. 1996. *A 1-year multi-center placebocontrolled study of acetyl-L-carnitine in patients with Alzheimer's disease.* Neurology 47:705-11.

Thal, L. J., M. Calvani, A. Amato, et A. Carta. 2000. *A 1-year controlled trial of acetyl-1-carnitine in early-onset AD.* Neurology 55: 805-10.

Hudson, S., et N. Tabet. *Acetyl-l-carnitine for dementia (Cochrane review).* Cochrane Database Syst Rev: CD003158.

Scorziello, A., O. Meucci, M. Calvani, et G. Schettini. 1997. *Acetyl-Lcarnitine arginine amide prevents beta 25-35 induced neurotoxicity in cerebellar granule cells.* Neurochem Res 22:257-65.

Pettegrew, J. W., W. E. Klunk, K. Panchalingam, J. N. Kanfer, et R. J. McClure. 1995. *Clinical and neurochemical effects of acetyl-L-carnitine in Alzheimer's disease. Neurobiol Aging* 16:1-4.

• **La vinpocétine**

Bereczki, D., et I. Fekete. 1999. *A systemic review of vinpocetine therapy in acute ischaemic stroke. Eur J Clin Pharmacol* 55:349-52.

Szakall, S., J. Boros, L. Balkay, et al. 1988. *Cerebral effects of a single dose of intravenous vinpocetine in chronic stroke patients: A PET study. J Neuroimaging* 8:197-204.

Vereczkey, L., G. Czira, J. Tamas, et al. 1979. *Pharmacokinetics of vinpocetine in humans. Arzneimittelforschung* 29:957-60.

Ved, X. C., X. C. He, et D. L. Bai. 1997. *Huperzine A, a potential therapeutic agent for dementia, reduces neuronal cell death caused by glutamate. Neuroreport* 8:963-68.

Hindmarch, I., H. H. Fuchs, et H. Erzigkeith. 1991. *Efficacy and tolerance of vinpocetine in ambulant patients suffering from mild to moderate organic psychosyndromes. Int Clin Psychopharmacol* 6:31-43.

Thal, L. J., D. P. Salmon, B. Lasker, et al. 1989. *The safety and lack of efficacy of vinpocetine in Alzheimer's disease. J Am Geriatr Soc* 37:515-20.

Subhan, Z., et I. Hindmarch. 1985. *Psychopharmacological effects of vinpocetine in normal healthy volunteers. Eur J Clin Pharmacol* 28:567-71.

Lakics, V., M. G. Sebestyen, S. L. Erdo. 1995. *Vinopocetine is a highly potent neuroprotectant against veratridine-induced cell death in primary cultures of rat cerebral cortex. Neurosci Lett* 185:127-30.

Pudleiner, P., et L. Vereczkey. 1993. *Study of the absorption of vinpocetine and apovincamic acid. Eur J Drug Metab Pharmacokinet* 18:317-21.

• **Le resvératrol et la quercétine**

Marambaud, P., H. Zhao, et P. Davies. 2005. *Resveratrol promotes clearance of Alzheimer's disease amyloid-beta peptides. J Biol Chem* 280 (45) (Nov 11): 37377-82.

Bastianetto, S., W. H. Zheng, et R. Quirion. 2000. *Neuroprotective abilities of resveratrol and other red wine constituents against nitric oxide-related toxicity in cultured hippocampal neurons. Br J Pharmacol* 131 (4) (Oct): 711-20.

Frémont, L. 2000. *Biological effects of resveratrol. Life Sci* 66:663-73.

Frémont, L., L. Belguendouz, et S. Delpal. 1999. *Antioxidant activity of resveratrol and alcohol-free wine polyphenols related to LDL oxidation and polyunsaturated fatty acids. Life Sci* 64:2511-21.

Hung, L. M., J. K. Chen, S. S. Huang, et al. 2000. *Cardioprotective effect of resveratrol, a natural antioxidant derived from grapes. Cardiovascular Res* 47:549-55.

Jang, M., L. Cai, G. O. Udeani, et al. 1997. *Cancer chemopreventive activity of resveratrol, a natural product derived from grapes. Science* 275:218-20.

Jang, M., et J. M. Pezzuto. 1999. *Cancer chemopreventive activity of resveratrol. Drugs Exp Clin Res* 25:65-77.

Stavric, B. 1994. *Quercetin in our diet: From potent mutagen to probable anticarcinogen. Clin Biochem*; 27:245-48.

Heo, H. J., et C. Y. Lee. 2004. *Protective effects of quercetin and vitamin C against oxidative stress-induced neurodegeneration. J Agric Food Chem* 52 (25): 7514-17.

Ono, K., Y. Yoshiike, A. Takashima, K. Hasegawa, H. Naiki, et M. Yamada. 2003. *Potent anti-amyloidogenic and fibril-destabilizing effects of polyphenols in vitro: Implications for the prevention and therapeutics of Alzheimer's disease. J Neurochem* 87 (1) (Oct): 172-81.

19. Demandez de l'aide : la maladie d'Alzheimer peut être traitée

• **Les signes et les symptômes de la maladie**

Andreasen, N., C. Hesse, P. Davidson, et al. 1999. *Cerebrospinal fluid beta-amyloid (1-42) in Alzheimer's disease: differences between early- and late-onset Alzheimer's disease and stability during the course of disease. Arch Neurol* 56:673-80.

Sunderland, T., G. Linder, N. Mirza, et al. 2003. *Decreased beta-amyloid 1-42 and increased tau levels in cerebrospinal fluid of patients with Alzheimer's disease. JAMA* 289:2094-2103.

Hock, C., S. Golombowski, F. Muller-Spahn. 1998. *Cerebrospinal fluid levels of amyloid precursor protein and amyloid beta-peptide in Alzheimer's disease and major depression—inverse correlation with dementia severity. Eur Neurol* 39:111-18.

Silverman, D. H. 2004. *Brain 18F-FDG PET in the diagnosis of neurodegenerative dementias: comparison with perfusion SPECT and with clinical evaluations lacking nuclear imaging. J Nucl Med* 45 (4) (Apr): 594-607.

Silverman, D. H., et A. Alavi. 2005. *PET imaging in the assessment of normal and impaired cognitive function. Radiol Clin North Am* 43 (Jan 1): 67-77.

Folstein, M. F., et P. R. McHugh. 1975. *Mini-mental state: A practical method for grading the cognitive state of patients for the clinician. Journal of Psychiatric Research* 12:189-98.

Mohs, R. C., D. Knopman, R. C. Petersen, et al. 1997. *Development of cognitive instruments for use in clinical trials of antidementia drugs: Additions to the Alzheimer's disease assessment scale that broaden its scope. Alzheimer Dis Assoc Disord* 11:S13-S21.

Wilson, B., J. Cockburn, A. Baddeley, et R. Hiorns. 1989. *The development and validation of a test battery for detecting and monitoring everyday memory problems. J Clin Exp Neuropsychol* 11:855-70.

Cummings, J. L., M. Mega, K. Gray, et al. 1994. *The Neuropsychiatric Inventory: comprehensive assessment of psychopathology in dementia. Neurology* 44:2308-14.

Morris, J. C., A. Heyman, R. C. Mohs, et al. 1989. *The Consortium to Establish a Registry for Alzheimer's Disease (CERAD). Part I. Clinical and neuropsychological assessment of Alzheimer's disease. Neurology* 39:1159-65.

Kiernan, R. J., J. Mueller, J. W. Langston, et C. Van Dyke. 1987. *The neurobehavioral cognitive status examination: A brief but quantitative approach to cognitive assessment. Ann Intern Med* 107 (4): 481-85.

Solomon, P. R., A. Hirschoff, B. Kelly, et al. 1988. *A 7-minute screening battery highly sensitive to Alzheimer's disease. Archive of Neurology* 55 (3): 349-55.

Froehlich, T. E., J. T. Robison, et S. K. Inouye. 1988. *Screening for dementia in the outpatient setting: the time and change test. JAGS* 46 (12): 1506-11.

Buschke, H., G. Kuslansky, M. Katz, et al. 1999. *Screening for dementia with the memory impairment screen. Neurology* 52 (2): 231-38.

Schulman, K. I. 2000. *Clock drawing: Is it the ideal cognitive screening test? Int J Geriatric Psychiatry* 15 (6): 548-61.

Borson, S., J. Scanlan, M. Brush, P. Vitialano, et A. Dokmak. 2000. *The mini-cog: A cognitive vital sign measure for dementia screening in the multilingual elderly. Int J Geriatr Psychiatry* 15 (11): 1021-27.

Galvin, J. E., C. M. Roe, et K. K. Powlishta. 2005. *A brief informant interview to detect dementia. Neurolog* 65:559-64.

Jorm, A. F. 2004. *The Informant Questionnaire on the cognitive decline in the elderly (IQCODE): A review. Int Psychogeriatr* 16 (3): 275-93.

Solomon, P. R., M. A. Ruiz, et C. M. Murphy. 2003. *The Alzheimer's Disease Caregivers Questionnaire: Initial validation of a screening instrument. Int Psychogeriatr* 15 (suppl 2): 87.

Mundt, J. C., D. M. Freed, et J. H. Griest. 2000. *Lay person-based screening for early detection of Alzheimer's disease: Development and validation of an instrument. J Gerontol B Psychol Sci Soc Sci* 55(3): P163-70.

Galvin, J. E., C. M. Roe, C. Xiong, et J. C. Morris. 2006. *Validity and reliability of the AD8 informant interview in dementia. Neurology* 67:1942-48.

Wechsler, D. 1987. *Wechsler Memory Scale—Revised Manual.* San Antonio, TX: Psychological Corporation.

Les références bibliographiques

• **Les traitements de la maladie d'Alzheimer**

Rogers, S. L., R. S. Doody, R. C. Mohs, et L. T. Friedhoff. 1998. *A 24-week, double-blind, placebo-controlled trial of donepezil in patients with Alzheimer's disease.* Neurology 50:236-45.

Rogers S. L., R. S. Doody, R. C. Mohs, et al. 1998. *Donepezil improves cognition and global function in Alzheimer disease.* Arch Intern Med 50:136-45.

Rogers, S. L., M. R. Farlow, R. S. Doody, et al., pour le *Donepezil Study Group.* 1998. *A 24-week, double-blind, placebo-controlled trial of donepezil in patients with Alzheimer's disease.* Neurology 50:136-45.

Rogers, S. L., et L. T. Friedhoff. 1998. *Long-term efficacy and safety of donepezil in the treatment of Alzheimer's disease; an interim analylsis of the results of a US multicentre open label extension study.* Eur Neuropsychopharmacol 8:67-75.

Corey-Bloom, J., R. Anand, et J. Veach, pour le *ENA 713 B352 Study Group. A randomized trial evaluating the efficacy and safey of ENA 713 (rivastigmine tartrate), a new acetylcholinesterase4 inhibitor, in patients with mild to moderately severe Alzheimer's disease.* Int J Geriatr Psychopharmacol 1:55-65.

Farlow, M., R. Anand, A. Messina, et al. 2000. *A 52-week study of the efficacy of rivastigmine in patients with mild to moderately severe Alzheimer's disease.* Eur Neurrol 44:236-41.

Doraiswamy, P. M., K. R. Krishnan, R. Anand, et al. 2002. *Long-term effects of rivastigmine in moderately severe Alzheimer's disease. Does early initiation of therapy offer sustained benefits?* Prog Neuro Psychophamacol Biol Psychiatry 26:705-12.

Rosler, M., R. Anand, A. Cicin-Stain, et al. 1999. *Efficacy and safety of rivastigmine in patients with Alzheimer's disease: International randomized controlled trial.* BMJ 318:633-38.

Tariot, P. N., P. R. Solomon, J. C. Morris, et al. 2000. *A 5-month, randomized, placebo-controlled trial of gatantamine in Alzheimer's disease.* Neurology 54:2269-76.

Raskind, M. A. E. R. Peskind, T. Wessel, et al. 2000. *Galantamine in AD: A 6-month randomized, placebo-controlled trial with a 6-month extension.* Neurology 54:2261-68.

Knapp, P. J., D. S. Knopman, P. R. Solomon, et al. 1994. *A 30-week randomized controlled trial of high-dose tacrine in patients with Alzheimer's disease.* JAMA 271:985-91.

Lovestone, S., N. Graham. R. Howard. 1997. *Guidelines on drug treatments for Alzheimer's disease.* Lancet 350:232-33.

• **L'évolution de la maladie**

Leber, P. 1997. *Slowing the progression of Alzheimer's disease methodologic issues.* Alzheilmer Dis Assoc Disord 11 (supp #5): 510-39.

Sabbagh, M. N., M. R. Farlow, N. R. Relkin, et T. G. Beach. 2006. *Do cholinergic therapies have disease-modifying effects in Alzheimer's disease?* Alzheimer's and Dementia 2 (2): 118-25.

Svensson, A. L., et E. Giacobini. 2003. *Cholinesterase inhibitors do more than inhibit cholinesterase. Cholinesterases and Cholinesterase Inhibitors,* éd. Ezio Giacobini (Institutions Universitaures de Geruatrue de Geneve Thonex- Geneve, Switzerland) 13:227 35.

20. Que nous réserve l'avenir ?

• **la TEP-PIB et les biomarqueurs**

Fagan, A. M., M. A. Mintun, R. H. Mach, et al. 2006. *Inverse relationship between in vivo amyloid imaging load and CSF A,42 in humans.* Annals of Neurology 59:512-19.

Klunk, W. E., H. Engler, A. Nordberg, et al. 2004. *Imaging brain amyloid in Alzheimer's disease with Pittsburgh compound-B.* Annals of Neurology 55:306-19.

Lopresti, B.J., W. E. Klunk, C. A. Mathis, et al. 2005. *Simplified quantification of Pittsburgh compound-B amyloid imaging PET studies: A comparative analysis.* J. Nuclear Medicine 46:1959-72.

Mintun, M. A., G. N. Larossa, Y. I. Sheline, et al. 2006. *[11C]PIB in a nondemented population: Potential antecedent marker of AD.* Neurology 67:446-52.

Kaye, J. A., T. Swihart, D. Howieson, et al. 1997. *Volume loss of the hippocampus and temporal lobe in healthy elderly persons destined to develop dementia. Neurology* 48:1297-1304.

Reiman, E. M. 2007. *Linking brain imaging and genomics in the study of Alzheimer's disease and aging. Ann NY Acad Sci* 1097 (Feb): 94-113.

• **Les traitements futurs**

Clark, C. M., et J. H. T. Karlawish. 2003. *Alzheimer disease: Current concepts and emerging diagnostic and therapeutic strategies. Ann Intern Med* 138:400-10.

Fox, N. C., R. S. Black, S. Gilman, et al. 2005. *Effects of Abeta immunization (AN1792) on MRI measures of cerebral volume in Alzheimer disease. Neurology* 64:1563-72.

Ritchie, C. W., A. I. Bush, A. Mackinnon, et al. 2003. *Metalprotein attenuation with iodochlorhydroxyquin (clioquinol) targeting Abeta amyloid deposition and toxicity in Alzheimer's disease: A pilot phase 2 clinical trial. Arch Neurol* 60:1685-91.

Siemers, E. R., J. A. Kaye, M. R. Farlow, et al. 2004. *Effect of LY450139, a functional gamma secretase inhibitor, on plasma and cerebrospinal fluid concentrations of A-beta and cognitive functioning in patients with mild to moderate Alzheimer's disease. Neurology* 62:A174.

Geerts, H. 2007. *Drug evaluation: (R)-flurbiprofen—an enantiomer of flurbiprofen for the treatment of Alzheimer's disease IDrugs* 10 (2) (Feb): 121-33.

Kennedy, G. J., T. E. Golde, P. N. Tariot, et J. L. Cummings. 2007. *Amyloidbased interventions in Alzheimer's disease. CNS Spectr* 12 (suppl 1) (Jan): 1-14.

Doraiswamy, P. M., et G. L. Xiong. 2006. *Pharmacological strategies for the prevention of Alzheimer's disease. Expert Opin Pharmacother* 7 (1) (Jan): 1-10.

Eriksen, J. L., S. A. Sagi, T. E. Smith, et al. 2003. *NSAIDs and enantiomers of flurbiprofen target gamma-secretase and lower Abeta 42 in vivo. J Clin Invest* 112 (3) (Aug): 440-49.

Solomon, B. 2007. *Clinical immunologic approaches for the treatment of Alzheimer's disease. Expert Opin Investig Drugs* 16 (6) (Jun): 819-28.

Solomon, B. 2007. *Intravenous immunoglobulin and Alzheimer's disease immunotherapy. Curr Opin Mol Ther* 9 (1) (Feb): 79-85.

Aisen, P. S. 2005. *The development of anti-amyloid therapy for Alzheimer's disease: From secretase modulators to polymerisation inhibitors. CNS Drugs* 19 (12): 989-96.

Sabbagh, M. N., D. Galasko, E. Koo, et L. J. Thal. 2000. *beta-amyloid and treatment opportunities for Alzheimer's disease. Journal of Alzheimer's Disease* 2 (3-4): 231-59.

Remerciements

De nombreuses personnes m'ont apporté leur aide et leur soutien durant la préparation de ce livre. Je remercie tout d'abord mon agente, Jodie Rhodes, sans qui ce livre n'aurait pas vu le jour. Je remercie également le docteur Paul Simpson, qui m'a aidé à tracer une ligne directrice à cet ouvrage. Je remercie enfin Kate Petersen pour les conseils de rédaction qu'elle m'a prodigués durant la préparation du livre.

Je remercie mes collègues du SHRI : Thomas Beach, Rena Li, Larry Sparks, Alex Roher, Joseph Rogers, Donald Connor, LihFen Lue, Douglas Walker et Yong Shen. Je voudrais également témoigner ma reconnaissance aux médecins et scientifiques qui m'ont donné accès aux documents qui ont servi de matière brute à cet ouvrage. Je n'oublie pas non plus mes collègues d'autres établissements qui m'ont fourni les données brutes nécessaires à mon travail : Dr Robert Green, de l'Université de Boston ; Dr John Ringman, de l'UCLA ; Dr Scott Turner, de l'Université du Michigan ; Dr James Joseph, de l'Université Tufts, et Dr Joseph Quinn, de l'Université des sciences de la santé de l'Oregon.

Je remercie mon éditrice, Deborah Baker, ainsi que Jamie Hewlett pour son méticuleux travail de correction et ses commentaires constructifs. Je souhaite également adresser des remerciements tout particuliers à mon adjointe administrative, Bonnie Tigner. Mes remerciements vont aussi à Me Selma Marks et au Dr Walter Nieri, qui ont facilité les contacts avec la juge O'Connor.

Je remercie Patricia Lynch, directrice des communications au NIA, qui m'a autorisé à reproduire certains des tableaux qui figurent dans ce livre.

Je voudrais également témoigner ma reconnaissance aux mentors qui m'ont conduit au cours des ans à faire de la maladie d'Alzheimer le pivot de ma carrière: Greg Cole, de l'UCLA; Abdu Adem, de l'Institut Karolinska, Dre Agneta Nordberg, de l'Institut Karolinska; Dre Rachelle Doody, du Collège de médecine Baylor, et Dr Leon Thal, de l'UCSD. Le docteur Thal nous a récemment quittés. Ce géant de la recherche clinique sur la maladie d'Alzheimer, qui a aussi été mon plus grand mentor, a eu une influence déterminante sur ma carrière. Je lui dois ma réussite et ma prospérité. Il me manquera profondément.

Je remercie ma famille pour la patience qu'elle m'a témoignée durant la préparation de ce livre: ma femme, Ida, mes enfants Habib et Elias, mes parents, Adib et Vivi Sabbagh, et mon frère, Hadil.

Je tiens enfin à adresser un dernier mot de remerciement aux résidents et à mes patients de Sun City, qui m'inspirent et m'aident au moins autant que je les aide.

Une partie des produits de la vente de ce livre servira à financer les travaux de recherche du Sun Health Research Institute.

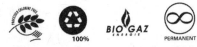